Markus Peck-Radosavljevic (Hg.)

Ernährung und Verdauung

Markus Peck-Radosavljevic (Hg.)

Ernährung und Verdauung

MCW – Block 13

10., überarbeitete Auflage

facultas.wuv

Ao. Univ.-Prof. Dr. Markus Peck-Radosavljevic
Abteilung Gastroenterologie & Hepatologie
Medizinische Universität Wien
Währinger Gürtel 18–20
1090 Wien

Bibliografische Information der Deutschen Nationalbibliothek

Die Deutsche Nationalbibliothek verzeichnet diese Publikation in der Deutschen Nationalbibliografie; detaillierte bibliografische Daten sind im Internet über http://dnb.d-nb.de abrufbar.

10., überarb. Auflage 2014

Satz + Druck: Facultas Verlags- und Buchhandels AG
Printed in Austria
ISBN 978-3-7089-1134-2

Vorwort zur 10. Auflage

Der Block 13 Ernährung und Verdauung hat sich über die Jahre strukturell und inhaltlich gut entwickelt, was an den durchwegs positiven Rückmeldungen von Studierenden und Lehrenden abzulesen ist. Die Struktur des Blocks 13 wurde für das kommende Studienjahr nicht verändert und die Grundstruktur beibehalten, nachdem im Vorjahr die erweiterten Kapitel über die Nichtalkoholische Fettlebererkrankung und die Cholestatischen Lebererkrankungen eingefügt worden waren. Die großen Praktika im Bereich Histologie sowie Ernährung laufen gut, auch wenn sie organisatorisch aufwendig sind. Allerdings wurde die Struktur des Pathohistologie-Praktikums heuer überarbeitet und wird ein deutlich attraktiveres Format aufweisen wie bisher.

Ich hoffe, dass dieses Blockbuch zu Ihrem Erfolg im 3. Studienjahr maßgeblich beitragen kann, und würde Sie bitten, mir Feedback über Unzulänglichkeiten zukommen zu lassen, damit wir durch kontinuierliche Korrekturen noch in den zukünftigen Blockbüchern Verbesserungen vornehmen können.

Ich wünsche Ihnen viel Erfolg für das kommende Studienjahr!

Wien, Juli 2014

Ao. Univ.-Prof. Dr. Markus Peck-Radosavljevic
Koordinator MCW Block 13

Inhaltsverzeichnis

Allgemeine Diagnostik

Allgemeine therapeutische Prinzipien

Häufige Leitsymptome und Krankheiten

a) Mund, Ösophagus, Magen, Darm

b) Leber, Gallenwege, Pankreas

Einführung in den Block 13

Markus Peck-Radosavljevic

Aufgabe des Block 13 – Ernährung und Verdauung – ist es, Aufbau und Funktion der Verdauungsorgane darzustellen, die Zusammensetzung der menschlichen Nahrung sowie einige typische Erkrankungen der Verdauungsorgane. Durch die enge funktionellen Verflechtung des Nervensystems mit den Verdauungsorganen, die mit den Schlagwörtern „Darm-Hirn-Achse" („Gut-Brain Axis") charakterisiert wird, ist die Psychosomatik ebenso Gegenstand des Blocks wie die wichtigen Essstörungen.

Die Ernährung beginnt mit der Auswahl geeigneter (sehr oft auch nicht geeigneter) Nahrungsmittel, die in flüssiger oder fester Form im Mund mit dem Kauapparat bearbeitet, durch den Schluckakt in die Speiseröhre und weiter in den Magen gebracht werden. Über die „richtige" Zusammensetzung der Nahrung wurde und wird viel diskutiert. Faktum ist, dass die Nahrung kalorisch ausreichend sein soll, alle essentiellen Nährstoffe inklusive Spurenelemente und Vitamine sowie eine ausreichende Menge von Ballaststoffen enthalten soll, sowie etwa 2 Liter Wasser pro Tag notwendig sind. Da wir üblicherweise nicht bereits chemisch definierte Nährstoffe, sondern komplex zusammengesetzte Nahrungsmittel in fester und flüssiger Form essen und trinken, müssen diese durch die und in den Verdauungsorganen in ihre kleinsten molekularen Bausteine zerlegt werden, damit sie der Körper nutzen kann. Die Nahrung wird im Magen mit Speichel, mit Magensaft und darin enthaltenen Verdauungsenzymen durchmischt, der Mageninhalt portionsweise durch den Pylorus in das Duodenum weitertransportiert, in welches an der Duodenalpapille der Bauchspeichel aus dem Pankreas und die Galle aus Leber und Gallenblase zugemischt werden. Durch das Duodenum gelangt der Darminhalt in den drei bis fünf Meter langen Dünndarm, in dem alle zugeführten Nahrungsmittel in ihre chemischen Bausteine zerlegt und anschließend großteils durch die Wand des Dünndarms aufgenommen (resorbiert) und in Blut- und Lymphkapillaren weitergeleitet werden. Zum Verständnis dieser lebenswichtigen Vorgänge ist die Kenntnis der Anatomie, der Histologie und der Physiologie des Verdauungstrakts sowie der Biochemie der Stoffwechselvorgänge unbedingt erforderlich.

Mit dem venösen Blut des Darmes gelangen die resorbierten Nährstoffe großteils über die Pfortader in die Leber, in der sie weiter verstoffwechselt werden. Die wichtige Ausnahme stellen langkettige Fettsäuren dar, die bereits in den Zylinderepithelzellen des Dünndarmes wieder mit Glycerin bzw. Monoglyceriden zu Di- und Triglyceriden verestert, in Lipoproteine „eingebaut" und durch Exozytose aus den Enterozyten ausgeschleust als Chylomikronen in die Lymphe gelangen. Mit der Lymphe erreichen diese Lipoproteine über die großen Lymphgefäße (Ductus thoracicus) schlussendlich die systemische venöse Blutbahn. Der Dünndarm ist für seine Funktionen auch anatomisch besonders ausgestattet: durch zirkuläre Falten, Ausbildung von Darmzotten sowie durch die spezielle Struktur der Enterozyten (Zylinderepithelzellen), die in einschichtiger Zelllage das Darmlumen auskleiden und die lumenseitig Mikrozotten ausbilden (Bürstensaum genannt), wird die innere Oberfläche des Darmrohres um einen Faktor von 3 (Falten) x 10 (Zotten) x 20 (Mikrozotten), das ist um das 600-Fache vergrößert und es entspricht diese Resorptionsfläche demnach etwa 200–300 m². Diese Fläche ist aber nicht statisch, sondern sie erfährt einen ständigen Wandel dadurch, dass jede Darmepithelzelle nur etwa 5–7 Tage vital bleibt. Die Erneuerung dieser Enterozyten aus Stammzellen erfolgt in den Krypten, die weitere Reifung während des Aufstiegs aus den Krypten auf die Darmzotten (Villi) und die Abstoßung der alten Enterozyten erfolgt schließlich nach einer Woche an der Zottenspitze. In Abhängigkeit vom Reifegrad bzw. „Alter“ der Enterozyten können auch unterschiedliche Leistungen dieser Zellen nachgewiesen werden.

Die Resorption der Nährstoffe im Dünndarm erfolgt nicht vollständig, und es gelangen nicht resorbierte Nahrungsmittel (vor allem Ballaststoffe) schlussendlich auch in den Dickdarm. Diese nicht resorbierten Nährstoffe dienen zum Teil als Substrat für die im Kolon siedelnden Bakterien, zum Teil werden sie schließlich mit dem Stuhl ausgeschieden. Gerade dieser Zusammensetzung des Bakterienbesatzes (Mikrobiom) des Darms widmet sich die aktuelle Forschung ganz besonders, zumal diese sowohl für die Nährstoffresorption und damit für den Ernährungszustand des Gesunden als auch für verschiedene Krankheitsprozesse im Darm von entscheidender Bedeutung sein dürften. Die gesamte Bedeutung des Mikrobioms des Darms kann bisher nur erahnt werden, es ist jedoch wahrscheinlich, dass im nächsten Jahrzehnt viele neue Therapieansätze sowohl für Adipositas, Diabetes oder Mangelernährung als auch für verschiedene Lebererkrankungen hier ihren Ansatzpunkt haben werden.

Die Resorption der Nährstoffe ist dabei an ganz bestimmte Abschnitts des Magen-Darm-Trakts gebunden: Eisen und Folsäure werden überwiegend im Duodenum und proximalen Dünndarm resorbiert, die drei wesentlichen Energieträger Kohlenhydrate, Fette und Eiweiß sowie die Spurenelemente und die Vitamine über die gesamte Länge des Dünndarmes dagegen können Vitamin B12 und konjugierte Gallensäuren nur im distalen Dünndarm (Ileum) resorbiert werden. Kurzkettige Fettsäuren werden hauptsächlich im Dickdarm, Wasser und Elektrolyte in praktisch allen Abschnitten des Gastrointestinaltrakts resorbiert. Dabei ist bemerkenswert, dass pro Tag etwa 1,5 Liter Speichel verschluckt, 2,5 Liter Magensaft, ½ Liter Galle, 1 Liter Bauchspeichel und etwa 1 Liter Darmsekret produziert werden. Zusammen mit 2 Liter Trinkflüssigkeit erreichen somit täglich etwa 8,5 Liter Wasser den Darm, aber mit dem Stuhl werden täglich nur etwa 100 ml Flüssigkeit ausgeschieden. Daraus folgt, dass der größte Teil dieser enorme Flüssigkeitsmenge auch vom Darm rückresorbiert wird: etwa 7 Liter im Dünndarm und 1,4 Liter im Dickdarm.

Mit dieser Beschreibung will ich einerseits Ihr Interesse an der Anatomie, Histologie und Physiologie der Verdauungsorgane wecken, auf die Wichtigkeit der Chemie und Biochemie für das Verständnis des Aufbaus und der Zusammensetzung der Nahrung hinweisen und andererseits gleich festhalten, dass es zahlreiche Fehlermöglichkeiten und Störungen im physiologischen Ablauf der normalen Ernährung und Verdauung gibt. Hier sollen sowohl die pathogenetischen Mechanismen aufgezeigt, als auch die klinische Symptomatik, Diagnostik, differentialdiagnostische Überlegungen und die Grundsätze der Therapie und Prognose vorgestellt werden.

I VORLESUNGSTEIL

Embryologie – Entwicklung des Verdauungssystems

Josef Neumüller

Vorbemerkung: Zum Verständnis des folgenden Kapitels ist die Kenntnis der embryologischen Inhalte aus den Blöcken 3 und 5 erforderlich!

Das **Verdauungssystem** entwickelt sich hauptsächlich aus dem Entoderm. Zum Verdauungssystem zählen das Darmrohr im engeren Sinn, exokrine Drüsen (z. B. Leber, Pankreas, Drüsen der Magenschleimhaut) und endokrine Drüsen (z. B. Schilddrüse und endokriner Teil des Pankreas). Die bindegewebigen und glatt-muskulären Komponenten dieser Organe entstehen aus dem Mesoderm.

Das **Entoderm** entsteht durch den Prozess der Gastrulation als einschichtig platte epitheliale Schicht an der von der Amnionhöhle abgewandten Seite der Keimscheibe in der dritten Woche der Embryonalentwicklung. Durch die Prozesse der kraniokaudalen und lateralen Abfaltung wird aus dieser sich an der Unterseite des Embryos befindenden Platte ein Rohr im Inneren des Embryos. Dieses Rohr wird durch einen Gang (Ductus omphaloentericus) mit dem außerhalb des embryonalen Körpers liegenden Dottersack verbunden. Die Stelle dieser Verbindung ist als Nabel auch am Geborenen erkennbar. Der Teil der Leibeswand, der den Ductus omphaloentericus umgibt, wird als Nabelring bezeichnet. Das erwähnte Entodermrohr wird letztendlich zum Darmrohr. Durch lokal erhöhte Zellproliferation kommt es zu Ausstülpungen oder Aussackungen aus diesem Rohr.

Diese Aussackungen können drei Schicksale erfahren:

1. Die Aussackungen behalten ihre offene Verbindung zum Darmrohr. Auf diese Weise entstehen exokrine Drüsen des Verdauungstrakts (z. B. exokriner Teil des Pankreas). Die Verbindung zwischen diesen Drüsen (die dichotom verzweigt sein können) und dem Darmrohr werden zu Ausführungsgängen (im erwähnten Beispiel zu den Ductus pancreatici).
2. Die Aussackungen gewinnen einen neuen, vom Darmrohr unabhängigen Anschluss an eine Körperoberfläche (z. B. Harnblase).
3. Die Aussackungen verlieren die Verbindung zum Darmrohr, ohne dass es zu einem Anschluss an eine Körperoberfläche kommt. Auf diese Weise entstehen endokrine Drüsen (z. B. Schilddrüse).

Das **Darmrohr** durchzieht zunächst den embryonalen Körper von kranial nach kaudal ohne Schlingen oder Schleifen. Diese ursprüngliche Situation lässt sich zeitlebens im Ösophagus erkennen.

Am unteren Ende des Ösophagus, knapp kranial vom Nabelring, entsteht in der 5. Woche eine spindelförmige Erweiterung, die Anlage des Magens, die an ihrer Hinterseite stärker proliferiert als an der Vorderseite. Die Anlage des Magens führt zwei Drehbewegungen aus: eine 90° im Uhrzeigersinn um eine kraniokaudale Achse und eine andere um eine dorsoventrale Achse, ebenfalls im Uhrzeigersinn. Dadurch gelangt die Hinterseite als spätere große Kurvatur an die kaudale Seite des Magens, der Magenausgang („Pylorus“) weist nach rechts.

Während der 4. und 5. Entwicklungswoche wächst das Darmrohr rapide, sodass es in der Leibeshöhle (dem Coelom) des Embryos keinen Platz mehr finden kann. Dies führt dazu, dass ein großer Teil des Darmrohres durch den Nabelring in Form einer Schleife (Nabelschleife) aus dem embryonalen Körper hinausverlagert wird. Diesen Vorgang bezeichnet man als physiologischen Nabelbruch. Er dauert bis ca. zur 10. Woche, kann jedoch auch länger bestehen bleiben, auch bis nach der Geburt („persistierender physiologischer Nabelbruch"). Während dieser Zeit dreht sich die Nabelschleife um ihre Längsachse, und zwar um ca. 270° entgegen dem Uhrzeigersinn. Die Drehachse ist die A. mesenterica superior. Bei der Rückverlagerung des Darmrohres in den embryonalen Körper werden zuerst die Dünndarmabschnitte zurückverlagert, dann die Dickdarmabschnitte. Dies erklärt die oberflächliche Lage des Kolons in der Peritonealhöhle. Die Existenz und Topographie der Nabelschleife lässt sich im Verlauf des Kolons nachvollziehen.

Zunächst ist das Darmrohr ein einheitlicher epithelialer Schlauch, der von (Splanchnopleura-) Mesoderm umgeben ist. Als erstes Zeichen der Differenzierung in die einzelnen Schichten des Darmrohres lässt sich beobachten, dass sich die Zellen des Mesoderms außen längs und innen zirkulär orientieren – die spätere Tunica muscularis propria – als nächstes tritt die Lamina muscularis mucosae auf, als letztes entwickelt sich das Epithel des Darmrohres in seiner regionaltypischen Differenzierung. Die Zellen der intramuralen Plexus wandern aus der Neuralleiste in das Darmrohr ein.

Bereits vor der Geburt nimmt das Darmrohr eine wichtige physiologische Funktion wahr, es beteiligt sich durch Resorption von Flüssigkeit am „turn-over" des Fruchtwassers.

Das Lumen des sich entwickelnden Darmrohres ist vergleichsweise klein. Es kommt häufig zu Atresien, die sich allerdings meistens zurückbilden. Sie können jedoch auch bestehen bleiben, besonders häufig im Ösophagus und im Duodenum. Lageanomalien durch Störung des Ausmaßes und der Richtung der Drehung der Nabelschleife werden auch gelegentlich beobachtet.

Wie schon oben erwähnt, entwickelt sich auch das Parenchym von Leber und Pankreas aus dem Entoderm, während das Stroma dieser beiden Organe aus dem **Mesoderm** entsteht. Unter dem Einfluss von Wachstumsfaktoren (z. B. Insuline-like growth factor; ILGF 1 und ILGF 2) kommt es bei der Anlage dieser beiden Organe zu einer baumartigen Verzweigung von epithelialen Drüsenschläuchen. Der endokrine Teil des Pankreas entsteht ebenfalls aus dem Entoderm – durch Abschnürung der terminalen Verzweigungen des Entoderms.

Physiologie des Magen-Darm-Trakts

Cem Ekmekcioglu

1 Einleitung

Ohne Wasser und Nahrung kann der Mensch nicht überleben. Aus diesem Grund müssen wir täglich eine Mindestmenge an Wasser und energieliefernden bzw. lebenswichtigen Nährstoffen über den Magen-Darm-Trakt (MDT) aufnehmen. Der MDT ist jedoch nicht nur wichtig für die Aufnahme von Nährstoffen und Wasser, sondern er spielt auch eine wichtige Rolle bei der Ausscheidung von Stoffwechselendprodukten und Umweltgiften.

Der MDT ist anatomisch gesehen ein durchgehendes Röhrensystem. Beginnend im Mund und Rachen sind in weiterer Folge Ösophagus, Magen, Dünndarm, Dickdarm sowie Rektum und Anus hintereinander geschaltet. In den MDT münden verschiedene exokrine Drüsen mit ihren Ausführungsgängen, dazu gehören die Speicheldrüsen, der exokrine Anteil der Bauchspeicheldrüse sowie das Gallensystem der Leber. Die Funktionen des MDT umfassen:

1. die mechanische Aufarbeitung der Nahrung – vor allem durch den Kauvorgang und die Magenperistaltik
2. den Transport des Chymus (Speisebrei) – in allen Abschnitten
3. Speicherung des Speisebreis bzw. des Stuhls – vor allem in Magen und Dickdarm
4. Verdauung – d.h. der chemische Aufschluss der Makronährstoffe durch Verdauungsenzyme; hauptsächlich in Magen und oberen Dünndarm
5. Absorption von Wasser und Nährstoffen – hauptsächlich im Dünndarm
6. Sekretion von Flüssigkeit, Schleim, Elektrolyten und Verdauungsenzymen – in allen Abschnitten des MDT

Der MDT zeigt in den einzelnen Abschnitten einen ähnlichen Wandaufbau. Von außen nach innen finden sich Serosa – Längsmuskelschicht – Plexus myentericus – Ringmuskelschicht – Plexus submucosus – Submukosa – Mukosa. Die innerste Schicht wird mit einem einschichtigen Epithel ausgekleidet (s. unten). Die Funktionen des MDT werden über gastrointestinale Hormone und Neuropeptide sowie das enterische und das vegetative Nervensystem gesteuert. Diese wirken einerseits selbstständig, ergänzen sich jedoch bei vielen Vorgängen.

Aufbau und Funktion des enterischen Nervensystems

Die Neurone und Zellkörper des enterischen Nervensystems in der Wand von Ösophagus, Magen und Darm sind in zwei größeren Plexus angeordnet: dem Plexus myentericus (Auerbach) zwischen Längs- und Ringmuskelschicht sowie dem Plexus submucosus (Meißner) zwischen Ringmuskulatur und der Lamina muscularis mucosae. Innerhalb der Plexus bilden die Nervenzellen Ganglien.

Efferente Neurone des Plexus myentericus ziehen hauptsächlich zur Längs- und Ringmuskulatur und beeinflussen dort den Muskeltonus und die Peristaltik (s. unten). Neurone des Plexus submucosus hingegen steuern vor allem sekretorische Prozesse des Epithels.

Das enterische Nervensystem besteht grundsätzlich aus afferenten und efferenten Neuronen sowie Interneuronen. Afferente Neurone aus Chemo-, Mechano- und Schmerzsensoren leiten Informationen zum enterischen Nervensystem und von dort teilweise auch zum ZNS, wo z. B. Bauchschmerzen wahrgenommen werden.

Grundsätzlich können drei Klassen von Neuronen, die unterschiedliche Transmittersubstanzen freisetzen, differenziert werden:

1. Cholinerge Neurone: zu diesen gehören neben dem Parasympathikus (N. vagus) die meisten Plexusneurone. Die Transmittersubstanz ist Acetylcholin.
2. Adrenerge Neurone: stammen fast ausschließlich vom Sympathikus ab mit der Transmittersubstanz Noradrenalin.
3. Nicht-cholinerge, nicht-adrenerge (NCNA) Neurone: Bestandteile der Plexus, wobei ein Teil erregend und ein anderer Teil hemmend wirkt. Verschiedene Neurotransmitter werden von den NCNA-Neuronen freigesetzt, z. B. Substanz P, welche die Muskulatur stimuliert, oder auch VIP (vasoaktives intestinales Peptid), welches hemmend auf die Muskulatur, jedoch erregend auf die Sekretion wirkt.

Grundsätzlich arbeitet das enterische Nervensystem autonom; es wird jedoch vom vegetativen Nervensystem beeinflusst. Durch Zwischenschaltung des ZNS können u. a. weiter entfernt liegende Teile des Darms rasch miteinander kommunizieren bzw. komplexere Funktionen koordiniert werden. Dabei spielt vor allem der Parasympathikus eine entscheidende Rolle. Der Parasympathikus zieht zu erregenden (cholinergen) und hemmenden (NANC) Ganglienzellen des Plexus. Außerdem beeinflussen vagale Nervenfasern die Enzymsekretion im Pankreas und die Sekretion von Salzsäure aus den Belegzellen der Magenschleimhaut. Die sympathischen Nervenfasern, die ihren Ursprung im thorakolumbalen Rückenmark haben, ziehen zu Blutgefäßen des Darms oder üben eine hemmende Wirkung auf erregende Neurone der Darmganglien aus.

2 Aufbau des Darmepithels

Durch Ausbildung von Kerckring'schen Falten, Zotten und Mikrovilli (Bürstensaummembran der Enterozyten) beträgt die Gesamtoberfläche des Darms etwa 200 m^2. Das Darmepithel ist aus einem einschichtigen Epithel aufgebaut, das wellenartig das Darminnere bekleidet. Die „Basis" der Wellen bilden die sogenannten Krypten, an die nach oben hin die Zotten anschließen. In den Krypten befinden sich vor allem undifferenzierte (unentwickelte) Zellen, die in Richtung Zottenspitze wandern und sich auf diesem Weg differenzieren, d. h. v. a. Transportproteine und Enzyme ausbilden, die für die Verdauung und Absorption wichtig sind. Die Absorption findet daher hauptsächlich im mittleren bis oberen Zottenbereich statt, wohingegen sekretorische Prozesse primär in den Krypten lokalisiert sind. Das Darmepithel erneuert sich alle 3–5 Tage und zählt daher zu den Geweben mit der höchsten Umsatzrate im Körper. Außer den zur Absorption befähigten Enterozyten befinden sich noch andere Zellen im Darmepithel, dazu gehören schleimbildende, immunkompetente sowie endokrine Zellen.

Epitheliale Barrieren und Permeabilität

Die Darmepithelzellen sind an ihrer apikalen, also der Lumen zugewandten Seite über sogenannte tight junctions in Kontakt. Die tight junctions haben im Darm einen Porendurchmesser von 0,2 nm (Kolon) bis 0,8 nm (oberer Dünndarm). Über die tight junctions bzw. zwischen den Zellen findet der parazelluläre, passive Transport von Wasser und gewissen Elektrolyten statt. Diese Art der Permeabilität (Durchlässigkeit) wird daher auch als passive Permeabilität bezeichnet. Dabei weist das Epithel im Dünndarm eine höhere Permeabilität auf als das „dichtere" Dickdarmepithel. Das Dickdarmepithel hat aufgrund seiner dichteren tight junctions auch einen höheren transepithelialen elektrischen Widerstand.

Neben dem parazellulären Transport bilden die tight junctions vor allem eine Barriere vor potentiell schädlichen Stoffen (Allergene, Toxine, verschiedene andere Pathogene). Daher ist eine Erhöhung der (passiven) Durchlässigkeit des Darmepithels, bis auf wenige Ausnahmen (u. U. bessere Aufnahme von gewissen Medikamenten), ungünstig und erhöht das Risiko für (Darm-) Erkrankungen. Die Darmpermeabilität kann unter anderem erhöht werden durch:

- Mastzellmediatoren, wie z. B. TNF-α (bei Nahrungsmittelallergien, Stress, entzündliche Darmerkrankungen)
- Alkohol
- gewisse Bakterien (z. B. E. coli)
- psychischen Stress (über Corticotropin-Releasing-Hormon und Mastzellmediatoren)
- vermehrten oxidativen Stress
- nicht-steroidale Antiphlogistika (COX-Hemmer)
- Überproduktion von NO über iNOS (induzierbare NO-Synthase)

3 Sekretion

Das Wort Sekretion leitet sich vom lateinischen Wort „secretio“, lat. Absonderung, ab. Im MDT werden an verschiedenen Orten bzw. durch verschiedene Strukturen sezerniert:

- exokrine, zusammengesetzte Drüsen: Speicheldrüsen, exokriner Anteil der Bauchspeicheldrüse, Brunner-Drüsen in Darm und Leber (Galle).
- Becherzellen, die sich im Darmepithel befinden und darauf spezialisiert sind, Schleim zu sezernieren. Schleim bildet einen wichtigen Schutz- und Schmierfilm.
- sekretorische Krypten: diese bilden die Basis der Zotten. Hier kommt es vor allem zur Elektrolytsekretion (besonders von Chloridionen). Wasser folgt aus osmotischen Gründen nach.
- tubuläre Drüsen des Magens: diese sind tief in der Schleimhaut des Magens lokalisiert.

Zu den sezernierten Substanzen gehören neben Schleim und Elektrolyten auch Verdauungsenzyme und antiinfektiöse Substanzen. Die Funktionen der Sekrete sind:

- Bildung eines Schutz- und Schmierfilms (Schleim), der die Darminnenseite auskleidet und das Epithel vor mechanischen Einflüssen und der sauren Magenflüssigkeit schützt.
- Aufschluss von Makronährstoffen im Rahmen der Verdauung (Enzyme, Gallensäuren).
- Neutralisation bzw. Anhebung des pH-Wertes (HCO_{3^-} aus der Bauchspeicheldrüse) im Duodenum – dies ist eine wichtige Vorrausetzung für die Wirksamkeit der Verdauungsenzyme aus der Bauchspeicheldrüse.
- Lösung der verdauten Nährstoffe (Wasser) – die verdauten Nährstoffe müssen gelöst sein, damit sie absorbiert werden können.
- Abwehr von Mikroben (antiinfektiöse Substanzen) – der Darm hat effiziente Systeme, um ein Eindringen von Keimen zu verhindern. Dazu gehören das sekretorische IgA sowie Lysozym (aber auch Defensine und Gruppe IIA Phospholipase A2) sowie insbesondere ein potentes Immunsystem in der Darmwand. Zusätzlich bewirkt das saure Milieu im Magen bis zu einem bestimmten Grad ein Abtöten der Keime.

3.1 Regulation der Sekretion: Neurotransmitter und gastrointestinale Hormone

Die sekretorischen Prozesse werden vor allem durch luminale Reize initiiert. Die Mukosa und Submukosa enthalten reichlich Chemo- und Mechanosensoren, die auf Nährstoffe, pH-Veränderungen sowie Berührung und Dehnung reagieren und über afferente Nervenfasern die Informationen an nachgeschaltete Strukturen übermitteln. In weiterer Folge werden Neurotransmitter und gastrointestinale Hormone freigesetzt, die bei der Sekretion entscheidend beteiligt sind. Unter den stimulierenden Neurotransmittern steht das Acetylcholin im Vordergrund, das aus postganglionären, parasympathischen Nervenfasern freigesetzt wird. Zu weiteren, die Sekretion stimulierenden Neurotransmittern gehören VIP, ATP und Substanz P. Im Gegensatz dazu wirkt Noradrenalin, das aus postganglionären sympathischen Nervenfasern freigesetzt wird, mit wenigen Ausnahmen (Speicheldrüsen) hemmend auf die Sekretion.

Gastrointestinale Hormone nehmen eine wichtige Stellung bei Sekretionsprozessen im Darm ein. Der Darm ist das hormonreichste Organ des Körpers. Die gastrointestinalen Hormone werden von einzeln liegenden, endokrinen Zellen des Darmepithels gebildet und normalerweise ins Blut abgegeben. Über den Blutkreislauf gelangen sie dann zu ihren Zielzellen, von denen die meisten auch im MDT liegen. Im MDT sind, neben dem klassischen endokrinen Weg, auch parakrine (Transport über den interstitiellen Flüssigkeitsraum zu benachbarten Zellen) Wirkmechanismen für Hormone bekannt. Schließlich gibt es noch GI-Hormone (besser Neuropeptide), die aus Nervenendigungen freigesetzt werden und auf direktem Weg wirken. Im Anschluss werden die bekanntesten GI-Hormone beschrieben:

Gastrin

Gastrin wird von G(astrin)-bildenden Zellen im Magenantrum und oberen Duodenum ausgeschüttet. Es kommt in zwei Formen vor: als G34 und G17. Zu Freisetzungsreizen des Gastrins gehören vor allem Nahrungsproteine im Magen oder auch eine Aktivierung des N. vagus unter Zwischenschaltung von Neuronen, die GRP (gastrin-releasing peptide) freisetzen. Ein pH-Abfall unter 3 führt zur Hemmung der Gastrin-Ausschüttung. Die wichtigste Wirkung des Gastrins ist eine Stimulierung der HCl-Sekretion aus den Belegzellen der Magenschleimhaut. Dies erfolgt direkt durch Bindung an Rezeptoren an der Plasmamembran der Belegzelle (CCK_B-Rezeptoren) und indirekt über Freisetzung von Histamin. Außerdem wirkt es trophisch (wachstumsfördernd) auf das Magen- und Duodenalepithel. Aus diesem Grund kann nach chirurgischer Entfernung des Antrums die Magenmukosa atrophieren. Gastrin hat auch einen stimulierenden Effekt auf die Magenperistaltik. Eine pathologisch erhöhte Gastrinsekretion bei G-Zell-Tumoren (Zollinger-Ellison-Syndrom) führt zu schweren Ulcera des Magens und Duodenums sowie zu Malabsorption und Durchfällen.

Sekretin

Sekretin wird von sogenannten S(ekretin)-bildenden Zellen im oberen Dünndarm gebildet. Der Hauptreiz für die Freisetzung des Sekretins ist ein saurer Speisebrei im Duodenum. Die wichtigste Funktion von Sekretin ist die Stimulation der HCO_3^--Sekretion aus den Pankreasgängen, was zur Alkalisierung des Speisebreis benötigt wird. Aus diesem Grund wird Sekretin auch als körpereigenes Antacidum bezeichnet. Zu weitere Wirkungen des Sekretins gehören eine Alkalisierung der Galle sowie eine Verlangsamung der Magenentleerung.

Cholezystokinin (CCK)

CCK wird aus den I-Zellen des Dünndarmepithels freigesetzt. Vom CCK sind drei verschiedene Formen bekannt, wobei das C-terminale Oktapeptid (CCK 8) auch als Transmittersubstanz aus Nervenendigungen freigesetzt wird. Ein wichtiger Reiz für die Freisetzung von CCK ist das Vorhandensein von Peptiden, bestimmten Aminosäuren und langkettigen Fettsäuren im Dünndarmlumen. CCK hat verschiedene Funktionen, die wichtigsten sind:

1. Stimulation der Sekretion von Verdauungsenzymen aus den Azinuszellen des Pankreas
2. Hemmung der HCl-Sekretion im Magen
3. Stimulation der Gallenblasenkontraktion
4. trophische Wirkung auf das Pankreas

Außerdem ist CCK ein wichtiges Sättigungshormon (s. Kapitel Regulation der Nahrungsaufnahme).

Histamin

Histamin entsteht aus der Aminosäure Histidin und wird aus Mastzellen freigesetzt. Zusätzlich bilden auch endokrine H-Zellen der Magenschleimhaut Histamin. Die Histamin-Freisetzung aus diesen Zellen wird durch Acetylcholin (N. vagus) und Gastrin stimuliert, wohingegen Somatostatin eine hemmende Wirkung ausübt. Die Hauptfunktion des Histamins aus den H-Zellen ist nach Bindung an H_2-Rezeptoren an der Belegzelle die Stimulation der HCl-Sekretion.

GIP

GIP steht für gastric inhibitory peptide, der neue Name ist glucose-dependent insulin-releasing peptide. GIP wird aus sogenannten K-Zellen im Dünndarm in Anwesenheit von Fett, Aminosäuren oder Glukose freigesetzt und fördert die Insulinausschüttung aus den β-Zellen der Bauchspeicheldrüse. Es hemmt außerdem die HCl-Sekretion und Magenmotorik.

Serotonin

Serotonin (5-Hydroxytryptamin, 5-HT) wird aus der Aminosäure Tryptophan gebildet und wirkt an verschiedenen Stellen im Körper (ZNS, Darm, Herz-Kreislaufsystem) als Gewebshormon bzw. Neurotransmitter. Im Darm wird es hauptsächlich aus enterochromaffinen Zellen freigesetzt. In geringen Mengen dient es im Darm auch als Neurotransmitter. Nach Bindung an Serotonin-Rezeptoren (5-HT-Rezeptoren), von denen unterschiedliche Subtypen existieren (im Darm $5\text{-}HT_{1\text{-}4,\,7}$), wirkt Serotonin im MDT an verschiedenen Stellen (Epithel, Neurone, glatte Muskelzellen). Es stimuliert dabei vor allem die Peristaltik und Sekretion. Außerdem weisen einige Studien darauf hin, dass Serotonin zusätzlich bei der Reiz-(Schmerz-)Aufnahme und Reizweiterleitung im Darm („viszerale Sensitivität") eine wichtige Rolle spielt. Patienten mit einem Colon irritable („Reizdarmsyndrom") scheinen eine gestörte Funktion des Serotonins im Darm aufzuweisen. Auch aus diesem Grund werden zunehmend Medikamente erforscht bzw. befinden sich im Einsatz, die an 5-HT-Rezeptoren im Darm, dabei vor allem an $5\text{-}HT_3$- und $5\text{-}HT_4$-Rezeptoren, binden. Man erhofft sich dadurch eine Verbesserung der Darmmotilität (Reduktion von Durchfällen oder Obstipation) und der Schmerzsymptomatik bei Reizdarmpatienten.

3.2 Mechanismen der Elektrolyt- und Flüssigkeitssekretion

Täglich werden bis zu 9 Liter Flüssigkeit in den MDT sezerniert (Tabelle 1).

Lokalisation	Tägliches Volumen (ml)	pH
Speichel	1000	6,0–7,0
Magen	1500	1,0–3,5
Pankreas	1000–2000	8,0–8,3
Galle	1000	7,8
Dünndarm	1800–2800	7,5–8,0
Brunner-Drüsen	200	8,0–8,9
Dickdarm	200	7,5–8,0
Gesamt	*6700–8700*	

Tabelle 1. Modifiziert aus: Guyton & Hall, Textbook of Medical Physiology, 9th Edition, Saunders, 1996.

Der Transport von Wasser im MDT erfolgt hauptsächlich aufgrund von unterschiedlichen Osmolaritäten zwischen Lumen und Interstitium bzw. Blut. Dabei bewirkt eine hohe luminale Osmolarität eine vermehrte Abgabe von Wasser ins Darmlumen. Der Anstieg der Osmolarität im Lumen erfolgt aufgrund einer vermehrten Sekretion von Elektrolyten („Salz wird sezerniert und Wasser folgt nach"). Relevant ist dabei die primäre Sekretion von K^+, HCO_3^- und insbesondere Cl^-. Auf die Chloridsekretion soll näher eingegangen werden: Chlorid wird hauptsächlich über transepitheliale Chlorid-Kanäle sezerniert. Diese finden sich z. B. in den Mundspeicheldrüsen, Krypten des Darms, aber auch im exokrinen Anteil des Pankreas. Einer der bekanntesten Chlorid-Kanäle ist der CFTR (cystic fibrosis transmembrane conductance regulator). Dieser Kanal wird seit Jahren sehr intensiv erforscht, da es bei der zystischen Fibrose (Mukoviszidose), einer der häufigsten genetischen Erkrankungen (autosomal-rezessiv vererbt), zu einer Funktionsstörung des Kanals kommt.

Der CFTR ist ein durch cAMP (bei E. coli-Toxin auch cGMP) aktivierbarer apikaler Chlorid-Kanal, der in Epithelien von Atemwegen, Darm, Hoden, Schweißdrüsen und den Azini und Gängen der Bauchspeicheldrüse vorkommt. Dabei wird Cl^- an der basolateralen Seite der Epithelzelle über einen Na^+-K^+-$2Cl^-$-Kotransporter gegen einen elektrochemischen Gradienten in die Zelle aufgenommen. Die Sekretion von Cl^- über den CFTR erfolgt über Aktivierung der cAMP-abhängigen Proteinkinase und Phosphorylierung des Kanals. Aus elektroneutralen Gründen folgt passiv Na^+ über den parazellulären Weg nach. Die basolateral gelegene $3Na^+$-$2K^+$-ATPase und der Kaliumkanal sind für die Erhaltung eines konstanten elektrochemischen Gradienten verantwortlich. Durch die Sekretion von Cl^- und Na^+ steigt die Osmolarität im Lumen an, was in weiterer Folge zu einer vermehrten Wasserabgabe ins Lumen führt. Die physiologische Aktivierung des Cl^--Kanals erfolgt vor allem durch VIP oder Acetylcholin. Gewisse bakterielle Enterotoxine, z. B. die von Vibrio cholerae oder Salmonella, können jedoch ebenfalls Chloridkanäle im Darm aktivieren, was zu einer massiven Chlorid- und nachfolgenden Wasserabgabe führt, sodass u. U. lebensbedrohliche Durchfälle entstehen können (sekretorische Diarrhoe). In den Pankreasgängen ist CFTR wichtig für die Sekretion von HCO_3^- und Verflüssigung des Sekrets. Bei der Mukoviszidose kommt es aufgrund einer verminderten Chlorid- und damit verbunden reduzierten Elektrolytsekretion und Wasserabgabe zur Ausbildung eines zähflüssigen Sekrets und einer Abflussbehinderung mit begleitenden pathologischen Veränderungen. CFTR ist nicht nur ein reiner Cl^--Kanal, sondern er interagiert auch mit anderen Transportproteinen, wie z. B. dem epithelialen Na^+-Kanal.

3.3 Sekretion im Magen

Im Magen werden HCl (aus Belegzellen), Schleim (Muzin, aus Nebenzellen), Pepsinogen (aus Hauptzellen) und der Intrinsic-Faktor (aus Belegzellen) sezerniert. Außerdem findet auch eine Sekretion von HCO_3^- statt. Dieses verbleibt jedoch in einem schmalen Flüssigkeits- bzw. Schleimfilm über dem Magenepithel („unstirred water layer"), der durch Aufrechterhaltung eines pH-Gradienten die Schleimhaut vor dem sauren Magensaft schützt. Schließlich findet sich im Magen auch ein fettspaltendes Enzym, die gastrische Lipase, die vor allem beim Säugling für die Fettverdauung wichtig ist (s. Fettverdauung).

HCl-Sekretion

Die HCl-Sekretion in der Belegzelle erfolgt unter Beteiligung der H^+-/K^+-ATPase („Protonenpumpe"), die an der luminalen (apikalen) Membran lokalisiert ist.

Wasserstoffionen entstehen aus der Dissoziation der Kohlensäure, wobei äquivalente Mengen an HCO_3^- gebildet werden, die die Zelle im Austausch gegen Chlorid verlassen und ins Blut diffundieren. Daher kommt es bei einer Stimulation der H^+-Sekretion nach Nahrungsaufnahme zu einer Alkaliflut im venösen Blut des Magens. Mit den H^+-Ionen gelangen Cl^- und über den parazellulären Weg auch Na^+ ins Magenlumen. Dies führt aus osmotischen Gründen zu einer vermehrten Wasserabgabe ins Lumen.

Die Bildung und Sekretion der Salzsäure erfolgt über 3 Mechanismen: Histamin und Gastrin (s. oben) sowie Acetylcholin (über muskarinerge Rezeptoren) als Transmittersubstanz des N. vagus, der einerseits direkt die Belegzelle stimuliert und andererseits die Freisetzung von Gastrin und Histamin anregt.

Eine vermehrte Bildung von HCl in Verbindung mit einer Beeinträchtigung oder Zerstörung der Schleimhaut durch Helicobacter pylori, nicht-steroidale Antiphlogistika oder auch Glukokortikoide führt zu einer Gastritis und evtl. auch zu Magen- bzw. Duodenalulcera. Ansatzpunkte in der Therapie sind daher zum einen die Eliminierung des Helicobacter pylori durch Antibiotika, zum anderen eine Verminderung der Salzsäureproduktion (Protonenpumpenhemmer, H_2-Rezeptorenblocker). Zusätzlich können noch schleimhautschützende Substanzen und in milderen Fällen auch Antacida (Säureneutralisatoren) gegeben werden.

Sekretion von Pepsinogen und Intrinsic-Faktor

Aus den Hauptzellen der Magenschleimhaut werden Pepsinogene, von denen verschiedene Isoenzyme existieren, sezerniert. Die Pepsinogene werden durch die Salzsäure zu den wirksamen Pepsinen umgeformt. Sie sind wichtig für die Proteinverdauung.

Der Intrinsic-Faktor aus den Belegzellen des Magens bindet Vitamin B_{12}, das nur in gebundener Form absorbiert werden kann. Bei einer Atrophie der Magenschleimhaut (z. B. bei chronischer Gastritis) und dadurch verminderter Bildung des Intrinsic-Faktors kommt es aufgrund eines Vitamin B_{12}-Mangels zu einer perniziösen Anämie (megaloblastäre Anämie).

Regulation der Magensaftsekretion

Die Magensaftsekretion wird über die kephale, gastrale und intestinale Phase reguliert. Die kephale Phase wurde erstmalig systematisch durch den russischen Physiologen Ivan Pavlov (1849–1936, Nobelpreis für Physiologie oder Medizin 1904) in den Jahren 1890–1900 untersucht. Diese Phase wird bereits durch das Denken an eine Speise („Konditionierung“), aber besonders auch durch den Anblick, Geruch und den Geschmack der Speise ausgelöst. Die Magensaftsekretion in der kephalen Phase wird über das ZNS gesteuert und über den N. vagus zum Magen vermittelt. Die kephale Phase ist bis zu etwa 40 % an der maximalen Sekretion des Magensaftes beteiligt. Auch aus diesem Grund sind geschmackvoll angerichtete Speisen, langsames Essen und langes Kauen wichtig für die Vorbereitung des Magens auf die nachfolgende Nahrung.

Die gastrale Phase wird nach Einlangen der Nahrung im Magen durch mechanische (Dehnung) und chemische (Nährstoffe) Reize ausgelöst. Dabei wird über lokale Reflexe und Ausschüttung des Gastrins die Magensaftsekretion angeregt. Diese Phase macht den Hauptanteil der maximalen Sekretion aus.

Die intestinale Phase bezieht sich auf die Stimulation der Magensaftsekretion durch Dehnung und chemische Reizung (Eiweiß und Eiweißabbauprodukte) der Wand des oberen Dünndarms. Diese Phase trägt nur zu einem geringen Teil zur maximalen Sekretion bei.

3.4 Sekretion im Pankreas

In den Azinuszellen des exokrinen Anteils der Bauchspeicheldrüse werden für den Aufschluss der Makronährstoffe Verdauungsenzyme gebildet, die ins Duodenum sezerniert werden. Die Enzyme werden zum Aufschluss von

- Eiweiß: Endo- und Exopeptidasen, das bekannteste ist Trypsin
- Fett:
  - Lipase – Spaltung von Triglyzeriden in Position 1 und 3
  - Phospholipase A – Spaltung von Phospholipiden
  - Cholesterinesterase – Spaltung von Cholesterinestern

- Kohlenhydraten:
  - α-Amylase – Spaltung von Stärke und Glykogen
  - Maltase – Spaltung von Maltose
- Nukleinsäuren: Ribonukleasen

benötigt. Um eine Selbstverdauung des Pankreas zu verhindern, werden Phospholipase A und vor allem die Peptidasen in inaktiven Vorstufen ins Duodenum abgegeben. Die Aktivierung erfolgt durch die Enteropeptidase, einem Enzym der Duodenalschleimhaut. Dieses aktiviert Trypsinogen zu Trypsin, das in weiterer Folge die anderen Peptidasen aktiviert.

Neben den Verdauungsenzymen finden sich auch Elektrolyte, die vor allem aus den Zellen der Ausführungsgänge sezerniert werden, im Pankreassaft. Neben Na^+, K^+ und Cl^- ist hier insbesondere HCO_3^-, das zur Neutralisation des sauren Speisenbreis aus dem Magen benötigt wird, hervorzuheben.

Regulation der Pankreassaftsekretion

Die Sekretion von Verdauungsenzymen nach einer Nahrungsaufnahme erfolgt hauptsächlich durch Cholezystokinin (s. oben) und dem N. vagus. Sekretin fördert vornehmlich die HCO_3^--Sekretion. Auch wenn keine Verdauung erfolgt, also in der postabsorptiven Phase, findet eine Basalsekretion statt. Ähnlich wie im Magen wird die Sekretion von Pankreassaft ebenfalls über drei Phasen (kephal, gastral, intestinal) gesteuert. Dabei hat verständlicherweise die intestinale Phase den größten Anteil an der Sekretionskapazität.

Das Pankreas weist eine relativ große Funktionsreserve auf. Es produziert 9–10 x mehr Enzyme als für den Aufschluss der Makronährstoffe notwendig wäre. Daher kommt es erst bei einem höhergradigen Ausfall der Pankreasfunktion zu einer Maldigestion (Verdauungsinsuffizienz). Aufgrund der hohen Enzymkapazität des Pankreas ist außerdem die Behauptung, dass durch Trennung von Makronährstoffen eine verbesserte Verdauung erzielt werden kann (Stichwort „Trennkost"), physiologisch gesehen nicht haltbar.

4 Verdauung und Absorption

4.1 Verdauung und Absorption von Makronährstoffen

Proteine

Wir nehmen täglich etwa 0,8–1,2 g Proteine pro kg Körpermasse mit der Nahrung auf. Im Magen werden die Proteine durch die Salzsäure denaturiert und der enzymatische Aufschluss durch die Pepsine eingeleitet. In weiterer Folge spalten die Pankreaspeptidasen die Proteine bis auf Oligopeptide (max. 8–10 Aminosäuren) oder Tri- und Dipeptide bzw. Aminosäuren auf. Letztere können über verschiedene Carrier (je nach chemischer Eigenschaft der Aminosäure) Na^+-abhängig oder -unabhängig in die Darmepithelzelle aufgenommen werden. Oligopeptide müssen noch durch membranständige Peptidasen auf die Größe von höchstens Tripeptiden zerkleinert werden. In den Darmepithelzellen werden Tri- und Dipeptide durch Peptidasen zu Aminosäuren zerlegt, die dann über eine erleichterte Diffusion die Zelle an der basolateralen Seite verlassen.

Kohlenhydrate

Wir nehmen täglich etwa 300–400 g Kohlenhydrate mit der Nahrung auf. Dies entspricht in etwa 50–60 % des täglichen Energiebedarfs bei leichter körperlicher Tätigkeit. Unter den Kohlenhydraten verzehren wir hauptsächlich Stärke und in zweiter Linie niedermolekulare Kohlenhydrate wie Saccharose (Haushaltszucker), Laktose (Milchzucker) sowie Fruktose und Glukose. Der Aufschluss der höherkettigen Polysaccharide (Stärke, Glykogen) erfolgt über die α-Amylase des Speichels und der Bauchspeicheldrüse, wobei Letztere den Hauptanteil ausmacht. Zellulose, ein

Ballaststoff, weist eine β-1,4-glykosidische Verbindung ihrer Glukosebausteine auf und kann daher nicht von der α-Amylase aufgeschlossen werden. Die Spaltprodukte der α-Amylase sind Maltose, Maltotriose und α-Grenzdextrine. Da die Kohlenhydrate nur in Form von Monosacchariden absorbiert werden können, werden die Spaltprodukte der α-Amylase, aber auch Disaccharide aus der Nahrung durch Enzyme (Saccharase, Laktase, Maltase), die sich in der Bürstensaummembran der Enterozyten befinden, zu Monosacchariden (Glukose, Fruktose, Galaktose) aufgeschlossen. Glukose und Galaktose werden über einen Cotransport an Na^+ gekoppelt absorbiert, wohingegen Fruktose über einen GLUT-5-Transporter in die Zelle aufgenommen wird.

Bei einem Mangel an Laktase im Rahmen der Milchzuckerunverträglichkeit kann die Laktose nicht oder nur unzureichend im Dünndarm gespalten werden. Dies geht, aufgrund einer erhöhten osmotischen Last und vermehrter Gasbildung im Dickdarm, mit verschiedenen Symptomen (v. a. Blähungen, osmotische Diarrhoe) einher.

Fett

Die tägliche Fettzufuhr bewegt sich in einem Bereich zwischen 70–100 g/Tag. Den Hauptanteil der Nahrungsfette machen die Triglyzeride aus. Daneben nehmen wir auch Phospholipide (v. a. Lezithin), fettlösliche Vitamine und Cholesterin auf. Für die Fettverdauung müssen die Lipide emulgiert werden. Dies erfolgt zum einen durch die Magenperistaltik (Durchmischung und Zermahlung) und durch die Anwesenheit von Gallensäuren im Duodenum. Durch die Emulgierung können die fettspaltenden Enzyme (v. a. Pankreaslipase, aber auch Phospholipase A, gastrische Lipase, Cholesterinesterase) ihre Wirkung besser entfalten. Die Fettspaltprodukte werden dann in Mizellen eingebaut. Mizellen sind kleinste (3–10 nm) Molekülaggregate, die sich in Lösung befinden und deren Grundgerüst aus Gallensäuren besteht. Sie können aufgrund ihrer wasserlöslichen Hülle die unbewegte Flüssigkeits- und Schleimschicht auf der Oberfläche des Darmepithels durchdringen und entlassen dann ihren Inhalt in die Zelle. In den Enterozyten erfolgt die Resynthese der Fettspaltprodukte zu Triglyzeriden und anderen Lipiden, die dann in Chylomikronen, einer Subklasse der Lipoproteine, eingebaut werden. In dieser Form gelangen die Lipide über Lymphe und Blut in den systemischen Kreislauf. Nach einer fettreichen Mahlzeit kann ein vermehrter Einstrom von Chylomikronen das Blut milchig-trüb verändern. Kurz- und mittelkettige Fettsäuren können ohne Mizellen in die Enterozyten eingeschleust werden und gelangen von dort direkt ins Blut.

Ein Mangel an Gallensäuren, z. B. im Rahmen einer Cholestase (verminderter Abfluss von Galle in den Darm mit Gallestau), oder auch eine höhergradige Pankreasinsuffizienz führen zu einer Beeinträchtigung der Fettverdauung und damit zu Fettstühlen (Steatorrhoe). In solchen Fällen ist vor allem auf eine adäquate Zufuhr (notfalls über parenterale Ernährung) von essentiellen, mehrfach ungesättigten Fettsäuren und fettlöslichen Vitaminen (A, D, E, K) zu achten. Die Fettverdauung wird in der medikamentösen Therapie der Adipositas durch Orlistat, einem Lipase-Inhibitor, bis zu 30 % gehemmt.

4.2 Absorption von Elektrolyten und Wasser

Natrium

Die treibende Kraft für viele Absorptionsprozesse im Darm und anderen Epithelien, wie z. B. im Tubulussystem der Niere, ist der transzelluläre Na^+-Transport. Er ist einerseits wichtig für die Ausbildung von elektrischen Potentialdifferenzen und osmotischen Gradienten, andererseits werden eine Reihe von Nährstoffen, wie z. B. Glukose, Galaktose (s. oben), gewisse Aminosäuren, Vitamine und Gallensäuren, an Na^+ gekoppelt im Darm absorbiert. Na^+ selbst wird zu 90–95 % absorbiert, wobei die antreibende Pumpe die basolateral gelegene $3Na^+/2K^+$-ATPase ist. Diese hält die intrazelluläre Na^+-Konzentration auf einem niedrigen Wert, sodass sekundär Na^+ über das Lumen in die Zelle transportiert werden kann. Neben dem gekoppelten Transport mit Nährstoffen wird Na^+ auch über Na^+-/H^+-Antiporter (NHE 1–3) oder epitheliale Na^+-Kanäle in die Epithelzellen aufgenommen.

Wasser

Die Aufnahme von Wasser im Darm erfolgt aufgrund von osmotischen Unterschieden zwischen Lumen und Interstitium (s. oben). Dabei wird Wasser sowohl über den parazellulären Weg als auch, wahrscheinlich unter Beteiligung von Wasserkanälen (Aquaporine, verschiedene Isotypen), transzellulär absorbiert.

Kalzium

Die Bioverfügbarkeit von Kalzium, d. h. der Anteil, der im Darm aus der Nahrung aufgenommen wird, liegt, abhängig von der Kalziumverbindung, bei etwa 20–40 %. Die Kalziumabsorption erfolgt im oberen Dünndarm unter Beteiligung von Vitamin D_3. Dieses bewirkt durch Synthese von Ca^{2+}-Kanälen, die in die apikale Membran eingebaut werden, und des Kalzium bindenden Proteins (CaBP) das Ein- und Durchschleusen von Kalzium durch die Enterozyten. Im Anschluss wird Kalzium an der basolateralen Membran über eine Ca^{2+}-ATPase oder einen 3 Na^+-Ca^{2+}-Austauscher in das Interstitium geschleust. Ein geringerer Teil des Kalziums scheint zusätzlich auch über den parazellulären Weg aufgenommen zu werden.

Eisen

Die Eisenabsorption erfolgt hauptsächlich im Duodenum, wobei primär zwischen Häm-Eisen und ionischem Nicht-Häm-Eisen zu differenzieren ist:

1. Häm wird im Darm vom Globin abgespalten und als intaktes Porphyrin in die Zelle transportiert. Das Fe^{2+} wird dann entweder durch eine Häm-Oxygenase freigesetzt oder möglicherweise in Form des Häms ins Plasma transportiert.
2. Fe^{3+} aus Nicht-Häm-Eisen wird im Rahmen der Verdauung aus der Nahrung freigesetzt und durch Reduktionsmittel, wie z. B. Vitamin C, oder durch eine Bürstensaummembran assoziierte Fe^{3+}-Reduktase (DCytB) zu Fe^{2+} reduziert. Das Fe^{2+} wird über einen Divalent-Metall-Transporter (DMT1, auch bezeichnet als DCT1 oder NRAMP2) in die Enterozyten eingeschleust. Zelluläres Eisen kann jetzt entweder in Form von Ferritin gespeichert oder an der basolateralen Seite über den Transporter Ferroportin 1 (auch IREG1) ins Blut ausgeschleust werden. Der basolaterale Transport von Fe^{2+} wird durch die Ferrooxidase-Aktivität des Ceruloplasmin-ähnlichen Enzyms Hephaestin unterstützt.

Verschiedene Prozesse können die Rate der Eisenabsorption im Darm beeinflussen. Dazu gehören vor allem: 1) die Eisenspeicher des Körpers, 2) die Hämoglobin-Konzentration im Blut, 3) die erythropoietische Aktivität des Knochenmarks, 4) der pO_2 im Blut und 5) das Vorhandensein von systemischen Entzündungsprozessen. Praktisch bedeutet dies, dass die Rate der Eisenabsorption bei Verminderung der Eisenspeicher, vermehrter erythropoietischer Aktivität, Anämie oder Hypoxämie ansteigt. Bei Entzündungen vermindert sich die Eisenabsorption. Ein weiterer Regulationsmechanismus ist der sogenannte mukosale Block. Darunter versteht man, dass nach Tagen reichlichen Eisenverzehrs die Enterozyten ihre Absorptionsrate einschränken. Ursache hierfür ist wahrscheinlich eine vermehrte intrazelluläre Eisenakkumulation. Bei einer Störung der Regulation auf Darmebene, wie z. B. bei der Hämochromatose, kommt es zu einer unkontrollierten Eisenabsorption.

Die Regulation der Eisenaufnahme auf molekularer Ebene erfolgt aufgrund einer vermehrten oder verminderten Expression von intestinalen Eisentransportproteinen, wie z. B. DMT1, Ferroportin 1 oder DCytB.

Neuere Studien lassen vermuten, dass Hepcidin, ein in der Leber gebildetes und aus 25 Aminosäuren aufgebautes Peptid, eine wichtige Rolle bei der Eisenabsorption spielt. Es hat außerdem antimikrobielle Eigenschaften und wird über den Harn ausgeschieden. Hepcidin scheint direkt oder indirekt für eine Hemmung der Eisenabsorption auf Darmebene verantwortlich zu sein.

5 Motilität und Peristaltik

Die glatten Muskelzellen des Darms bilden kleine Bündel, in denen die Zellen sowohl mechanisch als auch elektrisch über gap junctions miteinander verbunden sind.

In der Muskulatur von Magenantrum und Darm sind rhythmisch auftretende Schwankungen des Membranpotentials, sogenannte „slow waves", messbar. Diese fluktuieren mit einer Amplitude von 10–20 mV in einem Bereich um die –50 mV und haben eine Frequenz von 3–12/min. Wenn durch einen Reiz das Membranpotential bis zur Schwelle depolarisiert wird, kommt es durch Einstrom von Ca^{2+} zu einer Ausbildung von rasch aufeinander folgenden Aktionspotentialen („Spike Salven"). Der Anstieg der Ca^{2+}-Konzentration im Zytosol löst die peristaltischen Kontraktionen der Muskulatur aus. Der Entstehungs- bzw. Triggermechanismus der „slow waves" und „Spike-Salven" ist noch nicht eindeutig gesichert; wahrscheinlich sind Schrittmacherzellen, die zwischen den Muskelfasern liegen, sogenannte interstitial cells of Cajal, dafür verantwortlich.

Die peristaltischen Bewegungen erfolgen hauptsächlich aufgrund von Reflexen. Dabei werden durch Wanddehnung oder Vorhandensein von Nährstoffen mechanische bzw. chemische Sensoren gereizt, die die Informationen in Form von Aktionspotentialen über afferente Nervenfasern ans Darmnervensystem weiterleiten. Dort wird der Reiz integriert und bearbeitet und resultiert letztlich, unter Zwischenschaltung von efferenten Nervenfasern, die zu einer Aktivierung bzw. Hemmung der Muskulatur führen, in einer geordneten peristaltischen Aktivität. Diese dient zur Durchmischung (nicht-propulsive Peristaltik) oder Weiterbeförderung (propulsive Peristaltik) des Speisebreis. Eine propulsive Peristaltik entsteht z. B. durch Hemmung der oralwärts gelegenen Längsmuskulatur und analwärts gelegenen Ringmuskulatur bei gleichzeitiger Aktivierung der oralwärts gelegenen Ringmuskulatur und analwärts gelegenen Längsmuskulatur.

Auch in der postabsorptiven Phase, also einige Stunden nach einer Nahrungsaufnahme, treten geordnete peristaltische Wellen, die nacheinander alle Abschnitte des MDT erfassen, auf. Diese Form der Motilität, die alle 80–110 min den Darm durchläuft, wird auch als interdigestive motorische Aktivität bezeichnet. Der Entstehungsmechanismus dieser Wellen ist noch unklar, wobei eine Beteiligung des Motilins, eines gastrointestinalen Hormons, angenommen wird. Die Funktion der interdigestiven motorischen Aktivität ist die Entfernung von unverdauten Nahrungsbestandteilen sowie eine Verhinderung der bakteriellen Überbesiedlung des Dünndarms.

Motilität des Magens

Noch während sich die Speise im Ösophagus befindet, kommt es zu einer Entspannung der Wandmuskulatur in Fundus und oberen Korpusabschnitt, die keine peristaltische Aktivitäten aufweisen. Dies wird als *rezeptive Relaxation* der Wandmuskulatur bezeichnet und wahrscheinlich über NANC-Neurone bzw. Transmitter vermittelt. Über diesen Mechanismus wird der Magen auf die ankommende Speise vorbereitet.

Die Füllung des Magens nach Nahrungseintritt bewirkt eine Wanddehnung. Über Zwischenschaltung eines vagovagalen Reflexes entspannt sich in weiterer Folge die Wandmuskulatur. Diese als *adaptive Relaxation* bezeichnete Anpassung erlaubt eine Füllung des Magens bis zu 1,5 Litern, ohne dass es zu einer intraluminalen Druckerhöhung kommt.

Zu peristaltischen Kontraktionen sind die mittleren und distalen Abschnitte des Magens befähigt. Die kräftigen peristaltischen Wellen wandern mit einer Frequenz von 3/min von der Schrittmacherregion im mittleren Corpusbereich in Richtung Pylorus, der sich kontrahiert und den Mageninhalt wieder zurückwirft. Durch diese *Retropulsion* wird eine mechanische Zerkleinerung der Speise bewirkt. Nur Bestandteile, die kleiner als etwa 2 mm sind, können den Magen in Richtung Duodenum verlassen. Die Entleerung des Magens erfolgt reflektorisch über den N. vagus; wahrscheinlich sind auch gastrointestinale Hormone beteiligt. In Abhängigkeit von der Zusammensetzung einer Mahlzeit kann die Verweildauer der Speise im Magen bis zu 5 h betragen.

Eine pathologisch veränderte Motilität des Magens kann bei einem Magenkarzinom und -ulcus oder auch bei Neuropathien, wie z. B. als Folge eines Diabetes mellitus, auftreten. Dies kann Symptome wie Übelkeit, Erbrechen, Völlegefühl und Anorexie aufgrund mangelhaften Appetits (s. unten) hervorrufen.

6 Überblick über die wichtigsten Funktionen des Dickdarms

Wasser und Elektrolyte

Im Dickdarm wird die restliche Flüssigkeit, die im Dünndarm nicht absorbiert wurde (etwa 0,5–1,5 Liter/Tag), fast vollständig wieder ins Blut aufgenommen, sodass nur noch etwa 100 ml Flüssigkeit pro Tag im Stuhl ausgeschieden wird. Neben Wasser werden im Dickdarm auch Elektrolyte absorbiert bzw. sezerniert. Die Absorption von NaCl kann z. B. gegen einen starken Konzentrationsgradienten erfolgen, da das Dickdarmepithel, im Unterschied zum Dünndarm, über dichte Schlussleisten verfügt. Dabei steht die Na^+-Absorption teilweise unter der Kontrolle des Aldosterons. Der Dickdarm spielt auch eine wichtige Rolle im Kaliumstoffwechsel. Dabei kommt es hauptsächlich zu einer Sekretion von Kalium über apikale K^+-Kanäle und den parazellulären Weg. Ein Kaliummangel bewirkt eine verminderte Sekretion und vermehrte Absorption von Kalium im Dickdarm. Neben Kalium kommt es im Dickarm auch zu einer Sekretion von HCO_3^- im Austausch mit Cl^-.

Motilität des Dickdarms

Im Dickdarm steht die nicht-propulsive Motilität (Durchmischung) mit vor allem segmentalen Kontraktionen (Haustrierungen) im Vordergrund. Außerdem kann der Dickdarminhalt auch rückläufig, oralwärts, transportiert werden („Antiperistaltik"). Aus diesen Gründen ist die Transitzeit des sich formenden Stuhls mit durchschnittlich 20–30 h (Variationsbreite zwischen 5–70 h) auch relativ lang. Massenbewegungen, die 3–5 x täglich auftreten, und weniger echte peristaltische Wellen, sorgen für einen Weitertransport des Darminhalts. Die lange Passagezeit gewährleistet eine ausreichende Absorption von Wasser, Elektrolyten und kurzkettigen Fettsäuren. Letztere entstehen vor allem aus bakteriellen Abbauvorgängen nicht-absorbierter Nahrungsbestandteile. Die Motilität wird durch den Parasympathikus (Acetylcholin) gesteigert und durch NANC-Neurone gehemmt.

Ist die Motilität des Kolons gestört, können eine Obstipation (Verstopfung) oder eine Diarrhoe (Durchfall) entstehen.

Quellen

Schmidt RF, Thews G, Lang F (Hg.): Physiologie des Menschen, 28. Auflage, Springer, Berlin [u.a.], 2000.
Klinke R, Silbernagl S (Hg.): Lehrbuch der Physiologie, 3. Auflage, Thieme, Stuttgart [u.a.], 2001.
Johnson LR (Ed.): Gastrointestinal Physiology, 6th Edition, Mosby Press, St. Louis, 2001.

Biochemie der Nahrung

Hans Goldenberg, Sabine Schreier, Clemens Röhrl
Begleittext zur Vorlesung: Sabine Schreier

Die Powerpoint-Präsentation der Vorlesung ist im Studyguide online verfügbar, dieser Text bezieht sich unmittelbar darauf. Die Lehrbuchangaben dienen zur Vertiefung und Ergänzung, ihre Verwendung wird dringend empfohlen. Grundkenntnisse der Biochemie (Inhalte von Block 1, Block 3 und Block 4) werden vorausgesetzt.

Einleitung

Der Frage der „richtigen", ausbalancierten Zusammensetzung der Nahrung kommt heute auch in prophylaktischer Hinsicht große medizinische Bedeutung zu. Die Ernährungsmedizin befasst sich in erster Linie mit der Entstehung und den Ursachen ernährungsbedingter Erkrankungen bzw. mit den möglichen Zusammenhängen zwischen Ernährungsweise und häufigen Krankheitsbildern, insbesondere den sogenannten Zivilisationskrankheiten.

Zu den häufigsten Zivilisationskrankheiten gehören:

- Adipositas
- Diabetes mellitus Typ II
- Osteoporose
- Gicht
- Krebs

Die Variabilität der Anschauungen auch unter seriösen Fachvertretern zeigt sich schon in der ständigen Veränderung der sogenannten Ernährungspyramide, die als Empfehlung für die „ideale" massenmäßige Zusammensetzung der Nahrung gilt. Die Ernährungsgewohnheiten ändern sich bekanntlich mit der Lebensweise immer wieder (und haben das auch immer getan), sodass es eine wirklich „richtige" Ernährung wohl gar nicht gibt bzw. der Mensch sich sehr verschiedenen Nahrungsangeboten ohne große Mühe anpassen kann.

Zusammensetzung der Nahrung nach physiologischen Verwertungskriterien

1. Makronährstoffe (Kohlenhydrate, Lipide, Proteine), sie liefern die Energie und die Aufbaumasse
2. Mineral- und Mikronährstoffe (Vitamine und Spurenelemente)
3. Wasser
4. Alkohol (natürlich nicht essentiell, aber in der westlichen Kultur sehr gebräuchlich)
5. Ballaststoffe
6. bioaktive Substanzen (z. B. Antioxidantien etc.)

Energiebedarf: s. Lehrbücher der Physiologie

Energiequellen:
Nach den kalorischen Brennwerten zu urteilen, wäre natürlich Fett mit ca. 9 kcal/g oder 37 kJ/g die beste Energiequelle. Aus Gründen der metabolischen Balance ist aber die Verwertung von ausschließlich Fettsäuren, den eigentlichen Energieträgern des Fetts, zur Gewinnung metabolischer Energie für den Stoffwechsel und den Organismus ungünstig. Außerdem muss zugleich mit der Masse der Energieträger auch ausreichend Protein zur Erhaltung der Proteinmasse des Körpers zugeführt werden, sodass letzteres jedenfalls einen entsprechenden Anteil der Nahrung darstellen muss.

Die übliche Empfehlung von mindestens 55 % Kohlenhydraten, bis zu 30 % Fett und 15 % Protein, bezogen auf die daraus gewinnbare Energie, entspricht einem Durchschnitt für gesunde Erwachsene mit westlichem Lebensstil. Abweichungen führen bei adäquatem Lebensstil aber nicht zu gesundheitlichen Schäden, sodass diese Zahlenverhältnisse wohl eher als Richtwerte anzusehen sind. Schließlich können die einzelnen Energieträger einander zu einem erheblichen Grad ersetzen.

Die verschiedenen „Ernährungspyramiden“ (von denen nur eine tatsächlich eine Pyramide im geometrischen Sinn ist), repräsentieren diese Balance in Form konkreter Nahrungsmittel, wobei die Zufuhr von Wasser, Salzen, Vitaminen und Ballaststoffen mit berücksichtigt ist. Es gibt ganz anders strukturierte „Pyramiden“, etwa solche aus amerikanischen Quellen, weil Ernährungsgewohnheiten und Nahrungszusammensetzung und -balance nicht einfach voneinander getrennt werden können, dazu ist Ernährung viel zu sehr auch eine sozial begründete Aktivität.

Mangel und Überschuss an jeder der drei Klassen von Energieträgern in der Nahrungsbalance kann, wie angeführt, zu entsprechenden Störungen führen.

Kohlenhydrate (= Zucker)

Kohlenhydrate spielen in der Ernährung des Menschen von allen Nährstoffen die wichtigste Rolle. Unter den Kohlenhydraten ist die **Stärke** mengenmäßig am bedeutendsten, sie ist Hauptbestandteil der meisten **Grundnahrungsmittel** aus Getreide. Weitere Quellen für Kohlenhydrate in unserer Nahrung sind Zucker und Ballaststoffe.

Man unterscheidet drei Arten von Kohlenhydraten:

- *Einfachzucker (Monosaccharide)*: Glukose (Traubenzucker in Obst, Süßigkeiten), Fruktose (Fruchtzucker in Obst), Galaktose (Bestandteil des Milchzuckers)

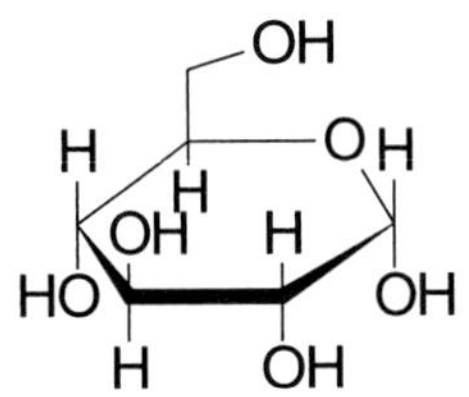

Abb. 1: Glukose

- *Zweifachzucker (Disaccharide)*: entstehen aus zwei gleichen oder unterschiedlichen Monosacchariden durch glykosidische Verknüpfung; zum Beispiel die Saccharose (= Glukose + Fruktose, Rübenzucker oder Haushaltszucker), Laktose (= Glukose + Galaktose, Milchzucker in Milch), Maltose (= Glukose + Glukose, Malzzucker in Bier, Süßigkeiten, primäres Abbauprodukt der Stärke).

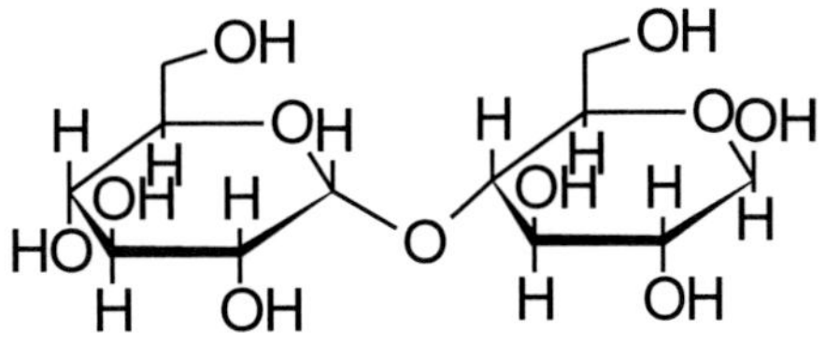

Abb. 2: Maltose

- *Mehrfachzucker (Polysaccharide)*: entstehen aus vielen gleichen oder verschiedenen Monosaccharideinheiten. Polysaccharide teilen sich in verwertbare oder verdauliche und in nicht verwertbare oder unverdauliche Polysaccharide; Stärke (lösliche verwertbare Amylose + unverwertbares Amylopektin, Bestandteil in Getreide, Mais und Kartoffel). Wegen des geringeren Gehalts an stöchiometrischem Wasser ist der Energiegehalt der Stärke bezogen auf die Masse geringfügig größer als derjenige von Einfachzuckern.

Ballaststoffe: ist der Sammelbegriff für Zellwandbestandteile pflanzlicher Lebensmittel, die als Gerüstsubstanz und gleichsam als Verpackungsmaterial pflanzlicher Inhaltsstoffe dienen. Neben nichtlöslichen Ballaststoffen wie Lignin und Cellulose, die absolut unverdaulich sind, gibt es auch lösliche Ballaststoffe wie Pektin, die von der Dickdarmflora abgebaut werden (in Vollkorngetreide, Gemüse, Hülsenfrüchte und Obst). Diese Stoffe gehören natürlich auch zu den Kohlenhydraten.

Zucker und Stärke werden rasch abgebaut und absorbiert. Die Hauptabbauprodukte der Stärke entstehen durch die Wirkung der pankreatischen Amylase und sind Maltose und Isomaltose. Intestinale Disaccharasen spalten alle Disaccharide zu Monosacchariden, die dann größtenteils über den natriumabhängigen Glukosetransporter SGLT1 („sodium-dependent glucose transporter 1") sekundär aktiv bzw. über den passiven Transporter GLUT5 (v. a. die Fruktose) passiv in die Mukosazellen aufgenommen werden.

Ein Großteil der Glukose wird zunächst zu Glukose-6-Phosphat phosphoryliert, dieses dann aber wieder zu Glukose abgebaut und an das Portalblut abgegeben. Der Umweg über das Glukose-6-Phosphat erleichtert die effektive und rasche Absorption. So gelangen alle Zucker in die Leber, wo ein erheblicher Teil in Glykogen umgebaut und gespeichert wird, ein Teil zu Essigsäure abgebaut und z. B. zu Lipidbestandteilen umgebaut und ein Teil an den Blutkreislauf abgegeben wird.

Proteine (= Eiweiß)

Proteine sind aus 20 verschiedenen Aminosäuren zusammengesetzt, acht davon kann der menschliche Organismus nicht selbst aufbauen. Wir sind daher darauf angewiesen, diese Aminosäuren mit der Nahrung aufzunehmen, da sie in verschiedenen Funktionen für Stoffwechselvorgänge lebensnotwendig (= essentiell) sind. Die Grundstruktur der Aminosäuren ist gleich, nur die Seitenketten unterscheiden sich.

Essentielle Aminosäuren

Die Zufuhr dieser Aminosäuren ist für den Menschen lebensnotwendig, da der Körper die Kohlenstoffgerüste dieser AS nicht selbst synthetisieren kann.

Verzweigtkettige: Valin (Val), Leucin (Leu), Isoleucin (Ile)
Aromatische: Phenylalanin (Phe), Tryptophan (Trp)
Besonders substituierte: Lysin (Lys), Methionin (Met), Threonin (Thr)

Die meisten dieser Aminosäuren können den Aminostickstoff von anderen Aminosäuren durch Transaminierung erhalten, wenn zumindest das Kohlenstoffgerüst vorhanden ist. Nur für Threonin und Lysin gibt es keine Transaminasen.

Proteinwertigkeit: pflanzliche versus tierische Proteine

Pflanzliches Protein ist dem tierischen qualitativ unterlegen, da es weniger essentielle Aminosäuren enthält und eine geringere biologische Wertigkeit aufweist. Pflanzliches Protein aus Nahrungsmitteln hat aber den Vorteil, dass man mit ihm weniger Fett als Begleitstoff aufnimmt. Ein ausgewogenes Verhältnis zwischen pflanzlichem und tierischem Eiweiß in der Nahrung ist deshalb optimal. Durch eine geeignete Kombination pflanzlicher Lebensmittel kann aber eine vollständige Versorgung erreicht werden. Als Maßstab für vollwertiges Protein gilt das Ei, das in einer entsprechenden Werteskala mit 100 % festgesetzt ist. Mit eine geeigneten Mischung verschiedener Proteinquellen können auch Werte über 100 % erzielt werden. Zu beachten ist ferner, dass bei stark verminderter Zufuhr von Kohlenhydraten ein erheblicher Teil des Proteins für die Glukoneogenese verbraucht werden kann. Dadurch gehen essentielle Aminosäuren verloren und die Stickstoffbilanz wird negativ beeinflusst.

Die Verdauung der Nahrungsproteine ist ein komplexer Prozess, der die Teilnahme einiger in ihrer Spezifität sowohl für den Ort der Hydrolyse als auch den betroffenen Aminosäurerest unterschiedlicher Proteasen bedarf. Die wichtigsten sind die Endopeptidasen Pepsin aus dem Magen, Trypsin, Chymotrypsin und Elastase sowie die Exopeptidasen Carboxypeptidase A und B aus dem Pankreas und die Aminopeptidasen aus der Dünndarmschleimhaut. Eine besondere Rolle kommt der duodenalen Enteropeptidase zu, die durch Teilabbau des Trypsinogens zu Trypsin eine proteolytische Aktivierungskaskade auslöst.

Als Verdauungsspaltprodukte entstehen kurzkettige Peptide und Aminosäuren als Substrat für die Absorption, wobei erstere effizienter und rascher aufgenommen werden als die monomeren Aminosäuren. Auch diese Absorption ist vom Natrium abhängig, in den Peptidtransport sind auch Protonen involviert.

In der Mukosazelle entsteht dann ein Gemisch aus Aminosäuren, das zur Leber gelangt und von dort weiter systemisch verteilt wird. Die Funktion der Aminosäuren besteht natürlich in allererster Linie in der Synthese von Proteinen und von speziellen Stoffwechselprodukten (z. B. von Häm, Kreatin, Catecholaminen und anderen biogenen Aminen etc.), sie können aber auch als Energiequellen verwendet werden. Dabei geht der Stickstoff verloren und wird größtenteils als Harnstoff ausgeschieden. Die dazu notwendige metabolische Energie vermindert die physiologische Energieausbeute aus Protein. Bei adäquater Zusammensetzung der Nahrung sollten sich beim Erwachsenen Zufuhr und Ausscheidung von Stickstoff etwa die Waage halten, die Ausscheidung jedenfalls nicht höher sein als die Zufuhr (s. auch Absatz über die Zusammensetzung und Wertigkeit von Nahrungsproteinen).

Lipide (= Fette)

Bei den Lipiden handelt es sich um die Energielieferanten mit der höchsten Energiedichte in der menschlichen Nahrung. Fette sind chemisch betrachtet eine Anzahl verschiedener Stoffklassen, von denen in Hinblick auf unsere Ernährung vor allem die Triglyzeride, die darin enthaltenen Fettsäuren und das Cholesterin von Bedeutung sind.

Fettsäuren

Fettsäuren bestehen aus einer Kette von Kohlenstoffatomen mit einer endständigen Carboxylgruppe, die nach ihrer Länge und dem Sättigungsgrad unterschieden werden. Beide Parameter beeinflussen die physikalischen und physiologischen Eigenschaften eines Fettes.

- *Kettenlänge*

Die Kettenlänge beeinflusst die Verdaulichkeit eines Fettes. Man unterscheidet kurzkettige (bis C6), mittelkettige (bis C12), langkettige (bis C22) und überlangkettige Fettsäuren. Der Schmelzpunkt steigt mit der Kettenlänge und sinkt mit der Anzahl der Doppelbindungen.

- *Sättigungsgrad*

Der Sättigungsgrad ist – negativ gesehen – im Prinzip die Anzahl der Doppelbindungen in der C-Kette und ein Maß für die Bereitschaft, mit anderen Substanzen eine Verbindung einzugehen.

- *Gesättigte Fettsäuren*

Das sind Fettsäuren, bei denen alle C-Atome mit H-Atomen gesättigt sind und die somit keine Doppelbindungen enthalten. Je länger die C-Kette einer gesättigten Fettsäure ist, desto schlechter wird sie im Darm absorbiert.

- *Ungesättigte Fettsäure*

Das sind Fettsäuren, die mindestens eine Doppelbindung enthalten. Man unterscheidet bei den ungesättigten Fettsäuren nach der Anzahl und Lokalisation der Doppelbindungen. Die **mehrfach ungesättigten** (**Polyen**-)Fettsäuren werden je nach der Position der letzten Doppelbindung in der Kette als **n-3**- bzw. **n-6**-Fettsäuren etc. (auch ω-3 bzw. ω-6) zeichnet.

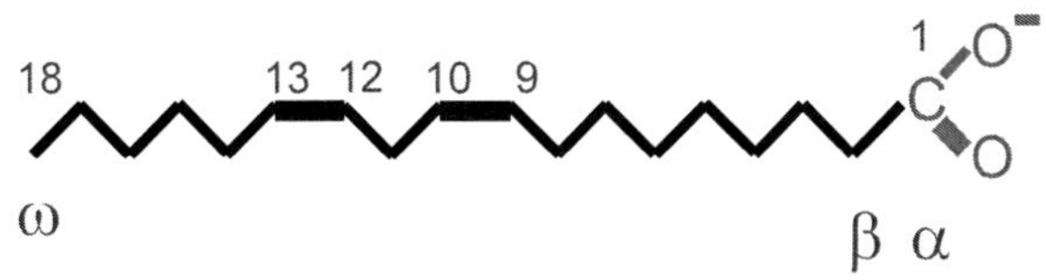

Abb. 3: Linolsäure 18:2 (n-6-Fettsäure)

Diese Angaben beziehen sich immer auf die Doppelbindungen mit cis-Konfiguration. Sogenannte trans-Fettsäuren, also solche mit Doppelbindungen in trans-Konfiguration, haben im Prinzip die gleichen metabolischen Eigenschaften wie gesättigte Fettsäuren, in höherer Konzentration sind sie toxisch. Sie kommen vor allem in industriell gefertigten fetthaltigen Nahrungsmitteln vor.

Essentielle Fettsäuren

Essentielle Fettsäuren sind Fettsäuren, die nicht vom Körper synthetisiert werden können. Aus diesem Grund ist eine völlig fettfreie Ernährung in hohem Ausmaß gesundheitsschädlich.

Die essentiellen Fettsäuren besitzen mehrere Doppelbindungen in **cis-Konfiguration**, deren Position in der Kohlenwasserstoffkette so gelagert ist, dass jeweils 2 Einfachbindungen zwischen den Doppelbindungen liegen (auch „allylische" Konfiguration genannt). Fettsäuren, bei denen zwischen dem dritt- und viertletzten oder zwischen dem sechst- und siebtletzten C-Atom noch eine Doppelbindung zu finden ist, können vom menschlichen Stoffwechsel nicht gebildet werden.

Die bekanntesten Vertreter dieser Verbindungsgruppe sind:

n-6-Fettsäuren: **Linolsäure** (C_{18}, 2 Doppelbindungen)
Arachidonsäure (C_{20}, 4 Doppelbindungen),
n-3-Säuren: **α-Linolensäure** (C_{18}, 3 Doppelbindungen)
Eikosapentaensäure (C_{20}, 5 Doppelbindungen).

Die C_{20}-Fettsäuren sind die Ausgangsstoffe für die Bildung der **Eikosanoide** (griech. eikosa, zwanzig), einer Gruppe wichtiger Mediatoren (**Prostaglandine**, **Thromboxane**, **Leukotriene** und **-tetraene**).

Spezifischer Bedarf an Fettsäuren:
1. Fett sollte nicht mehr als 30% der Gesamtenergie abdecken (eher weniger).
2. $^1/_3$ sollten gesättigte Fettsäuren, $^2/_3$ ungesättigte Fettsäuren und
3. davon ca. 30 % n-6 und n-3-Fettsäuren sein.
4. Deren Verhältnis sollte höchstens 5:1 betragen.
5. Das ideale Verhältnis wäre daher n-9: n-6: n-3 = 14:5:1

Grund: die Fettsäuren konkurrieren um die Enzyme des Membran-, Lipoprotein- und Mediatorenaufbaus; stimmt das Verhältnis nicht, kommt es zu Fehlreaktionen.

Die Verdauung der Fette bedarf der Emulsion durch die Peristaltik und die konjugierten Gallensäuren sowie deren Funktion als Aktivatoren der pankreatischen Lipasen. Sie bilden Micellen, typische Strukturelemente amphiphiler Stoffe in wässrigem Milieu, aus denen dann vor allem freie Fettsäuren, Monoacylglycerin, Cholesterin, fettlösliche Vitamine und andere fettlösliche Stoffe absorbiert werden. Die Gallensäuren selbst unterliegen dem enterohepatischen Kreislauf und werden zum größten Teil über diesen im Ileum resorbiert und zur Leber zurückgeführt.

Die Mukosazellen resynthetisieren die Fette und verpacken sie in Chylomikronen, die über die Lymphbahnen in den peripheren Blutkreislauf gelangen. Der größte Teil des enthaltenen Fetts wird im Fettgewebe gespeichert. Kurzkettige Fettsäuren, deren Anionen relativ gut wasserlöslich sind, können direkt zur Leber transportiert und dort wieder in Fett eingebaut werden.

Die mit der weiteren Verwertung in Verbindung stehende komplexe Regulation des Fett- und Lipidstoffwechsels und der Lipoproteine geht über den Rahmen dieser Vorlesung hinaus. In diesem Zusammenhang muss jedenfalls bemerkt werden, dass der Beitrag des in der Nahrung enthaltenen Cholesterins zum Gesamtcholesterinhaushalt nicht geklärt und daher unter Ernährungsmedizinern umstritten ist.

Vitamine

Die Unterscheidung in wasser- und fettlösliche Vitamine ist wohl allgemein bekannt, auch die einzelnen Vertreter und ihre Funktion können jeder einschlägigen Tabelle entnommen werden.

Mangelerscheinungen kommen auch in Wohlstandsgesellschaften vor und betreffen einerseits spezielle Gruppen, wie etwa schwangere Frauen in Bezug auf die Folsäure oder ältere Menschen in Bezug auf Vitamin D sowie Säuglinge und Kleinkinder, die routinemäßig prophylaktisch mit den Vitaminen D und K versorgt werden, andererseits natürlich Patienten, die an mit Vitaminmangel verbundenen Krankheiten leiden, wie etwa Niereninsuffizienz.

Die weit verbreitete Supplementierung mit Hilfe von pharmazeutischen Vitaminpräparaten hingegen kann bei gesunden Menschen mit gutem Gewissen als Förderung der Bilanzen der Hersteller und des Apothekenumsatzes qualifiziert werden.

Bezüglich der fettlöslichen Vitamine wäre im Sinne der obigen Beschreibung der Fettverdauung nur noch zu bemerken, dass diese ohne Fett nicht absorbiert werden können, fettfreie oder extrem fettarme Ernährung daher auch einen Vitaminmangel hervorrufen kann. Andererseits kann eine übermäßige Zufuhr etwa von Vitamin A oder D auch zu gefährlichen Hypervitaminosen führen, was bei wasserlöslichen Vitaminen praktisch ausgeschlossen ist.

Mineralstoffe

Je nach Bedarf und Funktion kann man zwischen Makro- und Mikroelementen unterscheiden. Erstere sind die mineralischen Bausteine des Knochens und der Zähne, also Calcium, Magnesium, Phosphor (natürlich nur in Form des Phosphats), sowie die Elektrolyte Natrium, Kalium und Chlor (natürlich als Chlorid). Ob man hier den Schwefel dazurechnen will, der ja in erster Linie als Bestandteil der Aminosäuren Cystein und Methionin aufgenommen wird, dann aber auch als Sulfat z. B. in Glykanen vorkommt, ist Ansichtssache.

Spurenelemente zeichnen sich durch den wesentlich geringeren Bedarf und ihre speziellen Funktionen, v. a. als Bestandteile von Proteinen, aus. Mengenmäßig an der Spitze steht hier natürlich mit Abstand das Eisen, von dem etwa 60 % für die Synthese des Hämoglobins benötigt werden. Dann kommen andere Übergangsmetalle wie Zink, Kupfer, Mangan, Kobalt etc., sowie Nichtmetalle wie Selen, Jod oder Fluor, die beiden Halogene selbstverständlich nur in Form ihrer Salze. Das gilt auch für das Silizium, das sich als Silikat in der Grundsubstanz des Bindegewebes findet.

Wasser und Alkohol

Während sich die Funktion des Wassers und der Bedarf daran von selbst verstehen, ist beim Alkohol – womit natürlich das Ethanol gemeint ist – neben der Toxizität einerseits der Energiegehalt in der Bilanz der Zufuhr zu beachten, andererseits mögliche Schutzwirkungen im Hinblick auf kardiovaskuläre Erkrankungen. Das ist aber nach wie vor umstritten und natürlich ein nicht von kulturellen Gewohnheiten abstrahierbares Thema.

Ballaststoffe

Ballaststoffe sind nicht absorbierbare Quell- und Füllstoffe der Nahrung, die Wasser und sowohl anorganische wie auch organische Stoffe binden können, wie etwa Gallensäuren, und deren Resorption verhindern. Auch wenn der Bedarf an Ballaststoffen völlig unbestritten ist, ist das nicht immer positiv zu sehen. Die Verminderung der Absorption etwa von Mineralstoffen und Spurenelementen kann bei übermäßiger Verwendung von Ballaststoffen auch zu Mangelerscheinungen führen. Sie sind größtenteils Kohlenhydratverbindungen (s. Abschnitt Kohlenhydrate).

Biogene Begleitstoffe

Dieser Begriff umfasst eine sehr heterogene Gruppe von Nahrungsinhaltsstoffen mit den verschiedensten, nicht immer wirklich definierten Wirkungen. Besonders populär sind ohne Zweifel Antioxidantien wie Flavonoide oder Polyphenole, detergensartige Stoffe wie Saponine, die die Fettverdauung fördern, ergogene Substanzen, die die Muskelarbeit unterstützen sollen, sowie Prä- und Probiotika, die als Mittel zur Förderung der Verdauung und zur Stärkung des intestinalen Immunsystems heftig beworben werden, auffälligerweise (mit einer sehr prominenten und sicherlich höchst originellen Ausnahme) immer mit Frauen als Werbeträgerinnen.

Literatur:
Löffler, Petrides: Biochemie und Pathobiochemie (8.Auflage, 2007), Kapitel 21 (Ernährung), 22 (Spurenelemente), 23 (Vitamine) und 32.2. (Verdauung und Resorption einzelner Nahrungsbestandteile).

Die Regulation der Nahrungsaufnahme
Ein kurzer Überblick

Cem Ekmekcioglu

Bei den meisten Menschen variieren Größe und Zusammensetzung von Mahlzeiten nicht nur täglich, sondern auch von einer Mahlzeit zur anderen. Trotz dieser kurzfristigen Variationen in der Energiebilanz stimmen bei den meisten Menschen Energieaufnahme und Energieumsatz relativ präzise über eine längere Periode überein. Dieses Phänomen weist auf einen aktiven metabolischen Prozess hin und wird Energiehomöostase genannt. Gegen Mitte des 20. Jahrhunderts wurde erstmalig gezeigt, dass vor allem Hormone als Langzeitsignalmoleküle für die Energiehomöostase verantwortlich sind. Seitdem sind zahlreiche Hormone und Neuropeptide, die in die Energiehomöostase involviert sind, nachgewiesen worden, wie z. B. 1994 das Leptin. Die Mechanismen von Hunger und Sättigung bzw. die Energiebilanz sind komplex regulierte Prozesse, die durch das zentrale Nervensystem (ZNS) gesteuert werden. Der Hypothalamus ist dabei oberste Befehlszentrale und Schaltstelle für Hunger und Sättigung, wobei der laterale Hypothalamus (LH) als das Hungerzentrum und der ventromediale Hypothalamus (VMH) als das Sättigungs- bzw. Sattheitszentrum fungieren. Läsionen im VMH und im Ncl. arcuatus lassen in Tierversuchen Adipositas und Hyperphagie entstehen, wohingegen Läsionen im LH einen hypophagischen Phänotyp hervorrufen. Neben diesen Arealen sind noch verschiedene andere ZNS-Strukturen in die Energiehomöostase involviert.

Das ZNS erhält die erforderlichen Informationen, wie z. B. die Magendehnung nach Nahrungsaufnahme, durch diverse periphere, aber auch zentrale Funktionssysteme. Außerdem spielen verschiedene nicht-biochemische Faktoren wie z. B. Aussehen und Zusammensetzung der Nahrung, Erinnerungen, Emotionen und soziale Variable eine Rolle bei der Nahrungsaufnahme. Nach Verarbeitung der Informationen wird über das ZNS die Nahrungsaufnahme gesteuert mit dem Resultat, dass Mahlzeitgröße und -frequenz sowie andere Parameter (Stoffwechsel etc.) den Bedürfnissen angepasst werden.

Dabei gibt es kurzfristige Kontrollmechanismen, die vor allem Sättigung hervorrufen (Beenden der Nahrungsaufnahme) und langfristige Steuerungsmodule, die länger andauernde Sattheit bewirken und damit vor allem die Frequenz der Nahrungsaufnahme bestimmen.

Zu den Mechanismen, die *Sättigung* hervorrufen, gehören:

1. die Magendehnung, die zu einer erhöhten Aktivität von vagalen, afferenten Nervenfasern führt, welche die Informationen zum Hypothalamus weiterleiten. Die Informationen werden an den Ncl. tractus solitarii (NTS) und von dort an den Ncl. paraventricularis weitergeleitet.
2. Intestinale Sättigungshormone aus endokrinen Zellen im Darm, wie
   a. Cholezystokinin (CCK), das über periphere (CCK1R, N. vagus) und wahrscheinlich auch zentrale (CCK2R-) Rezeptoren einen Sättigungseffekt vermittelt.
   b. Glukagon-like peptide-1
   c. Peptid YY

Neben den Sättigungshormonen existiert noch das gastrale „Hungerhormon“ Ghrelin, das in den Funduszellen des Magens gebildet wird und die Nahrungsaufnahme stimuliert. Die Ausschüttung des Ghrelins erfolgt daher vor allem im Fastenzustand.

Für die Regulation von *Sattheit* benötigt der Hypothalamus vor allem Informationen über die Höhe des Energiespeichers, also des Körperfettanteils. Dies erfolgt über das Fettgewebshormon Leptin, das hauptsächlich im weißen Fettgewebe gebildet wird und über Hemmung von orexigenen (Nahrungsaufnahme-stimulierenden) bzw. Stimulation vom anorexigenen (Nahrungsaufnahmehemmenden) Neuropeptiden (Tabelle 1) im Hypothalamus wirkt. Neben dem Leptin scheint auch Insulin ein wichtiges Signalmolekül für die langfristige Nahrungsaufnahme zu sein.

Bei der Energiehomöostase sind verschiedene orexigene und anorexigene Neuromodulatoren bzw. Neuropeptide im Hypothalamus aktiv (Tabelle 1). Die Kenntnis der Wirkungsmechanismen bzw. Rezeptoren dieser hypothalamischen Neuropeptide ist interessant bzw. wichtig vor allem für die Entwicklung von Medikamenten zur pharmakologischen Therapie der Adipositas.

Tab. 1: Beispiele für orexigen und anorexigen wirksame Peptide im Hypothalamus

orexigen wirksame Peptide	**anorexigen wirksame Peptide**
Neuropeptid Y	Cocaine -and amphetamine reg. transcript
Agouti-related peptide	α-Melanozyten-stimulierendes Hormon
Melanin-concentrating hormone	Corticotropin-Releasing-Hormon
Orexine A und B	Serotonin
endogene Opioide	Thyrotropin-Releasing-Hormon
endogene Cannabinoide	Neurotensin

Einige wichtige Fakten zu den orexigenen Neuropeptiden

- Neuropeptid Y ist ein potenter Stimulator des Appetits und zentrale Gaben führen bei Versuchstieren zu einer rapiden Zunahme der Nahrungsaufnahme und damit verbunden des Körpergewichts.
- Das Agouti-related peptide ist ein endogener Melanocortin-3,4-Rezeptoragonist und konkurriert mit dem anorexigenen α-Melanozyten-stimulierenden Hormon (α-MSH).
- Orexine A und B, auch bekannt als Hypokretin 1 und 2, sind zwei Peptide, die neben ihrer orexigenen Wirkung auch für den Wachzustand wichtig sind. Gezieltes Ausschalten des Orexigens ruft tierexperimentell Narkolepsie (neurologische Erkrankung mit gesteigertem Schlafdrang) hervor.
- Endogene Cannabinoide wirken über CB_1-Rezeptoren. Ein Antagonist dieses Rezeptors (Rimonabant) supprimiert die Nahrungsaufnahme genetisch und nahrungsbedingt adipöser Mäuse. Multizentrische Untersuchungen bei Menschen (RIO-Studie, rimonabant in obesity) zeigten, dass Rimonabant im Vergleich zu Placebo zu einer signifikanten Gewichtsreduktion sowie Verbesserung des HbA_{1c}-Wertes und des Lipid-Profils führt. Aufgrund von gravierenden Nebenwirkungen wie Suizidgedanken, aber auch neurologischen und psychischen Störungen hat jedoch der Hersteller Rimonabant (Acomplia®) vom Markt genommen.

Einige wichtige Fakten zu den anorexigenen Neuropeptiden

- Das α-Melanozyten-stimulierende Hormon (α-MSH) zählt zu der Familie der Melanokortine, dessen Vorläuferpeptid das Proopiomelanocortin ist. Leptin, aber evtl. auch Insulin, fördert die Aktivität des α-MSH. α-MSH bindet an MC_4- und MC_3-Rezeptoren. Eine Mutation am MC_4-Rezeptor verursacht bei Mäusen Hyperphagie und Adipositas. Auch bei Menschen sind Mutationen des MC_4-Rezeptors bekannt. MC_4-Rezeptoragonisten werden für einen Einsatz in der Adipositastherapie erforscht.

- Die Expression des Cocaine- and Amphetamine regulated transcripts (CART) wird von Leptin im Ncl. arcuatus gesteigert. CART-Peptide können die Dopaminausschüttung aus dopaminergen Neuronen stimulieren.
- Serotonin ist ein weitverbreiteter Neurotransmitter, der an verschiedenen Rezeptoren-Subtypen, die vor allem im limbischen System und im Hypothalamus (aber auch intestinal, s. Kapitel „Physiologie des Magen-Darm-Trakts") liegen, seine Wirkung entfaltet. Die Wiederaufnahme von Serotonin (aber auch Noradrenalin und Dopamin) in die Präsynapse wird durch Sibutramin gehemmt. Dadurch wird die Wirkung des Serotonins erhöht.

Quellen:

Schmidt RF, Thews G, Lang F (Hg.): Physiologie des Menschen, 28. Auflage, Springer, Berlin [u.a.], 2000.

Podingbauer A, Ekmekcioglu C: Regulation der Nahrungsaufnahme: Physiologische Mechanismen und klinische Relevanz, J Ernährungsmed 1, 2005.

Optimale Ernährung für Gesunde – Ernährung zur Prävention von ernährungsabhängigen Erkrankungen

Marika Miklautsch, Kurt Widhalm

Die „GESUND LEBEN"-Pyramide
als Guideline für ein gesundes Ernährungs- und Bewegungsverhalten

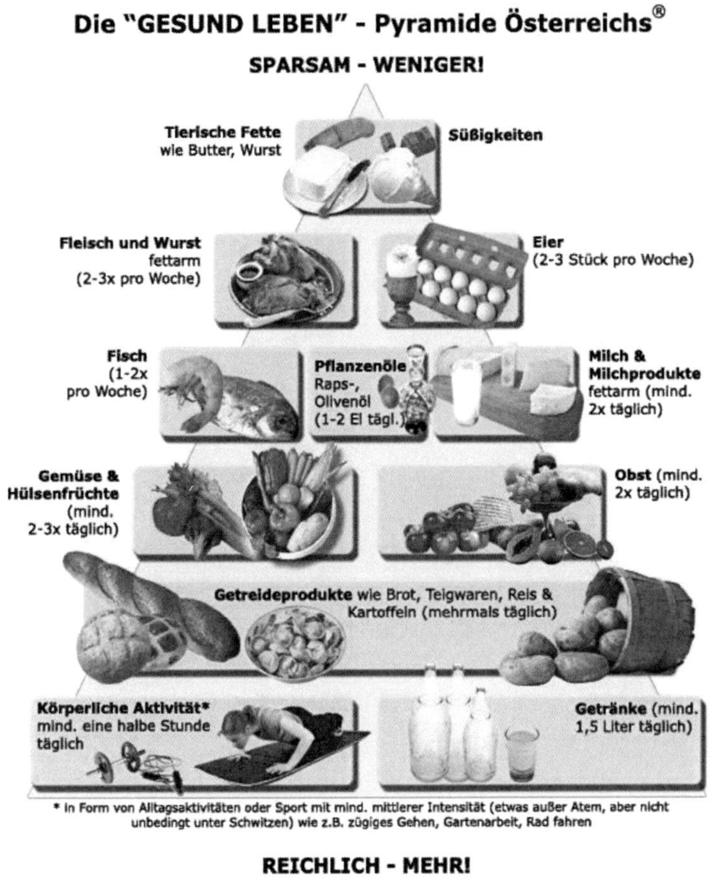

10 Tipps für ein gesundes Leben

1. Täglich Bewegung!
2. Viel Flüssigkeit!
3. Getreideprodukte & Kartoffeln als Basis, am besten Vollkorn!
4. Gemüse & Obst – je öfter und bunter umso besser!
5. Tierische Lebensmittel in Maßen!
6. Pflanzliches vor tierischem Fett!
7. Süßigkeiten sparsam, dafür mit Genuss!
8. Öfters kleinere Mahlzeiten!
9. Bewusstes Essen, ohne Nebenbeschäftigungen!
10. Es gibt keine Verbote!

Abb. 1: © Med. Univ. Wien, Abt. f. Ernährungsmedizin (Widhalm, Dämon)

Ein gesundes Ernährungs- und Bewegungsverhalten ist eine essentielle Voraussetzung für die Prävention von ernährungs- bzw. lebensstilassoziierter Krankheiten wie Diabetes, Herzinfarkt oder Krebs. Bluthochdruck, Übergewicht/Adipositas, körperliche Inaktivität sowie ein gestörter Glukose-Stoffwechsel rangieren mittlerweile gleich hinter dem Tabakkonsum ganz vorne auf der Liste der vermeidbaren Todesursachen. Ursachen, die sich durch präventivmedizinische Maßnahmen – vor allem „gesunde" Ernährung und Bewegung – weitgehend verhindern ließen.

Eine Ernährung zur Prävention dieser ernährungsassoziierten Erkrankungen unterscheidet sich im Wesentlichen nicht von den Empfehlungen für eine optimale Ernährung von Gesunden. Mit einer dem Energieverbrauch angepassten, gesunden und abwechslungsreichen Lebensmittelauswahl („von allem etwas, aber nicht zu viel") ist man mit allen wichtigen Makro- und Mikronährstoffen optimal versorgt.

Die evidenzbasierte „GESUND LEBEN"-Pyramide des Akademischen Instituts für Ernährungsmedizin und der Med. Universität Wien soll hierfür ein simpler und verständlicher Wegweiser durch den komplexen Ernährungsdschungel sein und zu einem gesunden Ernährungs- und Bewegungsverhalten führen. Es werden keine strikten Verbote oder Vorschriften ausgesprochen. Vielmehr richtet die Pyramide (eigentlich ein Dreieck), die für alle Personen ohne besondere Ernährungsbedürfnisse (beispielsweise im Zusammenhang von Krankheiten oder Unverträglichkeiten) vom Kleinkind bis zum alten Menschen als Richtlinie Geltung hat, den Fokus auf die richtige Auswahl und Menge der Lebensmittel. Die wichtigste Botschaft, die sich aus der „GESUND LEBEN"-Pyramide ableiten lässt: **Alle Lebensmittel sind erlaubt, jedoch in unterschiedlicher Menge.** Diese orientiert sich am **Geschlecht, Alter und an der körperlichen Aktivität** des Menschen. Gesunde Ernährung hat somit nichts mit strengem Verzicht auf bestimmte Lebensmittel oder Lebensmittelgruppen zu tun, wie es in zahlreichen Diäten propagiert wird!

Die Lebensmittelgruppen, die sich im unteren Bereich der Pyramide befinden, sollen häufig und reichlich auf dem Speiseplan stehen, jene an der Spitze dagegen nur selten konsumiert werden.

Regelmäßige körperliche Bewegung ist unerlässlich für eine gesunde Lebensweise und bildet daher einen zentralen Baustein der „GESUND LEBEN"-Pyramide. Bei gesundheitswirksamer körperlicher Aktivität handelt es sich um jeweils mindestens 30 Minuten andauernde Bewegung mittlerer Intensität an zumindest fünf Tagen der Woche. Dabei empfiehlt es sich, die Sportarten zu variieren (Radfahren, Laufen, Schwimmen, Rollerskaten usw.). Die Bewegung im Alltag (zu Fuß oder mit dem Rad statt mit dem Auto etc.) zählt auch dazu, sofern sie länger als zehn Minuten durchgehend andauert.

Getränke findet man ebenso auf der untersten Pyramidenstufe. Um den Wasserhaushalt im Körper auszugleichen, werden für einen normalgewichtigen Erwachsenen mit mäßiger körperlicher Aktivität mindestens 1,5 Liter Flüssigkeit empfohlen. Dieser Bedarf erhöht sich bei vermehrtem Flüssigkeitsverlust durch körperliche Aktivität, Fieber, Erbrechen, Durchfall oder bei hohen Außentemperaturen und ist darüber hinaus individuell verschieden. Daher lassen sich evidenzbasierte Empfehlungen für eine adäquate Flüssigkeitszufuhr einzelner Personen oder Personengruppen nur schwer aussprechen. Zu den optimalen Flüssigkeitsspendern zählen Wasser, Mineralwasser, ungezuckerte Früchte- und Kräutertees und verdünnte Säfte.

Zu den idealen fettarmen Sattmachern zählen **Getreideprodukte und Kartoffeln**. Idealerweise stehen Produkte wie Brot oder Gebäck sowie Gerichte aus Teigwaren, Reis und Kartoffeln mehrmals täglich am Speiseplan. Vor allem Vollkornprodukte liefern gleichzeitig viele wichtige Vitamine (Vitamin B_1, B_2, E), Mineralstoffe (Eisen, Kalium, Magnesium, Zink, Mangan, Phosphor) und Ballaststoffe (empfohlene Ballaststoffzufuhr: 30 g/Tag).

Obst und Gemüse sowie Hülsenfrüchte stehen auf der nächsten Pyramidenstufe. Durch ihre zahlreichen Nährstoffe (Vitamine, Mineralstoffe, sekundäre Pflanzeninhaltsstoffe, Ballaststoffe) leisten sie einen großen Beitrag zur Erhaltung unserer Gesundheit. Mit einem regelmäßig hohen Verzehr lässt sich beispielsweise das Risiko für kardiovaskuläre Erkrankungen und wahrscheinlich auch von Krebs (Mund und Rachen, Speiseröhre, Magen-Darm-Trakt) verringern. Da der Nährstoffgehalt zwischen den verschiedenen Obst- und Gemüsesorten variiert, soll der Verzehr von Obst und Gemüse abwechslungsreich gestaltet werden. Je öfter Rohkost, (Obst-)Salate und Gemüsebeilagen am Teller, umso besser, denn damit ist auch eine ausreichende Versorgung mit den Mikronährstoffen (= wasser- und fettlösliche Vitamine, Mineralstoffe, sekundäre Pflanzeninhaltsstoffe) garantiert. Folglich sind bei Gesunden generell keine Nahrungsergänzungsmittel indiziert.

Fettreiche Fischsorten wie Lachs, Makrele, Hering oder Thunfisch sind wichtige Quellen für langkettige mehrfach ungesättigte Fettsäuren (v. a. Omega-3-Fettsäuren), die sich insbesondere senkend auf die erhöhten Triglyceride im Blut auswirken. Daher sind sie in der Pyramide auch vor den Fleisch- und Wurstwaren gereiht, dessen vergleichsweise hoher Anteil an gesättigten Fettsäuren und Cholesterin sich in größeren Mengen ungünstig auf die Herzgesundheit auswirken kann.

Pflanzliche Öle, vor allem Raps- und Olivenöl, stellen in der „GESUND LEBEN"-Pyramide eine eigene Komponente dar. Grund dafür ist, dass sie sich nicht nur durch einen hohen Gehalt an einfach und mehrfach ungesättigten Fettsäuren auszeichnen, sondern auch ein günstiges Verhältnis von ω-3:ω-6 Fettsäuren aufweisen (dies trifft vor allem auf Rapsöl zu). Pflanzliche Öle sollten gegenüber tierischen Fetten bevorzugt werden. Empfohlen werden ca. 2 EL hochwertiges Pflanzenöl pro Tag.

Die entsprechende Fettauswahl ist vor allem in der Prävention von Fettstoffwechselstörungen und/ oder Atherosklerose von entscheidender Bedeutung, da die einzelnen Fettsäuren die Lipoproteinfraktionen unterschiedlich beeinflussen können. Beispielsweise können einfach und mehrfach ungesättigte Fettsäuren das LDL-Cholesterin senken; die Zufuhr von mehrfach ungesättigten Fettsäuren kann jedoch auch nachteilige Wirkungen haben (HDL-Absenkung; Peroxidation).

Milch und Milchprodukte sind gute Kalziumlieferanten und sollen mindestens zwei Mal täglich auf dem Speiseplan stehen. Fettarme Produkte bevorzugen, bedeutet: Bei Käse optimalerweise die Sorten bis 35 % Fett F.i.T., bei Milch oder Joghurt die Varianten mit max. 1,8 % Fett vorziehen.

Fleisch- und Wurstwaren gehören zu den tierischen Lebensmitteln, die wertvolles Eiweiß und Eisen liefern, aber auch ungünstig wirkende gesättigte Fettsäuren und Cholesterin. Gesättigte Fettsäuren erhöhen die Cholesterinkonzentration im Plasma und besonders die Konzentration des gefäßschädigenden LDL-Cholesterins.

Fettarme Fleisch- und Wurstsorten sollen Bestandteile einer gesunden Ernährung sein, jedoch nur zwei- bis dreimal pro Woche gegessen werden.

Eier liefern einen nennenswerten Mix aus wichtigen Nährstoffen wie Eiweiß, essentielle Fettsäuren, Vitamin A, D, K, B_2, B_{12} und Folsäure, aber auch eine relativ große Menge an Cholesterin (ca. 225 mg pro Ei). Die Empfehlung für die Zufuhr von Eiern lautet: Zwei bis drei Eier pro Woche, wobei auch die versteckten Eier in Mehlspeisen oder Teigwaren mit einzuberechnen sind!

An der Spitze der „GESUND LEBEN"-Pyramide stehen **Süßigkeiten und tierische Fette** wie Butter oder Schmalz. Schokolade sowie schokolade- und sahnehaltige Süßigkeiten liefern nicht nur beachtliche Mengen an Zucker, sondern auch an sogenannten versteckten Fetten. Dahinter verbergen sich Fettmengen, die für den Konsumenten meist nicht erkennbar sind, sich aber genauso wie sichtbare Fette (Öl, Butter, Margarine) in der Energiebilanz zu Buche schlagen (beispielsweise in Burgern, Pommes, Gebäck, Kuchen, Soßen, Nüssen, fettreichen Sorten von Wurst und Käse). Sparsamer Genuss solcher Produkte ist daher angesagt.

Werden neben diesen Richtlinien zur Lebensmittelauswahl einfache Grundsätze befolgt wie:

- die Mahlzeiten genießen und bewusst verzehren, ohne sich dabei von anderen Dingen (wie Fernseher oder Computer) ablenken zu lassen
- Speisen im Dampf garen oder in ganz wenig Öl braten anstatt sie zu backen oder frittieren
- bei der Zubereitung der Speisen auf die Hygiene und Sicherheit achten

sollte der Umsetzung eines gesunden Ernährungs- und Bewegungsverhaltens im Alltag nichts mehr im Wege stehen.

Neuerdings hat das BM für Gesundheit eine modifizierte Ernährungspyramide herausgegeben, die in Grundsätzen sehr ähnliche Botschaften vermitteln will. In dieser fehlt allerdings die körperliche Aktivität, weiters sind die einzelnen Lebensmittelgruppen nicht so exakt hinsichtlich ihrer Zusammensetzung charakterisiert.

Auch die **mediterrane Ernährung** wird immer häufiger mit günstigen, protektiven Effekten auf das kardiovaskuläre Risiko in Verbindung gebracht. Studien belegen, dass eine Ernährung nach mediterranem Vorbild, reich an Olivenöl, Nüssen, Fisch, Hülsenfrüchten, Gemüse und Obst durchaus für die Prävention von kardiovaskulären Erkrankungen empfohlen werden kann.

Abzuraten ist in jedem Fall von radikalen Diäten, die meist eine sehr eingeschränkte Lebensmittelauswahl und Nährstoffzusammensetzung haben. Wenn man sich an die „GESUND LEBEN"-Pyramide hält und aus allen Lebensmittelgruppen regelmäßig die Lebensmittel in den entsprechenden Mengen wählt, steht einer optimalen Ernährung und Nährstoffversorgung nichts mehr im Wege.

Verwendete und weiterführende Literatur

Widhalm K., Miklautsch M.: Evidenzbasierte Empfehlungen für ein gesundes Ernährungs- und Bewegungsverhalten – die „Gesund Leben"-Pyramide als Guideline, in: Widhalm K. (Hg.): Ernährungsmedizin, 3. Aufl., Verlagshaus der Ärzte, Wien 2009.

Widhalm K., Dämon S.: Die "Gesund Leben"-Pyramide Österreichs als Guideline für ein gesundes Ernährungs- un Bewegungsverhalten", Speculum 2005; 4: 15-16.

Danaei G., Ding EL., Mozaffarian D., Taylor B., Rehm J., Murray CJL., Ezzati M.: The preventable causes of death in the United States: Comparative risk assessment of dietary, lifestyle and metabolic risk factors, Plos Medicine, 2009: 6(4): 1-23.

AHA Scientific Statement: Summary of the Scientific Conference on dietary fatty acids and cardiovascular health, J. Nutr. 2001: 131: 1322-1326.

Shin JY., Xun P., Nakamura Y., He K.: Egg consumption in relation to risk of cardiovascular disease and diabetes: a systematic review and meta-analysis, American Journal of Clinical Nutrition 2013; 98: 146-159.

Estruch R., Ros E., Salas-Salvadó J., Covas MI., Corella D., Arós F., Gómez-Gracia E., Ruiz-Gutiérrez V., Fiol M., Lapetra J., Lamuela-Raventos RM., Serra-Majem L., Pintó X., Basora J., Muñoz MA., Sorlí JV., Martinez JA., Martinez-González MA.: Primary Prevention of Cardiovascular Disease with a Mediterranean Diet, New England Journal of Medicine, 2013; 368; 14: 1279-1290.

Ernährung im Krankenhaus

Karin Schindler, Walter Plöchl, Michael Hiesmayr

Ziel dieses Kapitels ist die Sensibilisierung für die Ernährung kranker Menschen. Indikatoren für ein Mangelernährungsrisiko, sowie strukturelle Einflussfaktoren und individuelle therapeutische Maßnahmen werden dargestellt.

Die Ziele der Ernährung im Krankenhaus

Im Rahmen des Essens während des stationären Aufenthalts sollten die PatientInnen aus einem vollwertigen, gesundheitsförderndem Verpflegungsangebot wählen können. Ziel der Ernährung und insbesondere der Diätetik ist es den **Heilungsprozess zu unterstützen**, **ernährungsbedingte Schäden vermeiden**. Die im Krankenhaus angebotenen Lebensmittel und Speisen sollte aber auch **beispielgebend für eventuell nötige Veränderungen des Ernährungsverhaltens** zu Hause sein.

Entsprechend hat die Ernährungsversorgung im Krankenhaus verschiedene Aspekte. Sie muss den Nährstoffbedarf der aller PatientInnen decken (**bedarfsgerecht**), auch derer die besondere Anforderungen haben (kulturell, religiös aber auch krankheitsbedingt) (**bedürfnisgerecht**).

Von Diätetik spricht man, wenn die Kost **qualitativ und/oder quantitativ** von der Norm abweicht und bei spezifischen Erkrankungen eingesetzt wird z.B Diabetes, Dyslipdidämie, Hyperurikämie, Hypertonie und Ödeme, angeborene Stoffwechselerkrankungen, Nieren-, Leberinsuffizienz, gastrointestinale Erkrankungen und auch krankheitsassoiziierter Mangelernährung. Bedarf und Bedürfnisse werden idealerweise im Rahmen der medizinischen und der pflegerischen Anamnese erhoben.

Krankheits- und/oder altersassoziierte Mangelernährung bei hospitalisierten PatientInnen

Dem Bereich der Malnutrition im Krankenhaus hat sich eine Resolution des Europarates Ende 2003 gewidmet. Sie wurde von 18 Ländern, darunter auch Österreich unterzeichnet, welche sich verpflichtet haben, dem Problem der Malnutrition (Definition s.u.) im Krankenhaus die Aufmerksamkeit der Gesundheitspolitik zu widmen. Eine Umsetzung ist bisher nur in wenigen Ländern (z.B. die Niederlande) klar erkennbar, obwohl die Prävalenz der Mangelernährung seit den 70-igern unverändert hoch (20–40 % der hospitalisierten Patienten sind betroffen) ist. Je länger PatientInnen im Krankenhaus sind, umso größer ist der Anteil derer, die ein Ernährungsrisiko haben. Problematisch ist sowohl die frühzeitige Erkennung als auch die frühzeitige Einleitung einer Ernährungstherapie. Der Effekt der Therapie ist, im Gegensatz zur z.B. Insulinbehandlung einer Hypoglykämie nicht unmittelbar erkennbar).

Definition der Mangelernährung:

Unterernährung ist durch eine länger dauernde nicht bedarfsdeckende Energie- und Nährstoffversorgung gekennzeichnet. Währenddessen greift der Stoffwechsel auf die eigenen Körperreserven (Fettmasse und Muskelmasse) zur Energiebereitstellung zurück. Verringerte Energiespeicher und Untergewicht (Body Mass Index unter 18,5kg/m², bei alten PatientInnen BMI unter 20kg/m²)) sind die Folge.

Mangelernährung ist definitionsgemäß durch einen krankheitsassoziierten ungewollten Gewichtsverlust (mehr als 10% des Körpergewichts in 6 Monaten, oder weniger als 90% des üblichen Körpergewichts) und/oder Eiweißmangel mit verringertem Eiweißbestand (v.a. Muskelmasse) gekennzeichnet.

Spezifischer Nährstoffmangel ist vor allem die Folge einer einseitigen Ernährung (wenig Obst und Gemüse, Verzicht auf Vollkornprodukte). Auslöser können aber auch medizinische Interventionen wie die bariatrische Chirurgie, Kau-und Schluckbeschwerden (v.a. bei alten PatientInnen) sein.

In vielen Fällen wird eine Überschneidung zwischen den verschiedenen Formen der Mangelernährung vor.

Pathophysiologische Effekte der Verschlechterung des Ernährungszustandes

Alle Organsysteme sind von ungenügender oder sehr einseitiger Nährstoffzufuhr betroffen.

Das Gehirn und die Psyche reagieren mit Müdigkeit, Apathie und Reizbarkeit. Die Muskulatur nimmt an Masse ab, wobei entgegen einem weit verbreiteten Irrglauben weder Herz noch Atemmuskulatur ausgespart sind. So kann es zum Beispiel bei jungen Frauen mit Anorexie bei Wiederernährung zu Zeichen der Herzinsuffizienz mit Lungenödem kommen. Die Lunge kann vermindert IgA bilden, sodass die erste Barriere gegen Infektionen geschwächt ist. Der Darm atrophiert und die Permeabilität steigt. Die Haut wird empfindlicher, es kommt häufiger zu Dekubitus. In Fällen, wo die Haut bereits verletzt ist, zum Beispiel bei Operationen und Trauma, ist die Wundheilung verzögert. Die Blutzellen sind weniger reaktiv, sodass die Infektabwehr generell verschlechtert ist. Es ist bemerkenswert, dass es schon nach kurzer Zeit zu einer verminderten Glukosetoleranz kommt. Damit kommt es bei zusätzlichem Stress vermehrt zu Stress-assoziierter Hyperglykämie, die für sich alleine stehend schon die Prognose verschlechtert. Komplikationen von Seiten des kardio-respiratorischen Systems sind um ein Vielfaches erhöht und stellen neben der erhöhten Infektionsanfälligkeit die häufigste Ursache für eine schlechte Prognose.

Bei Gesunden können ungünstige Effekte auf die Atemfunktion schon nach wenigen (2–3) Tagen einer ungenügenden Energiezufuhr festgestellt werden. PatientInnen, die schon bei Aufnahme Zeichen der Mangelernährung aufweisen, sind stärker betroffen von mangelhafter Nährstoffzufuhr.

Maßnahmen zur Diagnostik und Therapie der Mangelernährung

Die Vorgangsweise zur Bewältigung dieses Problems ist einfach, wenn einige einfache Maßnahmen gesetzt werden. Zuerst soll der Ernährungszustand bei Aufnahme erhoben und/oder ein einfaches Screening durchgeführt werden. Danach sollte zumindest wöchentlich die Änderung des Ernährungszustandes erfasst werden. Für PatientInnen mit ungenügender Nährstoffzufuhr sollte ein Ernährungsplan festgelegt werden. Dieser Ernährungsplan kann spezielle Diäten, Unterstützung beim Essen, Nahrungssupplemente oder „künstliche“ enterale und parenterale Ernährung beinhalten. Die Erreichung des gewünschten Ziels sollte laufend überprüft werden.

Mangelernährung erkennen

Die PatientInnen sollten bei stationärer Aufnahme gewogen werden. Idealerweise wird auch die Körpergröße gemessen. Der Body Mass Index (kg/m²) wird häufig bestimmt. Entsprechend der WHO Definition besteht eine Mangelernährung bei einem BMI unter 18,5kg/m².

Allerdings erkennt man eine Mangelernährung nicht immer an einem niedrigen Body Mass Index (BMI). Da viele PatientInnen, auch onkologische PatientInnen normal- bzw. übergewichtig und adipös sind, ist es nicht ausreichend lediglich den BMI zu bestimmen. Mittels BMI kann eine Mangelernährung nur mit unzureichender Sensitivität 0.43 (0.33-0.47) und Spezifität 0,39 (0.35-

0.42) ermittelt werden (Almeida, Correia et al. 2012). Akute und chronische Erkrankung häufiger mit relativer oder absoluter Abnahme des BMI vergesellschaftet

Indikatoren für eine krankheits- und oder altersassoziierte Mangelernährung sind ein **ungewollter Gewichtsverlust, eine verringerte Nahrungsaufnahme, eine Abnahme des Appetits und eine eingeschränkte Mobilität.**

Etwa 20–40 % der Patienten weisen eine Gewichtsabnahme vor Aufnahme auf und etwa gleich viele haben in der letzten Woche vor Aufnahme weniger als normal gegessen. Die beiden Faktoren sind nicht deckungsgleich, entsprechend führt eine Kombination beider Faktoren zu einem überproportionalen Anstieg des Risikos.

Die Durchführung eines Ernährungs-Screenings dient der systematischen Erkennung eines Ernährungsrisikos. Das Screening sollte **beim ersten Kontakt** auf der Station durchgeführt werden. Um die Erkennung einer Mangelernährung in der klinischen Routine zu erleichtern wurden von verschiedenen Gruppen **Screening Instrumente** (schnell, einfach, auch von nicht speziell ausgebildetem Personal anzuwenden) entwickelt. Die Screening Instrumente unterscheiden sich in verschiedenen Elementen: Notwendigkeit den BMI zu errechnen, die Abschätzung einer reduzierten Nahrungsaufnahme und des Appetits, Einteilung des ungewollten Gewichtsverlusts, Abschätzung der Schwere der Erkrankung. Im nutritionDay Projekt wird darüber hinaus u.a. noch Mobilität und subjektiv eingeschätzter Gesundheitszustand erfragt.

Die Instrumente haben, mit Ausnahme des Nutrition Risk Index, ähnliche Spezifität und Sensitivität (Almeida, Correia et al. 2012). Von der europäischen Dachorganisation der Gesellschaften für klinische Ernährung (European Society for Clinical Nutrition and Metabolism, ESPEN) wird die Verwendung des NRS-2002 empfohlen. Allerdings sind sich die Experten einig, dass es vor allem darum geht PatientInnen mit einem Mangelernährungsrisiko, bzw. Mangelernährte zu erkennen. Dafür können auch die Instrumente wie der SNAQ, der MUST oder der AKE-Bogen verwendet werden.

Monitoring der Nahrungsaufnahme bei RisikopatientInnen

Die Nahrungsaufnahme vieler PatientInnen ist vor, aber auch während des stationären Aufenthalt unzureichend. Am nutritionDay haben weniger als 50% der PatientInnen die angebotenen Speisen vollständig aufgegessen. Die Gründe dafür sind vielfältig – am häufigsten wurde „**Appetitlosigkeit**“, genannt. Andere Gründe sind Übelkeit und Erbrechen, Untersuchungen während der MahlZEIT, zu große Portionen und nichtansprechendem Geschmack. Vor allem für die PatientInnen, die an Appetitlosigkeit leiden, hat Essen eine geringe Bedeutung. Was wiederum dazu führen kann, dass eine unzureichende Nahrungsaufnahme von den BehandlerInnen eher übersehen werden kann.

Die Nahrungsaufnahme während des stationären Aufenthalts kann einfach mittels **Tellerprotokoll** monitiert werden. Fort dauerndes unzureichendes Essen muss von einer Planung ernährungstherapeutischer Maßnahmen gefolgt werden.

Strukturelle Maßnahmen

Die Strukturen auf einer Station bzw. im Krankenhaus haben häufig ebenfalls Einfluss auf die Ernährungsversorgung der PatientInnen und sind oft einfacher zu beeinflussen als die Grunderkrankung. Dazu gehören die Bereitstellung zusätzlicher Hilfe beim Essen, Minimierung untersuchungsbedingter Nüchternzeiten, bis zu einer sorgfältigen Auswahl aus der breiten Palette der Zusatzernährungen oder einer künstlichen Ernährung auf enteralem oder parenteralem Weg alles zu berücksichtigen.

Ernährungstherapie

Der **individuelle Ernährungsplan** sollte das Ergebnis des initialen Screenings, die getroffenen Maßnahmen und die **Messung des Erfolgs** durch neue Beurteilung beinhalten. Als Basis kann ein standardisiertes Protokoll oder die Fachkenntnis von Ärzten, DiätassistentInnen und ApothekerInnen herangezogen werden. Der Aufbau der Ernährungstherapie folgt dem **Stufenplan**.

STUFENPLAN DER ERNÄHRUNGSTHERAPIE

- **aktuelle Nahrungsaufnahme erfassen**
- **aktuellen Nahrungsbedarf schätzen**
- **partielle Ernährungstherapie**
  - Essen an die Bedürfnisse und den Bedarf anpassen

  Hilfe beim Essen
  - Anreichern von Speisen mit Nährstoffen (i.R. Kohlenhydrate und/oder Protein und/oder Fett), Ernährungssupplemente
  - Trinknahrung
- **vollständige Ernährungstherapie**
  - enterale Ernährung
  - parenterale Ernährungstherapie

Der zweite Teil widmet sich systematisch der künstlichen Ernährungstherapie im engeren Sinn. Es soll der quantitative und qualitative Nährstoffbedarf erlernt werden. Natürlich müssen auch essentielle Zusatzstoffe, wie Elektrolyte, Spurenelemente und Vitamine, Beachtung finden, die normalerweise mit der Nahrung aufgenommen werden. Zuletzt werden die verschiedenen Methoden der Verabreichung der künstlichen Ernährung beschrieben. Jede Methode hat Vor- und Nachteile sowie zum Teil gravierende Risiken, denen leicht vorgebeugt werden kann.

Almeida, A. I., et al. (2012). "Nutritional risk screening in surgery: valid, feasible, easy!" Clin Nutr **31**(2): 206-211.

Weiterführende Literatur:

Ernährungs- und Infusionstherapie Hsg. Hartig W, Biesalski HK, Druml W, Fürst P, Weimann A, Thieme Verlag.
Ernährungsmedizin. Hsg. Schauder, Ollenschläger, Urban&Fischer Verlag
Eine Zusammenstellung verschiedene Screeninginstrumente (für stationäre und ambulante PatientInnen) findet sich in der Broschüre des Gesundheitsministeriums „Ernährung im Alter in verschiedenen Lebenssituationen" http://bmg.gv.at/cms/home/attachments/4/2/3/CH1048/CMS1382972406587/ernaehrungimalter_20131031.pdf

Künstliche und perioperative Ernährung

Walter Plöchl, Michael Hiesmayr

Einleitung

Eine unzureichende oder unterbrochene Nährstoffzufuhr führt zwangsweise zu Gewichts- und Funktionsverlust des Organismus, der umso rascher stattfindet, je schwerer die Erkrankung, das Trauma oder der operative Eingriff ist. Deshalb müssen Wege gefunden werden eine unzureichende oder fehlende Flüssigkeits- und Nährstoffaufnahme durch den Patienten zu kompensieren (künstliche Ernährung). Mit der künstlichen Ernährung werden denjenigen Patienten enteral oder parenteral die notwendigen Substrate zugeführt, die selbst nicht mehr zu einer entsprechenden Nahrungsaufnahme in der Lage sind.

Die hier angeführten Richtlinien folgen den Empfehlungen der Österreichischen Arbeitsgemeinschaft für klinische Ernährung (Version 2004).

Indikationen

Die Entscheidung eine künstliche Ernährung zu beginnen ist abhängig

a) von der voraussichtlichen Dauer, für die ein Patient nicht oder nicht ausreichend eine orale Nahrung aufnehmen kann. Prinzipiell sollte ab 3 Tagen Nahrungskarenz (= Energieaufnahme < 500 kcal/Tag) eine künstliche Ernährung begonnen werden, wenn nicht andere Faktoren die Ernährung früher notwendig werden lassen.
b) vom Ernährungszustand des Patienten (je schlechter der Ernährungszustand, desto früher sollte begonnen werden).
c) vom Ausmaß des Hyperkatabolismus (je ausgeprägter dieser ist, desto eher muss mit einer künstlichen Ernährung begonnen werden).
d) von speziellen Situationen und Stressfaktoren (z. B. Immunsuppression, entzündliche Darmerkrankungen, Verbrennungen, Sepsis, maligne Erkrankungen etc.)

Ernährungsbeginn bei Akuterkrankungen: üblicherweise 12–24 h nach Akutereignis (z. B. Operation, Trauma) bzw. nach Stabilisierung der Vitalfunktionen

Kontraindikationen

- Akutphase einer Erkrankung, die ersten 12–24 h nach Operation, Trauma („ebb phase“)
- Schockgeschehen jeglicher Genese
- Serum-Laktat > 3 mmol/l
- Hypoxie – $pO_2 < 50$ mmHg
- schwere Azidose – pH < 7,2
- Hyperkapnie $pCO_2 > 75$ mmHg

In diesen Situationen können die angebotenen Nährstoffe nicht entsprechend verwertet werden. Im Vordergrund steht die Erhaltung der Vitalfunktionen.

Nährsubstrate

Grundsätzlich sollen mit der künstlichen Ernährung alle Nährstoffe (Makro-/Mikronährstoffe) und Elektrolyte und Flüssigkeiten, die für die Erhaltung und Wiederherstellung der Integrität des Organismus und der Körperfunktionen notwendig sind, zugeführt werden.

a) Makronährstoffe (Aminosäuren/Proteine, Kohlenhydrate, Fette)
b) Elektrolyte, Flüssigkeit
c) Mikronährstoffe (wasser- und fettlösliche Vitamine, Spurenelemente)

Stoffwechselsituation

Grundsätzlich können zwei Patientengruppen im Rahmen einer künstlichen Ernährung unterschieden werden:

a) der nicht akutkranke (stoffwechselstabile) Patient; der Stoffwechsel ist im Wesentlichen nicht gestört, die Verwertung der Nährstoffe ist nicht beeinträchtigt. Ein Postaggressionssyndrom/SIRS liegt nicht vor.
b) der akutkranke Intensivpatient: der Stoffwechsel ist im Sinne eines Postaggressionsstoffwechsels bzw. SIRS verändert.

Intensivpatienten befinden sich typischerweise am Anfang ihrer Behandlung in einer Stoffwechselsituation, die in der Literatur als Stress- oder Postaggressionsstoffwechsel bezeichnet und in 3 Phasen eingeteilt wird. Auslöser dieser Stoffwechselsituation sind schwere Stresseinflüsse wie Trauma, Operationen und Sepsis. Dies führt zu einer sympathikoadrenergen Stimulation mit verstärkter Freisetzung von Katecholaminen, Glukagon und Glukokortikoiden, die allesamt katabol wirken. Die Insulinsekretion wird unterdrückt und die Insulinwirkung wird vermindert. Diese Akutphase (Aggressionsphase) wird auch „ebb phase" genannt. Kennzeichnend ist die ausgeprägte Hyperglykämie. In dieser Zeit benötigen Intensivpatienten oft exzessive Insulingaben, um den Blutzucker unter Kontrolle zu halten. Aufgrund der anhaltenden Stimulierung antiinsulinärer Faktoren wird in der Übergangsphase (Postaggressionsphase, „flow phase") mehr Insulin benötigt, um eine gleiche Glukoseaufnahme wie unter physiologischen Bedingungen zu erreichen. Wenn keine Komplikationen wie Infektion, Blutung etc. eintreten, beginnt nach dem 4. bis 7. Tag die Reparationsphase. Die Stickstoffausscheidung als Zeichen des Katabolismus sinkt wieder und die Blutglukosewerte normalisieren sich langsam. In Abhängigkeit von den auslösenden Faktoren kann diese Phase Wochen bis Monate dauern.

Energiebedarf

Am Beginn der Ernährungstherapie wird der Energiebedarf berechnet bzw. abgeschätzt. Folgende Faustregeln haben sich in der Praxis bewährt (Bezugsgröße ist das Ist-Gewicht):

- immobiler Patient: 20–25 kcal/kg KG/Tag
- mobiler Patient: 30–35 kcal/kg KG/Tag
- bei adipösen Patienten (BMI > 30) sollte nach dem Sollgewicht ernährt werden

Nährstoffbedarf (Makronährstoffe)

Nachdem der Energiebedarf ermittelt wurde, werden die Anteile der 3 Makronährstoffe (Kohlenhydrate, Fett, Aminosäuren) an der Nährlösung festgesetzt. Die hier angeführten Mengen sind Richtwerte und müssen in Abhängigkeit von Stoffwechselsituation (akutkranker oder stoffwechselstabiler Patient) und Begleiterkrankungen (Niereninsuffizienz, Verbrennung, Lebererkrankungen etc.) modifiziert werden.

Kohlenhydrate: 3–5 g/kg KG/Tag (45–**50**–60 % der Gesamtkalorien)
Fett: 1,0–1,5 g/kg KG/Tag (**30**–50 % der Gesamtkalorien)
Aminosäuren: 1,0–1,5 g/kg KG/Tag (max. 2 g/kg KG/Tag) (15–**20** % der Gesamtkalorien)

Flüssigkeits-/Elektrolytbedarf

Der Flüssigkeitsbedarf liegt bei ca. 20–40 ml Wasser/kg KG/Tag. Er ist bei akutkranken Intensivpatienten jedoch nicht standardisierbar und richtet sich bei diesen Patienten nach Harnausscheidung (Ziel > 1ml/kg KG/Tag), Hämodynamik (arterieller Blutdruck, Herzminutenvolumen) und anderen Faktoren.

Für die Elektrolytzufuhr (Natrium, Kalium, Phosphat, Magnesium, Calcium) gibt es empfohlene Tagesdosen. Für akutkranke Patienten ist eine tägliche Laborkontrolle der Serum-Elektrolyte unerlässlich. Die Zufuhr wird ausgehend von der Grunderkrankung anhand der Laborwerte gestaltet.

Mikronährstoffe (Vitamine, Spurenelemente)

Zusatz von Präparaten, die den empfohlenen täglichen Standardbedarf enthalten.

Enterale Ernährung

Patienten, die ihren Nährstoffbedarf durch orale Aufnahme von Nahrung nicht decken können (z. B. alle maschinell beatmeten Patienten, nach großen HNO-/kieferchirurgischen Operationen, Patienten mit Schluckstörungen etc.) und bei denen keine Kontraindikationen vorliegen, sollen eine enterale Ernährungstherapie erhalten. Prinzipiell ist die enterale Zufuhr der parenteralen vorzuziehen. Folgende Vorteile der enteralen Ernährung werden angeführt:

- Prävention der Zottenatrophie
- Aufrechterhaltung der Mucosa-Barriere gegen bakterielle Translokation
- Verbesserung der Immunkompetenz
- Stimulation der Darmtätigkeit
- Stressulkus-Prophylaxe
- bessere Auswirkungen auf die Darmflora

Die Präparate zur enteralen Ernährung sind industriell gefertigte, sogenannte „nährstoffdefinierte Diäten" (NDD) und enthalten hochmolekulare Nährstoffe (intakte Proteine, Polysaccharide, Triglyceride), die den ernährungsphysiologischen Kriterien entsprechen. Sie sind standardisiert, vollständig und bei alleiniger Gabe bedarfsdeckend. Ca. 1500 ml NDD enthält auch den Tagesbedarf an Elektrolyten, Vitaminen und Spurenelementen. (Faustregel 1 ml NDD = 1 kcal). Zugangswege: nasogastrale Sonde, Duodenalsonde, perkutane endoskopische Gastrostomie (PEG).

Parenterale Ernährung

Eine parenterale Ernährung sollte nur vorgenommen werden, wenn eine enterale Ernährung nicht möglich oder nicht ausreichend ist. Zugangswege:

- periphervenös: nur kurzfristig und bis zu einer Osmolarität von 800–900 mosmol/l der Infusionslösung möglich
- zentralvenös

Als Infusionslösungen stehen solche mit einzelnen Substraten (Glukose-, Aminosäuren-, Fettlösungen), fettfreie Nährlösungen (Aminosäuren mit Glukose) oder komplette Nährlösungen (All-in-One bzw. 3-Kammer-Beutel), die alle 3 Nährsubstrate enthalten, zur Verfügung. Die Nährlösungen für die parenterale Gabe enthalten meist nur die Hauptnährstoffe. Elektrolyte, Vitamine und Spurenelemente müssen meist zugesetzt werden.

Ernährungsbeginn und -aufbau

Üblicherweise wird 12–24 h nach dem Akutereignis, nach der „ebb phase" (Operation, Trauma) bzw. nach Stabilisierung der Vitalfunktionen mit der Ernährung begonnen. Es wird mit einer niedrigen Zufuhrrate begonnen, die dann schrittweise bis zur geplanten Rate gesteigert wird. Dies vermindert das Risiko einer metabolischen Entgleisung, insbesondere einer Hyperglykämie.

Zufuhr bei unkompliziertem Ernährungsaufbau:

1. Tag: 50 % der Soll-Zufuhr
2. Tag: 75 % der Soll-Zufuhr
3. Tag: 100 % der Soll-Zufuhr

Gewichtsreduktion bei Adipositas im Kindes- und Jugendalter

Oliver Helk, Kurt Widhalm

1 Indikationsstellung – Wer gehört in Patientenschulungsprogramme?

Das Konsensuspapier *Patientenschulungsprogramme für Kinder und Jugendliche mit Adipositas*, vorgelegt von der AGA-Arbeitsgruppe „Präventive und therapeutische Maßnahmen für übergewichtige Kinder und Jugendliche – eine Konsensfindung“, umschreibt klar die Therapie der Adipositas bei Kindern und Jugendlichen [1]:

Bei Mangel- und Fehlernährung sowie bei Übergewicht und Adipositas im Kindes- und Jugendalter sind präventive oder medizinische, einschließlich rehabilitative, Interventionen in jedem Fall in Betracht zu ziehen.

Strukturierte Patientenschulungsmaßnahmen können

- bei extrem adipösen Kindern (BMI über der 99,5. Perzentile),
- bei adipösen Kindern mit BMI zwischen der 97. und der 99,5. Perzentile, wenn zusätzlich Risikofaktoren und Krankheiten vorhanden sind, sowie
- bei übergewichtigen Kindern mit einem BMI zwischen der 90. und 97. Perzentile mit behandlungsbedürftiger Krankheit bzw. Krankheiten indiziert sein.

Besteht eine andere schwerwiegende Erkrankung (z. B. im Rahmen einer Erbkrankheit), ist in der Regel eine andere Therapie erforderlich [2].

Tab. 1: Flussdiagramm für die Therapie nach den AGA-Leitlinien

Alter	2–6a	2–6a	2–6a	> 6a	> 6a	> 6a
BMI	90.–97. perc	> 97. perc	> 97. perc	90.–97. perc	90.–97. perc	> 97. perc
Begleit-erkrankung		nein	ja	nein	ja	
	↓	↓	↓	↓	↓	↓
Therapie	BMI-SDS halten	BMI-SDS reduzieren	Gewicht abnehmen	BMI-SDS halten	Gewicht abnehmen	Gewicht abnehmen

Ziele – Was soll erreicht werden?

Ziel von Patientenschulungsprogrammen ist die langfristige Gewichtsreduktion (Reduktion der Fettmasse) und deren Stabilisierung sowie die Verbesserung Adipositas-assoziierter Risikofaktoren und Krankheiten bei den Betroffenen durch eine Veränderung des Ess- und Bewegungsverhaltens sowie durch die Förderung einer normalen Entwicklung und Leistungsfähigkeit.

Da die Fettmasse des Körpers und der BMI ab dem 6. Lj. eine deutliche physiologische Zunahme erfahren, ist der Erfolg einer Teilnahme nur anhand der erzielten Änderung des BMI_{AGA}-SDS_{LMS} zu beurteilen. Vereinfacht gesprochen bedeutet dies:

- Eine *erfolgreiche Gewichtsreduktion* liegt vor, wenn eine Gewichtsreduktion (Reduktion der Fettmasse) stattfindet bzw. wenn das Körpergewicht *ein Jahr* nach Therapiebeginn um mindestens 5 % vermindert wurde (Reduktion des BMI-SDS um ≥ 0,2).

- Ein *sehr guter Erfolg* besteht bei einer Gewichtsabnahme um ca. 10 % (Reduktion des BMI-SDS um ≥ 0,5).
- Als ergänzende Erfolgskriterien zählen die Verbesserung der mit dem erhöhten Körpergewicht assoziierten Risikofaktoren und die Linderung von Adipositas-assoziierten Krankheiten.

2 Diagnostik – Begleiterkrankungen der Adipositas

Der zentrale Stoffwechseldefekt besteht in einer bei manchen (jedoch nicht bei allen!) Patienten vorhandenen gestörten Glukosetoleranz auf Basis einer Insulinresistenz. Daher ist bei höhergradiger Adipositas (ab 97. perc.) und bei familiärer Belastung (z. B. Großmutter mit Altersdiabetes) immer ein oraler Glukosetoleranztest indiziert. Des Weiteren sind im Rahmen einer Blutabnahme Lipidstatus (Triglyceride ↑, HDL ↓), Blutbild und CRP zu bestimmen. Weitere sinnvolle Untersuchungen umfassen eine Messung des Blutdrucks und eine Sonographie der Leber (Non-Alcoholic Fatty Liver Disease/NAFLD).

3 Therapieansätze

Primäres Ziel ist es, die PatientInnen bei einer langfristigen Umstellung ihrer Ernährungs- und Lebensgewohnheiten zu unterstützen. Die PatientInnen sollen einen veränderten Umgang mit Essen und Lebensmitteln mit dem Ziel einer abwechslungsreichen Ernährungsweise, arm an gesättigtem Fett und einfachen Kohlenhydraten (Zucker) und reich an komplexen Kohlenhydraten (z. B. Vollkornprodukte), und einer aktiven Lebensweise (Bewegung) erlernen. Es wird eine Kombination aus verhaltenstherapeutischen, diätetischen und bewegungsorientierten Maßnahmen empfohlen.

AGA-Leitlinien [2]

Die Leitlinien der deutschen Arbeitsgemeinschaft enthalten Richtlinien für die Durchführung der Behandlung. „Eine erfolgreiche Behandlung ist nur in interdisziplinärer und intensiver Zusammenarbeit zwischen Arzt, Psychologen, Ernährungsfachkraft, Sporttherapeuten etc. möglich." Unter Berücksichtigung der familiären und schulischen/beruflichen Situation können derzeit langzeit-ambulante, langzeit-stationäre und langzeit-stationäre/ambulant vernetzte Vorgehensweisen empfohlen werden.

IASO (International Obesity Task Force) [3]

Der Band „obesity in children and young people: A crisis in public health" der IASO wurde als Report der WHO vorgelegt. In den Guidelines für die derzeit wissenschaftlich fundierte Vorgehensweise wird Folgendes herausgestrichen:

- Vermittlung einer gesunden Ernährungsweise
- aktiver Lebensstil
- aktive Prävention: Verhinderung von Erkrankungen (wie Diabetes II, Herzerkrankungen)

Ausführliches Erstgespräch

Wichtige Inhalte: Familienanamnese (Gewicht und Größe von Eltern, Geschwistern, Verwandten), Ernährungsgewohnheiten (z. B. einwöchiges Ernährungsprotokoll), bisherige Diätversuche, Gewichtsentwicklung, Schmerzen des Bewegungsapparates (v.a. Knie!), angestrebtes Gewicht, Nahrungspräferenzen, Vermeidung, Störung des Körperschemas, ritualisierte und zwanghafte Verhaltensweisen, Essanfälle, Gebrauchvon Laxantien/ Diuretika, selbstinduziertes Erbrechen, Einstellungen und kognitive Verzerrungen zum Essen.

Wichtige Parameter: Freiwilligkeit, Leidensdruck, Krankheitseinsicht/Problembewusstsein, Zufriedenheit mit dem Körper, Motivation, Compliance, Einstellung zu Sport/Bewegung, Offenheit, Behandlungsängste, Erwartungen und dynamischer Verlauf.

4 Säulen der Behandlung

Medizinische Untersuchungen

Ziel der medizinischen Untersuchungen ist es, die Adipositas-assoziierten Erkrankungen zu verhindern oder bestehende rechtzeitig zu therapieren. Wesentliche Bestandteile sind die Messung von Körperlänge und -gewicht, BMI, Blutdruck, erhöhter/erniedrigter Stoffwechselparameter, Bestimmung der Körperzusammensetzung mittels BIA (Bioimpedanz-Analyse), eine Erhebung der klinischen Verdachtskriterien eines PCO-Syndroms bei Mädchen (wie Acanthosis nigricans, Hirsutismus, LH/FSH-Ratio über 2, Testosteron- und DHEAS-Erhöhung im Blut und pathologische Glukosetoleranz). Eine ausführliche Familienanamnese (Gewicht, Länge, Cholesterin, RR, DM, MCI, Hyperurikämie, Insult, pAVK etc.) runden das Bild ab.

Zentral ist die laufende Bestimmung der Laborparameter, wie Glukose, Insulin (CAVE: alleine nicht aussagekräftig, QUICK-Index berechnen!), Gesamtcholesterin, Triglyceride, HDL, LDL, VLDL, Elektrolyte, Harnsäure, Protein, GOT, GPT, Ferritin, Transferrin, Harnsäure, Hämatologie und Differentialblutbild, und Parameter der Inflammation (hs-CRP). Sollte im Rahmen dieser Untersuchungen ein pathologischer Insulinresistenz-Index (QUICK) gefunden werden, so ist zur Sicherung der Diagnose bzw. Abgrenzung vom manifesten Typ II Diabetes ein oraler Glukose-Toleranz Test (oGTT) zu veranlassen.

Ernährungsmedizinische Schulungen

Die Grundlagen der Ernährungslehre, ein **bewusster Umgang mit Lebensmitteln** und eine adäquate Mahlzeitenaufteilung bilden die Eckpunkte der Einheiten (evtl. Kochkurse); außerdem: **Erklärung der Nährstoffarten** (Makro- und Mikronährstoffe), Energiezufuhr und -verbrauch, Flüssigkeitsbedarf und Ansprechen praktischer Themen, z. B. Essen im Restaurant, Einkaufen im Supermarkt. Zentrales Element ist das Führen eines Ernährungsprotokolls, mithilfe dessen ein Ist-Zustand der Ernährungsgewohnheiten erhoben wird und eine individuelle Betreuung resultieren kann. Die ernährungsmedizinische Beratung sollte als Informationsweitergabe, Unterstützung und Hilfestellung in der Umstellung der Ernährungsgewohnheiten im Sinne eines Übergangs eine Ernährungsweise, arm an gesättigtem Fett und einfachen Kohlenhydraten und reich an komplexen Kohlenhydraten, dienen.

Sporttherapie

Die Sporttherapie dient dazu, adipösen Kindern und Jugendlichen ein verbessertes Körpergefühl und Körperverständnis näherzubringen. Übergewichtige sollen wieder Spaß am Sport finden. Dabei muss unbedingt auf die individuellen Möglichkeiten der Kinder eingegangen werden, um diese nicht zu überfordern.

In diesem Zusammenhang ist es wichtig darauf hinzuweisen, dass bei hochgradig übergewichtigen PatientInnen bereits im Kindesalter Knorpelschäden radiologisch nachweisbar sein können. Aus diesem Grund ist es wichtig, bereits im Rahmen des Erstgespräches auf Probleme des Bewegungsapparates zu achten (und ggf. eine orthopädische Abklärung zu veranlassen), da diese in der Sporttherapie einen limitierenden Faktor darstellen können [4].

Psychologische Behandlung

Bei einigen PatientInnen ist zusätzlich eine psychotherapeutische Behandlung indiziert. Inhalte einer adäquaten psychologischen Betreuung sind die Schulung von Wahrnehmungsfähigkeiten, Aufbau neuer und alternativer Verhaltensfertigkeiten, Einübung von sozialer Kompetenz, „Nein-Sagen“ lernen, eine Rückfallprophylaxe zu erarbeiten und Erwartungen zu assimilieren. Die einzelnen Einheiten, beginnend bei allgemeinen Grundlagen bis zur Einübung spezieller Fertigkeiten, sollten aufeinander aufbauen und durch Übungen konditioniert werden. Es bieten sich verschiedene verhaltenstherapeutische Techniken an (Verhaltensverträge, Selbstbeobachtung, kognitive Umstrukturierung, Problemlösetraining, Token-Programme, Stimuluskontrolltechniken, Genusstraining, Techniken im Umgang mit störenden Gedanken und Gefühlen, Training sozialer Kompetenzen oder Rollenspiel).

Mit jedem Kind und Jugendlichen wird ein angestrebtes Ziel vereinbart, das in einem bestimmten Zeitraum erfüllt werden soll. Unrealistische Ziele werden bald durch Erfahrungen und bessere Einschätzungen der eigenen Fortschritte korrigiert. Aus lerntheoretischen Konzepten weiß man, dass langfristige Effekte nur dann erzielt werden, wenn das Gelernte unter den gewohnten Lebensbedingungen erprobt, geübt und etabliert wird, was vor allem in Form von Aufgaben/ Übungen stattfindet. Es empfiehlt sich, den Trainingsplan den Kindern/Jugendlichen und Eltern so transparent wie möglich darzulegen, um die erforderliche Klarheit zu schaffen [5]. Systemische Ansätze sind für die Arbeit mit den Familien unerlässlich.

5 Betreuung der gesamten Familie

Bei der Behandlung der kindlichen Adipositas ist der Einbezug der Familie ein wichtiger Erfolgsparameter. Im Jahre 2001 konnte Leassle et al. z. B. zeigen, dass die Anwesenheit der Mutter auf das Essverhalten von adipösen Kindern insofern einen erheblichen Einfluss hat, als die Kinder schneller und mit größeren Bissen aßen. [5]

Birch (2001) hebt hervor, dass gerade Kinder von der Nahrungsmittelauswahl (dem Einkauf und der Zubereitung) der Eltern abhängig sind. Was ihnen tatsächlich offeriert wird, entscheiden meist die Eltern. Der „family approach“ wird als unabänderbare Bedingung angesehen, um bei übergewichtigen Kindern eine Änderung im Essverhalten zu erzielen. [6] Ein Zusammenhang zwischen kindlichem und elterlichem Übergewicht oder kindlicher und elterlicher Nahrungsmittelauswahl wurde in mehreren Studien nachgewiesen. [7, 8, 9]

In einer Studie konnte Golan (1998) zeigen: die Unterschiede im Outcome hingen davon ab, ob die Eltern in die Betreuung eingebunden waren oder nicht. Wurden die Eltern miteinbezogen, war das Drop-out geringer und die langfristige BMI-Abnahme der übergewichtigen Kinder höher [10].

Vor allem beim Einkauf und der Wahl der Nahrungsmittel zeigen sich bessere Verhaltensänderungen, wenn die Eltern bereits im Supermarkt auf die gesündere/bessere Auswahl zurückgreifen und damit verhindern, dass ungesunde Produkte zu Hause verfügbar sind. Gerade der Einfluss auf die körperlichen Aktivitäten der Kinder/Jugendlichen ist nicht zu unterschätzen (gemeinsame Radausflüge, Spaziergänge, Laufrunden). Themen wie „Aufessen-Müssen“, „Über-den-Hunger-Essen“, „Bei-Stress-oder-für-Wohlverhalten-mit-Essen-Belohnen“ können diskutiert und ein Problembewusstsein dafür geschaffen werden.

6 Chirurgische Therapie

Bei extremen Formen von Übergewicht (BMI > 99,5) sind bariatrische (Magenband, Magenbypass etc.) Operationen heute in die therapeutischen Überlegungen mit einzubeziehen.

Kriterien für die Indikation zur Durchführung derartiger operativer Verfahren sind u. a.: Erfolglosigkeit von multidisziplinären Therapieverfahren, abgeschlossenes Skelettwachstum, psychische Reife und die Bereitschaft an (lebenslangen) Nachbetreuungsprogrammen teilzunehmen, Durchführung in Zentren mit nachgewiesener Erfahrung etc. [11] Laufende Kontrolltermine mit Blutabnahmen zur Bestimmung der Versorgung mit Vitaminen und Mineralstoffen haben vor allem nach bariatrischen Eingriffen im Jugendalter größte Bedeutung. Da es vor allem bei malresorptiven Verfahren (z. B. Gastric Bypass) häufig zu Vitaminmängeln kommen kann, muss bei allen Patienten ein Multivitaminpräparat verordnet werden. Nach Verfahren, die eine Resektion der Curvatura Major umfassen (z. B: Gastric Bypass, Sleeve), muss eine regelmäßige parenterale Supplementation mit Vitamin B12 durchgeführt werden (fehlende Produktion von Intrinsic Factor führt zu mangelhafter enteraler Aufnahme).

Die Erfolge mit Magenbändern und Bypass-Operationen sind vielversprechend und übersteigen jene von konservativen Maßnahmen eindrucksvoll, sollten aber nur in Betracht gezogen werden, wenn konservative Maßnahmen nachweisbar versagt haben. [12]

Konklusion:

Eine Intervention zur Reduktion des Übergewichtes kann, darf und soll in keinem Fall eine kurzfristige Maßnahme darstellen. „Crash-Diäten“ über einen Zeitraum von wenigen Wochen sind kontraproduktiv und sollten vermieden werden. Das Ziel muss eine langfristige Umstellung der Ernährungs- und Bewegungsgewohnheiten sein, die „nicht von heute auf morgen“ erfolgen kann.

Übergewicht stellt eine der größten Herausforderungen an die heutigen Gesundheitssysteme dar, aus diesem Grund kommt diesem Thema auch aus gesundheitsökonomischer Hinsicht eine besondere Bedeutung zu. Besonders wichtig ist daher auch die **Prävention** und **Früherkennung**. Entsprechende Maßnahmen (Ernährungsschulung, Überweisung an spezialisierte Stellen, ambulante Betreuung) sollten daher durch aufmerksame Kinderärzte und Allgemeinmediziner bereits bei der Entstehung des Übergewichtes eingeleitet werden. Eine erfolgreiche Therapie von manifestem hochgradigem Übergewicht ist ungleich schwieriger und aufwändiger als dessen Prävention.

Referenzen

[1] Böhler T, Wabitsch M, Winkler U: Konsensuspapier – Patientenschulungsprogramme für Kinder und Jugendliche mit Adipositas, Berlin, 2004, http://www.dge.de/pdf/dge_info/KonsensuspapierPSP.pdf

[2] AGA – Arbeitsgemeinschaft Adipositas im Kindes- und Jugendalter: Leitlinien für Diagnostik und Therapie. Monatsschr Kinderheilkd 149, 2003, S. 805–806. Aktuelle Version siehe unter http://www.a-ga.de. (derzeit aktuell: 2012) [3] IASO (International Association or the Study of Obesity): International Obesity Task Force. http://www.iotf.org/

[4] Widhalm HK1, Seemann R, Hamboeck M, Osteoarthritis in morbidly obese children and adolescents, an age-matched controlled study. Knee Surg Sports Traumatol Arthrosc. 2014 May 20. [Epub ahead of print]

[5] Laessle RG, Uhl H, Lindel B, Pirke KM: Familiäre Einflüsse für den Eßstil übergewichtiger Kinder. Zeitschrift für Gesundheitspsycholgie, 2001, 9(2),49–56.

[6] Birch LL, Davison KK: Family environmental factors influencing the developing behavioral controls of food intake and childhood overweight. Pediatr Clin North Am. 2001 Aug; 48(4):893–907.

[7] Maes HH, Neale MC, Eaves LJ: Genetic and environmental factors in relative body weight and human adiposity. Behav Genet. 1997 Jul; 27(4):325–51.

[8] Davison KK, Birch LL: Childhood overweight: a contextual model and recommendations for future research. Obes Rev. 2001 Aug; 2(3):159–71.

[9] Vauthier JM, Lluch A, Lecomte E, Artur Y, Herbeth B: Family resemblance in energy and macronutrient intakes: the Stanislas Family Study. Int J Epidemiol. 1996 Oct;25(5):1030–7.

[10] Golan M, Fainaru M, Weizman A: Role of behaviour modification in the treatment of childhood obesity with the parents as the exclusive agents of change. Int J Obes Relat Metab Disord. 1998 Dec; 22(12):1217–24.

[11] Fried M, Hainer V, Basdevant A, Buchwald H, Deitel M, Finer N, Greve JWM, Horber F, Mathus-Vliegen E, Scopinaro N, Steffen R, Tsigos C, Weiner R, Widhalm K: Inter-disciplinary European guidelines on surgery of severe obesity. Int J Obes 31:569–577 (2007).
[12] Widhalm K, Fritsch M, Widhalm H, Silberhumer GR, Helk O, Prager G: Bariatric Surgery in Morbidly obese adolescents: long term follow-up; Int J Pediatr Obes. 2011;6 Suppl 1:65–9.

Bariatrische Chirurgie: Kann man Diabetes operieren?

Methoden der bariatrischen Chirurgie: Prinzip, Vor- und Nachteile, Indikationen

G. Prager, F. Langer, S. Shakeri-Leidenmühler, R. Kefurt, F.X. Felberbauer, F. Poglitsch

Diabetes und Adipositas

Die Adipositas-Epidemie des ausgehenden 20. Jahrhunderts ist ungebremst im 21. Jahrhundert angekommen: Rund 1,5 Milliarden Menschen weltweit müssen als übergewichtig und 503 Millionen als adipös bezeichnet werden (1). Übergewicht gilt als wichtigster Risikofaktor für die Entstehung von Diabetes mellitus II – aber auch eine Vielzahl weiterer Erkrankungen wie Hypertonie, KHK, Dyslipidämie, Hyperurikämie, Schlafapnoe, Gelenksprobleme und erhöhtes Karzinomrisiko (z. B. Colon-, Brust-, Pankreas-, Endometrium-, Ovarialkarzinom) sind mit Übergewicht vergesellschaftet (2, 3). Die Folgen dieser weltweiten Adipositas-Epidemie stellen die nationalen Gesundheitssysteme vor eine immense gesundheits-ökonomische Aufgabe: So wird in den USA bereits jeder 5. Dollar im Gesundheitswesen für die Behandlung von Adipositas ausgegeben. (4)

Dem weltweiten „Erdbeben“ Übergewicht folgt ein „Tsunami“ namens Diabetes: Weltweit leben 371 Millionen Menschen mit Diabetes, die größten Zuwachsraten finden sich in Schwellenländern wie Indien und China, die bereits heute, in absoluten Zahlen, die meisten Diabetiker weltweit stellen.(5–7)

In den letzten 15 Jahren kam es zu einem dramatischen Anstieg der adipositaschirurgischen (= bariatrischen, metabolischen) Eingriffe: Im Jahr 2011 wurden 340.000 Operationen weltweit durchgeführt. Der Magenbypass stellt mit rund der Hälfte aller Operationen den am häufigsten durchgeführten Eingriff dar, gefolgt vom Magenschlauch („Sleeve Gastrectomy“) und dem verstellbaren Magenband („Gastric Banding“). (8) Diese 3 Operationen machen zusammen 97,8 % aller Eingriffe aus.

In Österreich werden circa 2500 Eingriffe jährlich durchgeführt, wobei es in den letzten Jahren zu einem deutlichen Rückgang in der Anwendung des Magenbandes und einem Anstieg bei den Sleeve-Resektionen gekommen ist. (9)

Von der bariatrischen zur metabolischen Chirurgie

Bereits vor mehr 50 Jahren fiel die Tatsache auf, dass es im Anschluss an distale Magenresektionen zu einer Besserung der diabetischen Stoffwechsellage unmittelbar postoperativ kommt. (10)

Adipositaschirurgische Eingriffe führen bei 56,7–95,1 % der Patienten mit Diabetes mellitus II und morbider Adipositas zu einer Diabetesremission („Metabolische Chirurgie“). (11) (Tabelle 1)

Tabelle 1: Diabetesremission und Gewichtsverlust nach metabolischer Chirurgie
(EWL: Excessive Weight Loss; BPD: Biliopankreatische Dversion; BPD-DS: Duodenal Switch)

Operation		% EWL	Diabetes-Remission (%)
Gastric Banding	Morbid adipöse Patienten	46,2 %	56,7 %
Gastric Bypass		59,7 %	80,3 %
BPD/BPD-DS		63,6 %	95,1 %

Nach: Buchwald H.: AJM (2009), 122, 248–256; Buchwald H.: JAMA (2004), 292 (14):1724–1737
Datensatz enthält 621 Studien und 135.246 Patienten

Diese Ergebnisse wurden an Patienten mit morbider Adipositas erhoben – weitere Studien konnten aber nicht nur den Effekt auf Gewichtsverlust und Diabetesremission, sondern auch auf Hyperlipidämie, Hypertonie, Schlafapnoe und erhöhte Mortalität bedingt durch kardiovaskuläre Ereignisse und Malignome belegen:

In der *SOS-Studie* konnte gezeigt werden, dass bariatrische Eingriffe zu einer Reduktion der Sterblichkeit um 24,6 % (12) führen, bedingt durch weniger kardiovaskuläre Ereignisse und geringere Karzinomsterblichkeit, verglichen mit einer Kontrollgruppe.

Adams et al. verglichen 7925 Patienten nach Magenbypass mit einer Alters-, Geschlechts- und BMI-gematchten Kontrollgruppe: Nach einem mittleren Follow-up von 7,1 Jahren zeigte sich in der Magenbypass-Gruppe eine Reduktion der diabetesspezifischen Sterblichkeit um 92 %, der kardiovaskulären Sterblichkeit um 56 % und der Karzinomsterblichkeit um 60 %. (13)

Der Fokus bariatrischer Chirurgie liegt nicht mehr nur auf anhaltendem Gewichtsverlust alleine: Zunehmend rücken die exzellenten Remissionsraten bzw. Besserung von Komorbiditäten wie Diabetes Mellitus, Schlafapnoe, Hyperlipidämie und Hypertonie in den Mittelpunkt (Tabelle 2) – diese Tatsache führte zur Umbenennung von „bariatrischer" zu „metabolischer" Chirurgie. (14)

Tabelle 2: Einfluss metabolischer Chirurgie auf Komorbiditäten

Komorbidität	Rate (%)
Diabetes	76,8
Hyperlipidämie	83,0
Hypertension	65,6
Schlafapnoe	87,9

136 Studien, 22094 Patienten. Nach: Buchwald, JAMA 2004; 292: 1724–1737

Adipositas

Adipositas ist als Body Mass Index (BMI) ≥ 30 kg/m^2 definiert und führt bereits in geringer Ausprägung (Adipositas I: BMI 30–35 kg/m^2) zu einer Reduktion von Lebensqualität und Lebenserwartung (7,1 Jahre bei Frauen; 5,8 Jahre bei Männern). (15)

Von morbider Adipositas spricht man ab einem BMI von ≥ 40 kg/m^2.

Der große Vorteil in der Verwendung des BMI zur Einteilung der Adipositas ist die generelle Akzeptanz des BMI sowie dessen einfache und leichte Berechnung auf Basis von Körpergröße und Gewicht (BMI = Gewicht in kg/(Körpergröße in m)^2).

Wenn es allerdings um die Risikoeinschätzung von Folgeschäden oder Folgeerkrankungen geht, ist der BMI nicht das beste Maß: Die abdominelle Adipositas bzw. das viszerale Fettgewebe steigern das Risiko Diabetes mellitus II zu bekommen. Die *„Nurses Health Study"* konnte an 43.581 Frauen den Zusammenhang zwischen Bauchumfang (= viszerales Fettgewebe/Bauchfett/abdominelle Adipositas) und dem Risiko an Diabetes mellitus II zu erkranken, nachweisen.(16) Dementsprechend zeigt das Verhältnis Bauchumfang zu Körpergröße („Waist to Height ratio") eine 4x so gute Korrelation mit dem kardiovaskulären Risiko verglichen mit dem BMI alleine.(17)

Indikation für chirurgische Eingriffe

Bariatrische Eingriffe sind ab einem BMI von 40 kg/m^2 oder ab einem BMI von 35 kg/m^2, bei *gleichzeitig* vorliegender Begleiterkrankung (wie Diabetes Mellitus II, Hypertonie, KHK, Gelenksprobleme, Schlafapnoe etc.) nach Ausschöpfen der konservativen Therapie, indiziert (IFSO Guidelines, S3-Leitlinien Deutschland, Österreichische Gesellschaft für Adipositaschirurgie). (18)

Auch höheres Lebensalter alleine (> 65 a) stellt keine Kontraindikation für bariatrische Eingriffe dar. Im fortgeschrittenen Lebensalter liegt das Hauptziel auf der Wiederherstellung von Lebensqualität („add life to years"). Jugendliche sollten nur an dafür ausgewiesenen Zentren nach besonders sorgfältiger Evaluierung durch ein interdisziplinäres Team (Pädiater, Ernährungswissenschaftler, Diätologe, klinischer Psychologe, Chirurg) behandelt werden.

Obwohl in den letzten Jahren eine Vielzahl von Studien die Effektivität der metabolischen Chirurgie bei Patienten mit Adipositas I belegen, ist eine Behandlung von Patienten mit einem BMI < 35 kg/m^2 derzeit nur im Rahmen von Studien empfohlen. (19, 20)

Eingriffe

Sämtliche Eingriffe sollten heute in minimal invasiver, laparoskopischer Technik erfolgen. Weiters zeigen minimal-invasive Operationstechniken weniger postoperative Schmerzen und eine raschere Rekonvaleszenz.

Gerade Patienten mit extremem Übergewicht zeigen im Falle einer Laparotomie eine erhöhte Rate von Narbenhernien und Wundkomplikationen, was umso mehr für Diabetiker gilt.

Für mehrere Jahrzehnte wurden die bariatrischen Eingriffe nach zwei Wirkprinzipien eingeteilt: *„Restriktion"* bezeichnet die Reduktion der Menge der aufgenommenen Nahrung und führt damit auch zu einer verminderten Energiezufuhr. Demgegenüber wird bei der *„Malabsorption"* die funktionelle intestinale Resorptionsstrecke verkürzt und somit die Menge der resorbierten Energie reduziert.(21)

Manche Verfahren beruhen hauptsächlich auf dem Prinzip der Restriktion (Verstellbares Magenband, Sleeve-Gastrektomie/Magenschlauch, Vertikale Bandverstärkte Gastroplastik – VBG (obsolet), Magenballon) beziehungsweise Malabsorption (Biliopankreatische Diversion nach Scopinaro), andere kombinieren Restriktion und Malabsorption in einem Eingriff miteinander (Magenbypass, Duodenal Switch). (21)

Patienten nach metabolischer Chirurgie müssen *lebenslang* nachgesorgt werden: Vor allem nach malabsorptiven Eingriffen kann es zu Vitamin- und Nährstoffmangelzuständen kommen.

Verstellbares Magenband (Gastric Banding)

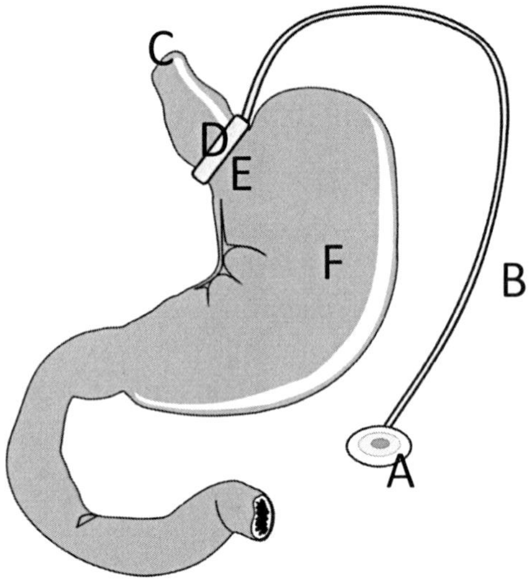

Abbildung 1: Verstellbares Magenband (Gastric Banding)
A Port; B Schlauch; C Speiseröhre; D Vormagen=Pouch; E Magenband; F Restmagen

Das verstellbare Magenband stellt eine rein restriktive (Einschränkung der zugeführten Nahrungsmenge) Operationsmethode dar. Das Band wird um den oberen Magenanteil gelegt und so ein Vormagen (Pouch) mit einem Volumen von ca. 10–15 ml gebildet (Abbildung 1). Die Nahrungsaufnahme führt über eine Dehnung des Vormagens zu einem Völlegefühl. Das Magenband steht über einen Silikonschlauch mit einer subkutan implantierten Kammer (Port) in Verbindung, sodass ein späteres Befüllen des Bandes und somit eine Veränderung des Innendurchmessers des Magenbandes ermöglicht wird (Abbildung 2). Das verstellbare Magenband ist die am wenigsten invasive Operationsmethode und hat somit auch die geringste Rate an Komplikationen im frühen postoperativen Verlauf. Vorteile des Magenbandes sind weiters eine unveränderte Anatomie des Verdauungstraktes sowie die Möglichkeit, das Ausmaß der Restriktion postoperativ individuell anzupassen. Mit Vitaminmangelerscheinungen oder anderen metabolischen Komplikationen ist im Langzeitverlauf in der Regel nicht zu rechnen. Die zu erwartende durchschnittliche Reduktion des Übergewichts (EWL: Excess Weight Loss) beträgt 41–54% innerhalb von 2 Jahren. (14) Es ist jedoch eine starke und dauerhafte Umstellung der Ernährungsgewohnheiten für das Erreichen eines solchen Gewichtsverlustes unbedingt notwendig, gewisse Speisen (z. B. Fleisch) werden von vielen Patienten schlecht vertragen. Im Langzeitverlauf kann es zu einer Vielzahl von Komplikationen kommen, wie dem Durchwandern (Migration) des Bandes durch die Magenwand (1–5 %), ein Verrutschen des Bandes (Slipping; 1–10 %), sowie die dauerhafte Ausdehnen des Vormagens (Pouch Enlargement; 1–10 %) oder auch der Speiseröhre (5–10 %), sodass das Band seine Funktion bleibend verliert. Die bisher publizierten Langzeitergebnisse (> 10 Jahre) konnten die exzellenten Kurzzeitergebnisse in den meisten Studien nicht bestätigen (22), sodass es in den letzten 2 Jahren weltweit wie auch in Österreich zu einem deutlichen Rückgang der Operationszahlen für Magenbänder gekommen ist. (8, 9)

In einer prospektiv randomisierten Studie verglichen Dixon et al. Gastric Banding mit konventioneller Therapie bei Patienten mit BMI 30–40 kg/m^2: (23) Nach 24 Monaten kam es bei 75 % der Bandpatienten zu einer Diabetesremission, verglichen mit 13 % in der konservativen Gruppe. In einer weiteren prospektiv randomisierten Studie an Patienten mit BMI 30– /m^2 konnten O'Brien et al. eine signifikante Reduktion des metabolischen Syndroms von 37,5 auf 2,7 % der Patienten in der Bandgruppe beobachten, während es in der konservativ behandelten Gruppe zu keiner signifikanten Änderung kam. Weiters zeigten sich in der Bandgruppe signifikante Verbesserungen für Blutdruck, Nüchternblutzucker, Insulinsensitivität, HDL-Cholesterin und Lebensqualität. (24) Verglichen mit anderen Operationsmethoden hat das verstellbare Magenband nur einen marginalen Einfluss auf Hormone aus dem Magen-Darm-Trakt. (25–27)

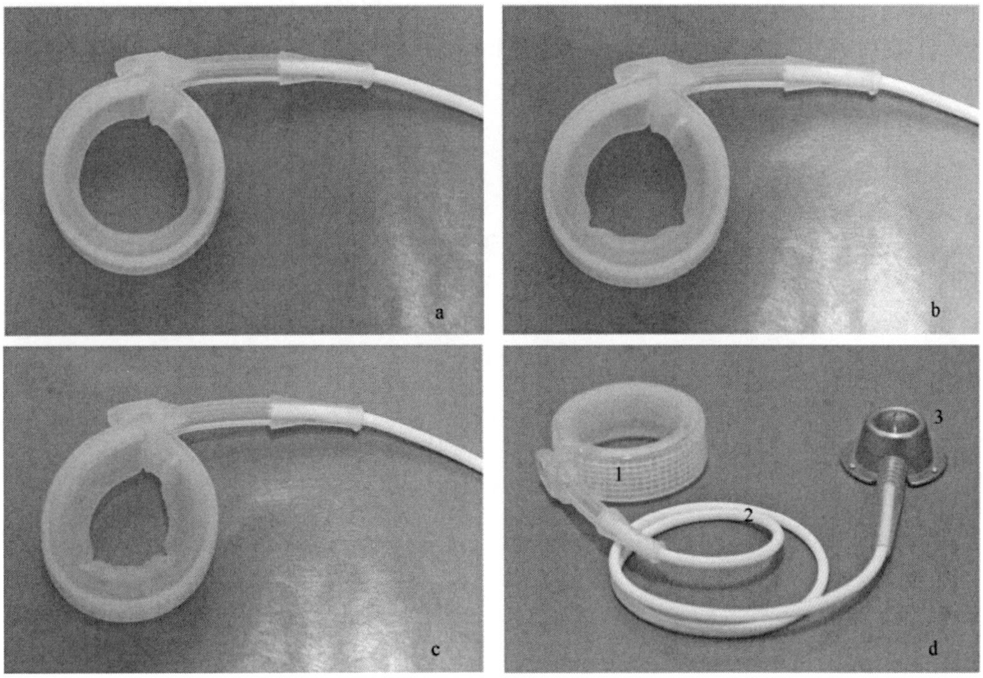

Abb. 2: Magenband
a–c: unterschiedliche Füllung; d: 1 Band; 2 Schlauch; 3 Port

Magenschlauch (Sleeve Gastrectomy)

Die Sleeve Gastrectomy (Abbildung 3) oder Magenschlauchoperation wurde ursprünglich als Teil der Duodenal-Switch-Operation entwickelt, um eine (milde) Restriktion zur malabsorptiv wirksamen biliopankreatischen Diversion hinzuzufügen. Die Anwendung als alleinstehender Eingriff erfolgte erstmals in Hochrisikopatienten mit einem BMI von > 60 kg/m^2 (= Super-Super Obesity), um das Risiko des operativen Eingriffs zu minimieren und zu einem späteren Zeitpunkt die Duodenal Switch/Gastric Bypass-Operation zu vervollständigen (2-Schritt-Vorgehen). (25)

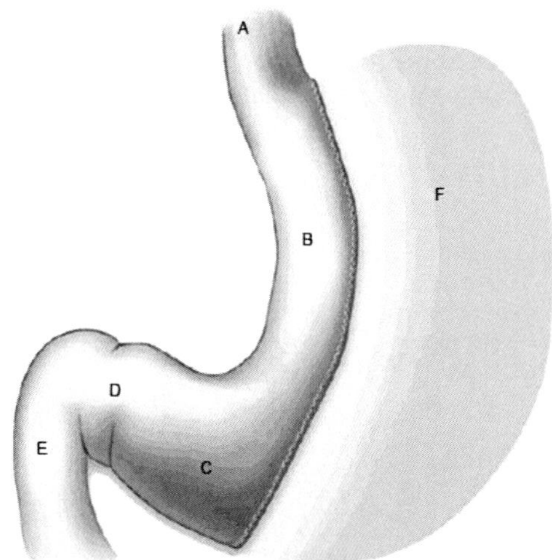

Abb. 3: Magenschlauch (Sleeve Gastrectomy)

A Ösophagus; B Magenschlauch; C Antrum; D Pylorus; E Duodenum; F resezierter Magen

Innerhalb der letzten 5 Jahre kam es weltweit zu einem dramatischen Anstieg der Sleeve-Operationen, sodass diese 2011 bereits 27,8 % aller bariatrischen Eingriffe ausmachten. (8) Die bisher publizierten Ergebnisse sind durch eine kurze Follow-up-Zeit gekennzeichnet, sodass für eine endgültige Bewertung der Methode noch nicht ausreichende Langzeitergebnisse vorliegen. (28, 29)

Vorteile gegenüber dem technisch anspruchsvolleren Y-Roux-Magenbypass sind die weiterhin bestehende endoskopische Erreichbarkeit der Gallenwege, verringertes Dumping (intakter Pylorus) und geringe Nährstoffdefizite postoperativ (30). Vidal et al. zeigten in ihrer Studie vergleichbare Diabetes Remissionsdaten nach Sleeve- und Bypass-Operationen (84,6). (31)

In der rezent publizierten prospektiv randomisierten Studie von Schauer et al. erreichten 37 % der Patienten nach Sleeve Gastrectomy einen HbA1C Wert ≤ 6 % 12 Monate postoperativ. Die Sleeve Gastrectomy führt zu einem unmittelbaren perioperativen Abfall des stark orexigen wirksamen Hormons Ghrelin, das zu rund 2/3 im Magenfundus produziert wird, der bei der Sleeve Gastrectomy reseziert wird. (27, 32, 33)

Magenbypass (Gastric Bypass)

„Gastric Bypass" umfasst eine Reihe unterschiedlicher Operationsvarianten (Short Limb Gastric Bypass, Standard Gastric Bypass, Long Limb Gastric Bypass, Very Long Limb Gastric Bypass, Distal Very Long Roux Limb Gastric Bypass, Distal Gastric Bypass, Banded Gastric Bypass, Omega Loop Gastric Bypass etc.)

Die folgenden Ausführungen beziehen sich auf die am Häufigsten durchgeführte Variante, den Y-Roux (Long Limb) Gastric Bypass:(21)

Dabei wird vom Magen ein kleiner, schmaler, länglicher Pouch entlang der kleinen Kurvatur abgetrennt (15–20 ml). An diesen Magenpouch wird eine 150 cm lange Dünndarmschlinge („Alimentärer Schenkel") anastomosiert. Danach wird der 40–100 cm lange, Galle und Pankreassekret führende Dünndarm („Biliopankreatischer Schenkel") eingeleitet („Fußpunktanastomose"). Die gemeinsame Endstrecke („Common Limb"), bei der es zu einer Vermengung zwischen dem Speisebrei und Galle/Pankreassekret kommt, wird typischerweise nicht abgemessen. Somit kombiniert der Magenbypass die beiden Grundprinzipien: Eine (starke) Restriktion mit einer (milden) Malabsorption (Abbildung 4). Der Magenbypass ist die weltweit, in Europa und Österreich am häufigsten durchgeführte bariatrische Operation (8, 9)

Eine Metaanalyse von H. Buchwald zeigte eine Diabetesremission bei vier von fünf Typ-II-Diabetikern nach Magenbypass. (11) Der Magenbypass führt bereits in der frühpostoperativen Phase durch eine kalorische Restriktion und geänderte Hormonsekretion (GLP-1, PYY 3-36) aus dem Magen-Darm-Trakt zu einer raschen Verbesserung der diabetischen Stoffwechsellage, *bevor* ein nennenswerter Gewichtsverlust feststellbar ist. (34) (Tabelle 3)

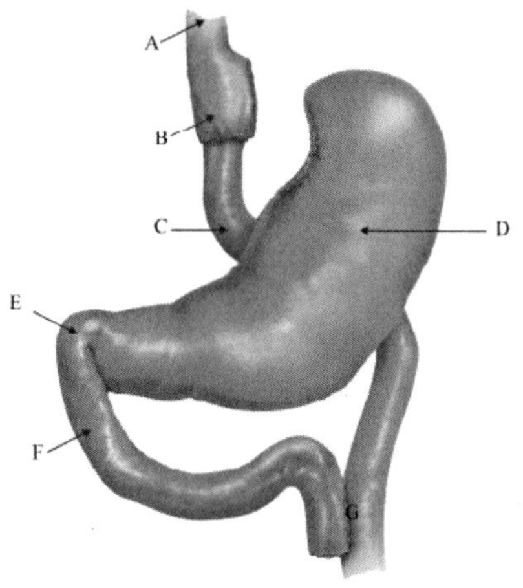

Abb. 4: Magenbypass
A Ösophagus; B Magenpouch; C Alimentärer Schenkel (150 cm); D Restmagen; E Pylorus/Duodenum; F Biliopankreatischer Schenkel (40–100 cm); G Jejuno-Jejunostomie

Tabelle 3: Wirkungsweise Magenbypass

▪ **Gewichtsverlust** (Adipo-insuläre Achse: Reduktion der (viszeralen) Fettmasse)
▪ **Entero-Insulär-Achse** (GLP-1, GIP, PYY3-36, Ghrelin)
▪ Kalorische Restriktion
▪ Vagale Afferenzen
▪ (Glukoneogenese aus dem Darmtrakt – Portadergebiet)
▪ (Geschmacksveränderungen)

Biliopankreatische Diversion

Die höchsten Diabetes Remissionsraten (97 % nach 10 Jahren) zeigen sich nach der biliopankreatischen Diversion, die 1976 von Nicola Scopinaro entwickelt wurde. (35) Bei dieser Operationsmethode wird der Magen auf ca. 200–500 ml Restvolumen verkleinert und der distale Dünndarmteil (250 cm lang, „Alimentäre Schlinge“) mit dem Magen anastomosiert. Der proximale („biliopankreatische Schlinge“) Dünndarmanteil wird 50 cm vor der Ileocoecalklappe mit dem terminalen Ileum anastomosiert (Abbildung 5). Die Fettresorption findet nur noch in diesen letzten 50 cm Dünndarm statt und ist dadurch stark reduziert, was auch zu häufigen und fettigen Stühlen führen kann. Die BPD stellt die Operationsmethode mit dem höchsten Langzeitgewichtsverlust dar. Rund 75 % des Übergewichts können durch BPD nachhaltig reduziert werden (36). Allerdings hat die starke Malabsorption auch ihren „Preis“: Trotz täglicher Einnahme von Calcium und Multivitaminpräparaten kommt es bei 25 % der Patienten als Spätfolge der reduzierten Calciumaufnahme zu einer manifesten Hypocalciämie und in 63 % zu einer Erhöhung der Parathormonspiegel (37) sowie einer Eisenmangelanämie in 5 % bzw. 40 % mit oder ohne entsprechende Eisensubstitution. Proteinmangel kann in 3–17 % der Fälle auftreten und stellt die häufigste Ursache für eine Reoperation dar (36). Neben dem exzellenten Gewichtsverlust kommt es in 97 % der Diabetiker 10 Jahre postoperativ zu einer Diabetesremission.(38) In einer rezent publizierten, prospektiv randomisierten Studie konnten die Patienten nach BPD innerhalb von 15 Tagen postoperativ die antidiabetische Therapie beenden. (39)

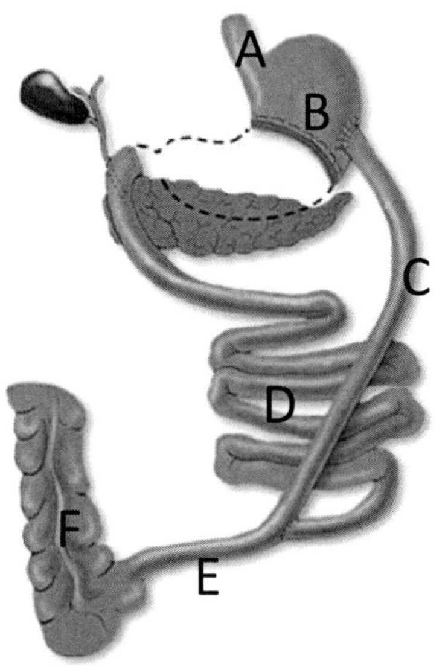

Abb. 5: Biliopankreatische Diversion A Ösophagus; B Magenpouch; C Alimentärer Schenkel (250 cm); D Biliopankreatischer Schenkel; E Common Limb (50 cm); F Colon

Hormone aus dem Gastrointestinaltrakt und Adipocytokine

Hormone aus dem Magen-Darm-Trakt spielen bei der Regulation von Hunger, Sättigung, intestinaler Motilität und glykämischer Kontrolle eine wichtige Rolle:

Peptid YY (PYY) wird von neuroendokrinen L-Zellen im terminalen Ileum und Colon gebildet. Dieses Hormon inhibiert die intestinale Motilität („ileal brake hormone“) und spielt eine wichtige Rolle bei der Entstehung des Sättigungsgefühls. Bei adipösen Individuen ist PYY erniedrigt, (40) wohingegen es nach Bypass und auch nach Sleeve zu einem Anstieg der PYY-Spiegel innerhalb weniger Tage kommt. (41–43)

Glucagon-like Peptid (GLP-1) wird ebenfalls von den L-Zellen gebildet, reduziert den Appetit, stimuliert die Insulinsekretion („Inkretin“) bei gleichzeitiger Suppression der Glucagonsekretion und Verzögerung der Magenentleerung. Während in Patienten mit Diabetes mellitus II reduzierte GLP-1-Spiegel gefunden werden, kommt es vor allem nach Magenbypass, aber auch nach Sleeve Gastrectomy zu einem raschen Anstieg dieses Hormons. (34) Eine Reihe von GLP-1 Agonisten, angefangen von Exenatiden über Liraglutide, Lixisenatide, Albiglutide und Taspoglutide, wurden in die konservative Behandlung des Diabetes mellitus integriert (44).

Ghrelin ist ein aus 28 Aminosäuren bestehendes (stark) orexigenes Peptidhormon, das 1999 entdeckt wurde. Rund 2/3 des Hormons werden im Magenfundus gebildet. Ghrelin fördert das Hungergefühl und die Nahrungsaufnahme um rund 28 %. Weiters führt es zu einem Anstieg von Cortisol, Adrenalin und Wachstumshormon bei gleichzeitiger Reduktion der Insulinsekretion. (45) Ghrelin wird in einem zirkadianen Rhythmus sezerniert, der nach Magenbypass abgeschwächt wird. (46) Sleeve Gastrectomy führt zu einer nachhaltig reduzierten Ghrelin-Ausschüttung, wohingegen es nach Gastric Banding und Diät zu einem Anstieg von Ghrelin kommt. (26) Ghrelin und PYY 3-36 agieren als Kurzzeitregulatoren von Hunger und Sättigung, während die Langzeitregulatoren wie Insulin und Leptin die Energiespeicher und den Ernährungszustand reflektieren (47).

Das stetig wachsende Wissen um Botenstoffe aus dem Fettgewebe, die sogenannten „**Adipocytokine**", erlaubt neue Einblicke in die Wirkungsweise bariatrisch/metabolischer Eingriffe, die sich nicht durch Restriktion bzw. Malabsorption alleine erklären lassen. Die überwiegende Mehrzahl der Adipocytokine spielt eine zentrale Rolle bei der Entstehung von Entzündung, Atherosklerose, Thrombose, Diabetes und Hypertonie. (48) Metabolische Chirurgie reduziert nicht nur die viszerale Fettmasse, sondern auch die Sekretion proinflammatorischer Adipocytokine und steigert die Sekretion anti-inflammatorischer Adipocytokine. (49–55)

Diabetesremission nach metabolischer Chirurgie

Gewichtsverlust und veränderte Sekretion gastrointestinaler Hormone und Adipocytokine erklären die unterschiedlichen Diabetesremissionsraten nach Magenband, Sleeve, Bypass und Biliopankreatischer Diversion (vgl. Tabelle 1). Lange Diabetesdauer, höheres Alter, größeres Ausgangsgewicht und bestehende Insulinmedikation verringern die Wahrscheinlichkeit einer Diabetesremission nach metabolischer Chirurgie. In einer 621 Studien und 135.246 Patienten umfassenden Metaanalyse analysierte Henry Buchwald die Diabetesremissionsdaten der gängigen Operationsmethoden (11): Je höher der durch eine Operation erzielte Gewichtsverlust, desto höher die Wahrscheinlichkeit einer Diabetesremission postoperativ.

Prospektiv randomisierte Studien

Mingrone et al. verglichen in einer rezent im NEJM publizierten, prospektiv randomisierten Studie 20 Patienten mit intensiver konservativer Therapie mit 20 Patienten mit Magenbypass und 20 Patienten mit biliopankreatischer Diversion. (39) Einschlusskriterien waren ein BMI $\geq$ 35 kg/m^2, Diabetesdauer $\geq$ 5 Jahre und ein HbA1c $\geq$ 7 %. Als primärer Endpunkt wurde eine Diabetesremission nach 2 Jahren definiert (Nüchternblutzuckerspiegel < 100 mg/dl und HbA1c < 6,5 % bei fehlender pharmakologischer Therapie). In der konservativ behandelten Gruppe kam es zu keiner Diabetesremission, verglichen mit 74 % in der Bypass- und 95 % in der biliopankreatischen (BPD-) Gruppe. Der durchschnittliche HbA1c-Wert betrug am Studienende in der konservativen Gruppe 7,69 %, in der Bypassgruppe 6,35 % und in der BPD-Gruppe 4,95 %. Die Autoren schlussfolgerten, dass die Diabeteskontrolle durch metabolische Chirurgie jener der konservativen Gruppe überlegen ist.

In einer weiteren prospektiv randomisierten Studie verglichen Schauer et al. 50 Patienten mit intensiver konservativer Therapie mit 50 Magenbypasspatienten mit und ohne intensive konservative Therapie und 50 Sleeve-Patienten mit und ohne intensive konservative Therapie. (56) In jeder Gruppe hatten 44 % der Patienten Insulinmedikation. Primärer Endpunkt der Studie war ein HbA1c $\leq$ 6 % nach 12 Monaten.

Dies wurde von 12 % der rein konservativen Gruppe, 42 % der Bypass und 37 % der Sleeve-Patienten erreicht. Während der Insulingebrauch sich in der rein konservativen Gruppe kaum veränderte (38 %), konnte er in den beiden chirurgischen Gruppen dramatisch reduziert werden (Bypass: 4 %, Sleeve: 8 %).

Auch in dieser Studie zeigte metabolische Chirurgie eine signifikant bessere glykämische Kontrolle.

Dixon et al. randomisierten 60 Patienten mit einer Diabetesdauer < 2 Jahre und einem BMI von 30–40 kg/m^2 in eine Magenband- und eine konservative Gruppe. Nach 2 Jahren fand sich eine Diabetesremission in 73 % der Magenbandgruppe bzw. 13 % der konservativ behandelten Gruppe, sodass sich auch hier das Bild der effektiveren glykämischen Kontrolle durch metabolische Chirurgie ergibt. (23)

Aufgrund der exzellenten Remissionsdaten bei Patienten mit morbider Adipositas wurden mehrere Studien mit Patienten mit niedrigerem Ausgangs-BMI und Diabetes durchgeführt:

Cohen et al. publizierten bereits 2006 eine Serie von 37 Patienten mit einem Ausgangs-BMI von 32–25 kg/m^2 und Diabetes Mellitus. Alle Patienten konnten nach Magenbypass ihre Diabetesmedikation absetzen. (57)

Scopinaro et al. zeigten eine HbA1c-Reduktion von 9,3 % auf 6,3 % innerhalb von 12 Monaten nach biliopankreatischer Diversion bei Patienten mit einem Ausgangs-BMI von 25–35 kg/m^2. (58)

In den letzten Jahren wurden mehrere neuartige Operationstechniken (Jejuno-Ilealer Bypass, Ileale Transposition ± Sleeve Gastrectomy) mit dem Ziel designt, eine maximale Stimulierung von Hormonen aus dem Gastrointestinaltrakt zu erreichen. Obwohl erste Ergebnisse sehr vielversprechend sind, ist eine Anwendung außerhalb von Studien derzeit nicht empfohlen.

Zukunft der metabolischen Chirurgie

Metabolische Chirurgie hat sich als effektive Therapie für Patienten mit morbider Adipositas und Typ-II-Diabetes erwiesen. Da eine lange Diabetesdauer der stärkste Prädiktor für eine Nicht-Remission darstellt, sollte metabolische Chirurgie früher in das Behandlungskonzept eingebunden werden. Nicht umsonst schreibt der anerkannte Diabetologe Paul Zimmet in einem Editorial im NEJM 2012: *„Meanwhile, the success of various types of bariatric surgery suggests that they should not be seen as a last resort. Such procedures might well be considered earlier in the treatment of obese patients with type 2 diabetes.“ (59)*

Diesem Umstand haben die American Diabetes Association (ADA) und International Diabetes Federation (IDF) bereits Rechnung getragen: *„Bariatric surgery may be considered for adults with BMI ≥ 35 kg/m^2 and type 2 diabetes, especially if the diabetes or associated comorbidities are difficult to control with lifestyle and pharmacological therapy.“ (60)*

Der BMI ist erwiesenermaßen nicht der beste Prädiktor für kardiovaskuläre Sterblichkeit bzw. Gesamtsterblichkeit. (17)

Die Weight/Height Ratio hat hier eine rund 4 x so gute Vorhersagekraft gezeigt. Es gilt in Zukunft Patienten zu selektionieren, die besonders von einem metabolisch-chirurgischen (59) Eingriff profitieren, sodass in Einzelfällen auch an eine Operation bei Patienten mit einem BMI < 35 kg/m^2 zu denken sein wird (z. B. hohes kardiovaskuläres Risiko bei ausgeprägter viszeraler Adipositas und Insulinbedarf).

Metabolische Chirurgie führt aber nicht nur in 56,7–95,1 % zu einer Diabetesremission, sondern kann das Risiko, an Typ-II-Diabetes zu erkranken, um bis zu 78 % senken: 15 Jahre nach Beginn der SOS-Studie entwickelten 38 % in der Kontrollgruppe Diabetes, während in der chirurgischen Gruppe 13 % an Diabetes erkrankten. (61)

Zusammenfassung

Bariatrisch/metabolische Chirurgie reduziert das Übergewicht nachhaltig. Bei 56,7–95,1 % der Patienten mit BMI ≥ 35 kg/m^2 kommt es zu einer Diabetesremission postoperativ. Neben dem Gewichtsverlust spielen eine Änderung der Sekretion von Hormonen (GLP-1, PYY, Ghrelin) aus dem Magen-Darm-Trakt eine entscheidende Rolle für die Diabetesremission. Metabolische Chirurgie führt neben glykämischer Kontrolle zu einer Remission/Verbesserung von Hypertonie, Hyperlipidämie, Schlafapnoe und einer Senkung der Karzinomsterblichkeit und sollte bei Patienten mit einem BMI ≥ 35 kg/m^2 (frühzeitiger) in den Therapiealgorithmus des Diabetes mellitus II eingebunden werden.

Literatur

1. Finucane MM, Stevens GA, Cowan MJ, Danaei G, Lin JK, Paciorek CJ, et al. National, regional, and global trends in body-mass index since 1980: systematic analysis of health examination surveys and epidemiological studies with 960 country-years and 9.1 million participants. Lancet. 2011;377(9765):557–67. Epub 2011/02/08.
2. Nathan DM, Buse JB, Davidson MB, Ferrannini E, Holman RR, Sherwin R, et al. Medical management of hyperglycaemia in type 2 diabetes mellitus: a consensus algorithm for the initiation and adjustment of therapy: a consensus statement from the American Diabetes Association and the European Association for the Study of Diabetes. Diabetologia. 2009;52(1):17–30. Epub 2008/10/23.
3. Basen-Engquist K, Chang M. Obesity and cancer risk: recent review and evidence. Current oncology reports. 2011;13(1):71–6. Epub 2010/11/17.
4. Cawley J, Meyerhoefer C. The medical care costs of obesity: an instrumental variables approach. Journal of health economics. 2012;31(1):219–30. Epub 2011/11/19.
5. Update of mortality attributable to diabetes for the IDF Diabetes Atlas: Estimates for the year 2011. Diabetes research and clinical practice. 2013. Epub 2013/03/20.
6. Guariguata L. By the numbers: new estimates from the IDF Diabetes Atlas Update for 2012. Diabetes research and clinical practice. 2012;98(3):524–5. Epub 2012/12/12.
7. Guariguata L. Contribute data to the 6th edition of the IDF Diabetes Atlas. Diabetes research and clinical practice. 2013. Epub 2013/03/26.
8. Buchwald H, Oien DM. Metabolic/bariatric surgery worldwide 2011. Obesity surgery. 2013;23(4):427–36. Epub 2013/01/23.
9. Beckerhinn P. Update 2011 Adipositaschirurgie Oesterreich. 2013.
10. Friedman MN, Sancetta AJ, Magovern GJ. The amelioration of diabetes mellitus following subtotal gastrectomy. Surgery, gynecology & obstetrics. 1955;100(2):201–4. Epub 1955/02/01.
11. Buchwald H, Estok R, Fahrbach K, Banel D, Jensen MD, Pories WJ, et al. Weight and type 2 diabetes after bariatric surgery: systematic review and meta-analysis. The American journal of medicine. 2009;122(3):248–56 e5. Epub 2009/03/11.
12. Sjostrom L, Narbro K, Sjostrom CD, Karason K, Larsson B, Wedel H, et al. Effects of bariatric surgery on mortality in Swedish obese subjects. The New England journal of medicine. 2007;357(8):741–52. Epub 2007/08/24.
13. Adams TD, Gress RE, Smith SC, Halverson RC, Simper SC, Rosamond WD, et al. Long-term mortality after gastric bypass surgery. The New England journal of medicine. 2007;357(8):753–61. Epub 2007/08/24.
14. Buchwald H, Avidor Y, Braunwald E, Jensen MD, Pories W, Fahrbach K, et al. Bariatric surgery: a systematic review and meta-analysis. JAMA : the journal of the American Medical Association. 2004;292(14):1724–37. Epub 2004/10/14.
15. Peeters A, Barendregt JJ, Willekens F, Mackenbach JP, Al Mamun A, Bonneux L. Obesity in adulthood and its consequences for life expectancy: a life-table analysis. Annals of internal medicine. 2003;138(1):24–32. Epub 2003/01/07.
16. Carey VJ, Walters EE, Colditz GA, Solomon CG, Willett WC, Rosner BA, et al. Body fat distribution and risk of non-insulin-dependent diabetes mellitus in women. The Nurses' Health Study. American journal of epidemiology. 1997;145(7):614–9. Epub 1997/04/01.
17. Schneider HJ, Friedrich N, Klotsche J, Pieper L, Nauck M, John U, et al. The predictive value of different measures of obesity for incident cardiovascular events and mortality. The Journal of clinical endocrinology and metabolism. 2010;95(4):1777–85. Epub 2010/02/05.
18. Gastrointestinal surgery for severe obesity: National Institutes of Health Consensus Development Conference Statement. The American journal of clinical nutrition. 1992;55(2 Suppl):615S–9S. Epub 1992/02/01.

19. Fried M, Ribaric G, Buchwald JN, Svacina S, Dolezalova K, Scopinaro N. Metabolic surgery for the treatment of type 2 diabetes in patients with BMI <35 kg/m2: an integrative review of early studies. Obesity surgery. 2010;20(6):776–90. Epub 2010/03/25.
20. Li Q, Chen L, Yang Z, Ye Z, Huang Y, He M, et al. Metabolic effects of bariatric surgery in type 2 diabetic patients with body mass index < 35 kg/m2. Diabetes, obesity & metabolism. 2012;14(3):262–70. Epub 2011/11/05.
21. Buchwald H. Metabolic surgery: a brief history and perspective. Surgery for obesity and related diseases: official journal of the American Society for Bariatric Surgery. 2010;6(2):221–2. Epub 2009/11/21.
22. Suter M, Calmes JM, Paroz A, Giusti V. A 10-year experience with laparoscopic gastric banding for morbid obesity: high long-term complication and failure rates. Obesity surgery. 2006;16(7):829-35. Epub 2006/07/15.
23. Dixon JB, O'Brien PE, Playfair J, Chapman L, Schachter LM, Skinner S, et al. Adjustable gastric banding and conventional therapy for type 2 diabetes: a randomized controlled trial. JAMA : the journal of the American Medical Association. 2008;299(3):316–23. Epub 2008/01/24.
24. O'Brien PE, Dixon JB, Laurie C, Skinner S, Proietto J, McNeil J, et al. Treatment of mild to moderate obesity with laparoscopic adjustable gastric banding or an intensive medical program: a randomized trial. Annals of internal medicine. 2006;144(9):625–33. Epub 2006/05/04.
25. Shak JR, Roper J, Perez-Perez GI, Tseng CH, Francois F, Gamagaris Z, et al. The effect of laparoscopic gastric banding surgery on plasma levels of appetite-control, insulinotropic, and digestive hormones. Obesity surgery. 2008;18(9):1089–96. Epub 2008/04/15.
26. Schindler K, Prager G, Ballaban T, Kretschmer S, Riener R, Buranyi B, et al. Impact of laparoscopic adjustable gastric banding on plasma ghrelin, eating behaviour and body weight. Eur J Clin Invest. 2004;34(8):549–54.
27. Langer FB, Reza Hoda MA, Bohdjalian A, Felberbauer FX, Zacherl J, Wenzl E, et al. Sleeve gastrectomy and gastric banding: effects on plasma ghrelin levels. Obesity surgery. 2005;15(7):1024–9. Epub 2005/08/18.
28. Rosenthal RJ, Diaz AA, Arvidsson D, Baker RS, Basso N, Bellanger D, et al. International Sleeve Gastrectomy Expert Panel Consensus Statement: best practice guidelines based on experience of > 12,000 cases. Surgery for obesity and related diseases: official journal of the American Society for Bariatric Surgery. 2012;8(1):8–19. Epub 2012/01/18.
29. Fischer L, Hildebrandt C, Bruckner T, Kenngott H, Linke GR, Gehrig T, et al. Excessive weight loss after sleeve gastrectomy: a systematic review. Obesity surgery. 2012;22(5):721–31. Epub 2012/03/14.
30. Gehrer S, Kern B, Peters T, Christoffel-Courtin C, Peterli R. Fewer nutrient deficiencies after laparoscopic sleeve gastrectomy (LSG) than after laparoscopic Roux-Y-gastric bypass (LRYGB)-a prospective study. Obesity surgery. 2010;20(4):447–53. Epub 2010/01/27.
31. Vidal J, Ibarzabal A, Romero F, Delgado S, Momblan D, Flores L, et al. Type 2 diabetes mellitus and the metabolic syndrome following sleeve gastrectomy in severely obese subjects. Obesity surgery. 2008;18(9):1077–82. Epub 2008/06/04.
32. Felberbauer FX, Langer F, Shakeri-Manesch S, Schmaldienst E, Kees M, Kriwanek S, et al. Laparoscopic sleeve gastrectomy as an isolated bariatric procedure: intermediate-term results from a large series in three Austrian centers. Obesity surgery. 2008;18(7):814–8. Epub 2008/04/09.
33. Bohdjalian A, Langer FB, Shakeri-Leidenmuhler S, Gfrerer L, Ludvik B, Zacherl J, et al. Sleeve Gastrectomy as Sole and Definitive Bariatric Procedure: 5-Year Results for Weight Loss and Ghrelin. Obesity surgery. 2010. Epub 2010/01/23.
34. le Roux CW, Aylwin SJ, Batterham RL, Borg CM, Coyle F, Prasad V, et al. Gut hormone profiles following bariatric surgery favor an anorectic state, facilitate weight loss, and improve metabolic parameters. Annals of surgery. 2006;243(1):108–14. Epub 2005/12/24.
35. Scopinaro N, Gianetta E, Civalleri D, Bonalumi U, Bachi V. Bilio-pancreatic bypass for obesity: II. Initial experience in man. The British journal of surgery. 1979;66(9):618–20. Epub 1979/09/01.
36. Scopinaro N. Biliopancreatic diversion: mechanisms of action and long-term results. Obes Surg. 2006;16(6):683–9.
37. Newbury L, Dolan K, Hatzifotis M, Low N, Fielding G. Calcium and vitamin D depletion and elevated parathyroid hormone following biliopancreatic diversion. Obes Surg. 2003;13(6):893–5.
38. Scopinaro N, Marinari GM, Camerini GB, Papadia FS, Adami GF. Specific effects of biliopancreatic diversion on the major components of metabolic syndrome: a long-term follow-up study. Diabetes care. 2005;28(10):2406–11. Epub 2005/09/28.
39. Mingrone G, Panunzi S, De Gaetano A, Guidone C, Iaconelli A, Leccesi L, et al. Bariatric surgery versus conventional medical therapy for type 2 diabetes. The New England journal of medicine. 2012;366(17):1577–85. Epub 2012/03/28.
40. Huda MS, Wilding JP, Pinkney JH. Gut peptides and the regulation of appetite. Obesity reviews: an official journal of the International Association for the Study of Obesity. 2006;7(2):163–82. Epub 2006/04/25.
41. le Roux CW, Welbourn R, Werling M, Osborne A, Kokkinos A, Laurenius A, et al. Gut hormones as mediators of appetite and weight loss after Roux-en-Y gastric bypass. Annals of surgery. 2007;246(5):780–5. Epub 2007/10/31.
42. Chan JL, Mun EC, Stoyneva V, Mantzoros CS, Goldfine AB. Peptide YY levels are elevated after gastric bypass surgery. Obesity (Silver Spring). 2006;14(2):194–8. Epub 2006/03/31.

43. Chan JL, Stoyneva V, Kelesidis T, Raciti P, Mantzoros CS. Peptide YY levels are decreased by fasting and elevated following caloric intake but are not regulated by leptin. Diabetologia. 2006;49(1):169–73. Epub 2005/12/20.
44. Garber AJ. Novel GLP-1 receptor agonists for diabetes. Expert Opin Investig Drugs.21(1):45–57. Epub 2011/11/25.
45. Tschop M, Smiley DL, Heiman ML. Ghrelin induces adiposity in rodents. Nature. 2000;407(6806):908–13. Epub 2000/11/01.
46. Cummings DE, Purnell JQ, Frayo RS, Schmidova K, Wisse BE, Weigle DS. A preprandial rise in plasma ghrelin levels suggests a role in meal initiation in humans. Diabetes. 2001;50(8):1714–9.
47. Marx J. Cellular warriors at the battle of the bulge. Science. 2003;299(5608):846–9.
48. Lago F, Dieguez C, Gomez-Reino J, Gualillo O. Adipokines as emerging mediators of immune response and inflammation. Nature clinical practice Rheumatology. 2007;3(12):716–24. Epub 2007/11/27.
49. Ballantyne GH, Gumbs A, Modlin IM. Changes in insulin resistance following bariatric surgery and the adipoinsular axis: role of the adipocytokines, leptin, adiponectin and resistin. Obesity surgery. 2005;15(5):692–9. Epub 2005/06/11.
50. Garcia de la Torre N, Rubio MA, Bordiu E, Cabrerizo L, Aparicio E, Hernandez C, et al. Effects of weight loss after bariatric surgery for morbid obesity on vascular endothelial growth factor-A, adipocytokines, and insulin. The Journal of clinical endocrinology and metabolism. 2008;93(11):4276–81. Epub 2008/08/21.
51. Manco M, Fernandez-Real JM, Equitani F, Vendrell J, Valera Mora ME, Nanni G, et al. Effect of massive weight loss on inflammatory adipocytokines and the innate immune system in morbidly obese women. The Journal of clinical endocrinology and metabolism. 2007;92(2):483–90. Epub 2006/11/16.
52. Haider DG, Schindler K, Prager G, Bohdjalian A, Luger A, Wolzt M, et al. Serum retinol-binding protein 4 is reduced after weight loss in morbidly obese subjects. The Journal of clinical endocrinology and metabolism. 2007;92(3):1168–71. Epub 2006/12/14.
53. Haider DG, Schindler K, Bohdjalian A, Prager G, Luger A, Wolzt M, et al. Plasma adipocyte and epidermal fatty acid binding protein is reduced after weight loss in obesity. Diabetes, obesity & metabolism. 2007;9(5):761–3. Epub 2007/03/16.
54. Haider DG, Handisurya A, Storka A, Vojtassakova E, Luger A, Pacini G, et al. Visfatin response to glucose is reduced in women with gestational diabetes mellitus. Diabetes care. 2007;30(7):1889–91. Epub 2007/04/10.
55. Simon I, Escote X, Vilarrasa N, Gomez J, Fernandez-Real JM, Megia A, et al. Adipocyte fatty acid-binding protein as a determinant of insulin sensitivity in morbid-obese women. Obesity (Silver Spring). 2009;17(6):1124–8. Epub 2009/02/07.
56. Schauer PR, Kashyap SR, Wolski K, Brethauer SA, Kirwan JP, Pothier CE, et al. Bariatric surgery versus intensive medical therapy in obese patients with diabetes. The New England journal of medicine. 2012;366(17):1567–76. Epub 2012/03/28.
57. Cohen R, Pinheiro JS, Correa JL, Schiavon CA. Laparoscopic Roux-en-Y gastric bypass for BMI < 35 kg/m(2): a tailored approach. Surgery for obesity and related diseases: official journal of the American Society for Bariatric Surgery. 2006;2(3):401–4, discussion 4. Epub 2006/08/24.
58. Scopinaro N, Adami GF, Papadia FS, Camerini G, Carlini F, Fried M, et al. Effects of biliopanceratic diversion on type 2 diabetes in patients with BMI 25 to 35. Annals of surgery. 2011;253(4):699-703. Epub 2011/04/09.
59. Zimmet P, Alberti KG. Surgery or medical therapy for obese patients with type 2 diabetes? The New England journal of medicine. 2012;366(17):1635–6. Epub 2012/03/28.
60. Standards of medical care in diabetes 2013. Diabetes care. 2013;36 Suppl 1:11–66. Epub 2013/01/04.
61. Carlsson LM, Peltonen M, Ahlin S, Anveden A, Bouchard C, Carlsson B, et al. Bariatric surgery and prevention of type 2 diabetes in Swedish obese subjects. The New England journal of medicine. 2012;367(8):695–704. Epub 2012/08/24.

Essstörungen

Andreas Karwautz

Für den MCW-Block Ernährung und Verdauung wurde bei der einführenden Darstellung der Essstörungen der Schwerpunkt auf klassifikatorische und medizinisch-organische Aspekte gelegt. Genaue Überlegungen zur Ätiologie und Therapie sollen einem späteren MCW-Block (Tertial Pädiatrie) vorbehalten sein.

1 Definition

Essstörungen sind schwere psychiatrische Erkrankungen, die mit somatischen Komplikationen einhergehen. Die wichtigsten Essstörungen sind Anorexia nervosa, Bulimia nervosa und die Binge-Eating-Störung.

2 Klassifikation nach ICD-10

Anorexia nervosa (AN, F50.0); Atypische AN (F50.1); Bulimia nervosa (BN, F50.2); Atypische BN (F50.3); Essattacken bei sonstigen psychischen Störungen (F50.4); Erbrechen bei sonstigen psychischen Störungen (F50.5); Sonstige Essstörungen inkl. Binge-Eating-Störung (F50.8); ED-NOS (F50.9). Anhand der Grafiken 1–3 können die klinisch beobachtbaren Essstörungen den genauen Diagnosen zugeordnet werden.

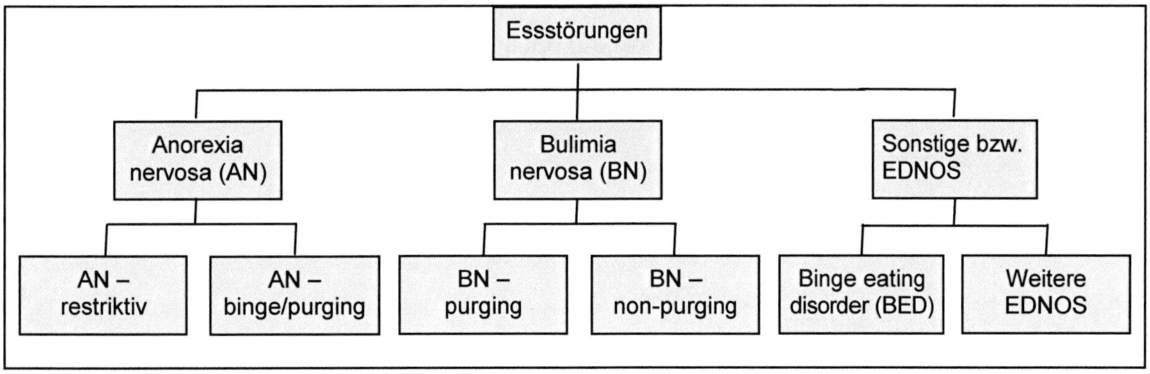

Abb. 1: Einteilung der Essstörungen

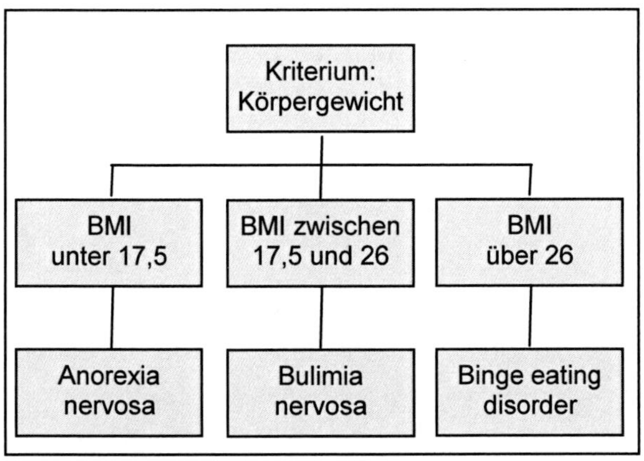

Abb. 2: Einteilung gemäß vorliegendem Körpergewicht

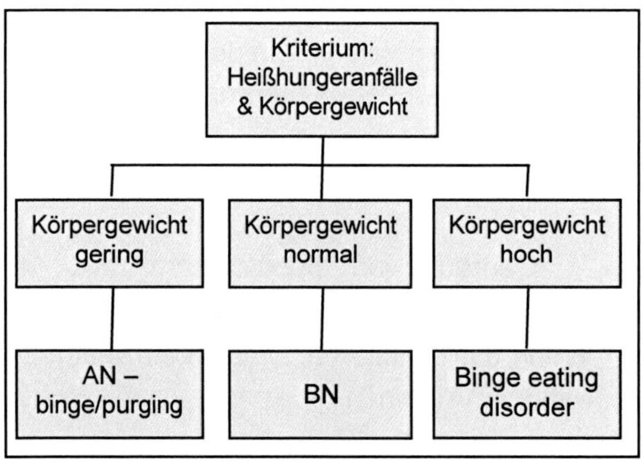

Abb. 3: Einteilung gemäß Körpergewicht bei Vorliegen von Heißhungeranfällen

AN F50.0 – Diagnostische Leitlinien

1. Tatsächliches **Körpergewicht** mindestens 15 % unter dem erwarteten (entweder durch Gewichtsverlust oder nie erreichtes Gewicht) oder Quetelets-Index (BMI in kg/m^2) von 17,5 oder weniger. (Bei Patienten in der Vorpubertät kann die erwartete Gewichtszunahme während der Wachstumsperiode ausbleiben).
2. Der **Gewichtsverlust** ist selbst herbeigeführt durch:
   a. Vermeidung von hochkalorischen Speisen sowie eine oder mehrere der folgenden Verhaltensweisen:
   b. selbst induziertes Erbrechen
   c. selbst induziertes Abführen
   d. übertriebene körperliche Aktivität
   e. Gebrauch von Appetitzüglern oder Diuretika
3. **Körperschema-Störung** in Form einer spezifischen psychischen Störung: die Angst, zu dick zu werden, besteht als eine tief verwurzelte überbewertete Idee; die Betroffenen legen eine sehr niedrige Gewichtsschwelle für sich selbst fest.
4. Eine **endokrine Störung** auf der Hypothalamus-Hypophysen Gonaden-Achse. Sie manifestiert sich bei Frauen als Amenorrhö und bei Männern als Libido- und Potenzverlust. (Eine Ausnahme ist das Persistieren vaginaler Blutungen bei anorektischen Frauen mit einer Hormonsubstitutionsbehandlung zur Kontrazeption). Erhöhte Wachstumshormon- und Kortisolspiegel, Änderungen des peripheren Metabolismus von Schilddrüsenhormonen und Störungen der Insulinsekretion können gleichfalls vorliegen.
5. Bei Beginn der Erkrankung **vor der Pubertät** ist die Abfolge der pubertären Entwicklungsschritte verzögert oder gehemmt (Wachstumsstopp; fehlende Brustentwicklung und primäre Amenorrhö bei Mädchen; bei Knaben bleiben die Genitalien kindlich).
6. Nach Remission wird die Pubertätsentwicklung häufig normal abgeschlossen, die Menarche tritt aber verspätet ein.

2 Subtypen der Magersucht:

- AN vom restriktiven Typus (F50.00)
- AN vom binge/purging-Typus (F50.01)

BN F50.2 – Forschungskriterien

A. Häufige Episoden von Fressattacken (in einem Zeitraum von drei Monaten mindestens zweimal pro Woche), bei denen große Mengen an Nahrung in sehr kurzer Zeit konsumiert werden.

B. Andauernde Beschäftigung mit dem Essen, eine unwiderstehliche Gier oder Zwang zu essen.

C. Die Patienten versuchen, der Gewichtszunahme durch die Nahrung mit einer oder mehreren der folgenden Verhaltensweisen entgegenzusteuern:
   - selbstinduziertes Erbrechen
   - Missbrauch von Abführmitteln
   - zeitweilige Hungerperioden
   - Gebrauch von Appetitzüglern
   - Schilddrüsenpräparate oder Diuretika

   Wenn die Bulimie bei Diabetikern auftritt, kann es zu einer Vernachlässigung der Insulinbehandlung kommen.

D. Selbstwahrnehmung als „zu fett“ mit einer sich aufdrängenden Furcht, zu dick zu werden.

3 Früherkennung der Essstörungen (nach: Karwautz et al. 1997)

Besonders die für die Erstversorgung und Weichenstellung des Managements dieser Kranken so wichtigen praktischen Ärzte und Ärztinnen verkennen diese Erkrankung bei Jugendlichen in der frühen Adoleszenz häufig als „organische Erkrankung". Bei 2 Fallvignetten, die Ärzten in einer kleinen nicht-repräsentativen Studie vorgegeben wurden, fand sich Folgendes:

- Lediglich 8 % der Ärzte ziehen AN in Betracht.
- 25 % vermuten ein gastrointestinales, 25 % ein renales, 20 % ein primär endokrinologisches Problem.
- 25 % ziehen sehr wohl ein psychosomatisch/psychiatrisches Problem (meist Depression) in Betracht.
- Die Zuweisung an die Psychiatrie würde in 25 % erfolgen.

4 Epidemiologie

Da uns in Österreich, im Speziellen im Wiener Raum, exakte wissenschaftliche Daten über die Häufigkeit von Essstörungen im Kindes- und Jugendalter fehlen, ist es gerechtfertigt, auf europäische Erhebungen zurückzugreifen – insbesondere da anzunehmen ist, dass die Prävalenz- und Inzidenzzahlen gegenüber denen in anderen westlichen Staaten nicht wesentlich differieren. Anorexia-nervosa-Kranke werden verschiedenen ärztlichen Disziplinen vorgestellt, sodass es für die Einschätzung ihrer Häufigkeit nicht ausreicht, psychiatrische Behandlungszahlen heranzuziehen.

AN: Prävalenz: 0.5–1 % der jungen Frauen; Inzidenz: 4–7/100.000 Einw./Jahr
80–140/Jahr in Wien neu erkrankt; kein Anstieg in den letzten Jahrzehnten

BN: Prävalenz: 2 % der jungen Frauen; Inzidenz: 14/100.000 Einw./Jahr
Anstieg in den letzten Jahrzehnten (seit 1980)

5 Ätiologie

Es gibt keine einzelne Ursache der Essstörungen. Immer müssen verschiedene Risikofaktoren zusammentreffen, damit die Erkrankung ausbricht. Verschiedene Erklärungsmodelle existieren, bisher ist es keinem gelungen, alle klinischen und epidemiologischen Befunde sinnvoll zu integrieren.

Einige markante **Risikofaktoren für AN** sind folgende:

- weibliches Geschlecht (90–96 % Frauen)
- genetisch: Zwillingsstudien und Familienstudien zeigen, dass Essstörungen in Familien gehäuft vorkommen. Neuerdings konnten auf der Suche nach genetischen Merkmalen für AN erste Erfolge erzielt werden.
- familiäre Dysfunktion: Die Familie kann nicht prinzipiell für die Entstehung der AN verantwortlich gemacht werden. Es treten Muster auf, die in allen Familien mit chronisch kranken Kindern auftreten können. Allerdings scheint die Familie Probleme mit der Anpassung an die Adoleszenz ihrer Tochter und der damit zunehmenden Unabhängigkeit zu haben.
- niedriger Selbstwert und perfektionistische Haltung im Leben
- Konflikte um die erwachende Sexualität und eventuell Reaktualisierung früherer sexueller Traumata

Für die **BN** stellen folgende **Faktoren** ein **Risiko** dar:

- weibliches Geschlecht (90 % Frauen)
- Gewichtsverlust anamnestisch
- AN-Anamnese ($^1/_3$ bis $^1/_2$)
- Diäthalten: hebt die Auftretenswahrscheinlichkeit um das 8-Fache an
- Störung des Serotoninhaushalts
- gestörte Familienbeziehungen: starkes elterliches Kontrollverhalten, Fehlen von Wärme
- körperlicher und sexueller Missbrauch
- affektive Störungen, Alkohol und Essstörungen bei anderen Familienmitgliedern

6 Psychiatrisch-klinisches Bild – Komorbidität

- Depression, Suizidalität (200-faches Risiko)
- Zwangsstörung, Zwangssymptome
- Schlafstörung (frühmorgendliches Erwachen)
- Konzentrationsprobleme
- soziale Isolation
- Libidoverlust
- tlw. sind die Symptome bedingt (und verstärkt) durch den Hungerzustand (Keys' Hunger-Experiment)

7 Medizinische Folgen und Komplikationen

Komplikationen kommen über zwei Wege zustande: Einerseits kann Unterernährung gepaart mit Hyperaktivität zu Problemen führen, andererseits Erbrechen und Laxantienabusus. Bei simultanem Auftreten beider Wege (wie z. B. bei der Diagnose F50.01) sind die meisten Komplikationen zu beobachten.

- Amenorrhö (Östrogenmangel)
- Fertilität (FSH, LH) stark eingeschränkt – auch bei bulimischen Normalgewichtigen
- Obstipation
- Bauchschmerzen, verlangsamte Magenentleerung
- Kältegefühl, Frieren
- kalte und zyanotische Akren
- Energieverlust bei geringen Energie- und Fettreserven in der Kindheit
- Hyperaktivität
- Auszehrung
- Turgorverlust und Trockenheit der Haut
- brüchige Haare und Nägel
- Haarverlust am Haupt
- Lanugohaare am Stamm
- periphere Ödeme (besonders während Gewichtszunahme)
- Knöchel- und Periorbitalödeme
- Petechien (Thrombozytopenie)
- Gelbfärbung der Haut vor allem an den Handinnenflächen (Hyperkarotinämie)
- arterielle Hypotonie
- Bradykardie
- kardiale Arrhythmien

- Osteoporose (Hypokalzämie + Östrogenmangel + Kortisolerhöhung)
- Wachstumsstopp (Epiphysenfugenschluss, Wachstum der langen Röhrenknochen mit 13,5 Jahren (Mädchen) und 16 Jahren (Knaben) abgeschlossen): irreversibel!
- Pathologische Frakturen
- Narben am Handrücken – Russell's sign
- Hypertrophie der Speicheldrüsen
- Schmelzdefekte der Zähne
- Zahnfleischprobleme
- Karies
- Petechien nach Erbrechen
- Mundwinkelrhagaden
- Ulcera der Mundschleimhaut
- Hämatemesis
- Perforation des Magens
- Diuretikaabusus – Nierenversagen

8 Pathologische Laborwerte und empfohlene Untersuchungen

Pathologische Laborwerte

- Kaliummangel < 2 mmol/l möglich, CAVE!
- Hyponatriämie (durch Laxantien, Dursten) – Epi.
- Hypophosphatämie – Tetanie
- Bicarbonaterhöhung (40 mmol/l möglich, – metabolische Alkalose) – Epi.
- BB-Leukopenie (1000/ml), Hb < 6 möglich, Thrombopenie
- Eisen, Mg, Zinkmangel
- Cholestaseparameter: AP + Gamma-GT Anstieg
- Lebersyntheseparameter: CHE reduziert
- Lebernekroseparameter: mögliche Erhöhung
- Cholesterin: über 7 mmol/l möglich (paradox)
- Hypoglucosämie – zusammen mit Anstrengung mitunter als Todesursache
- Nierenparameter – Nierenversagen
- Geschlechtshormone: stark reduziert, kindlicher Status
- Hypothyroidismus – Sparbetrieb
- **CAVE**: Oft sind Blutwerte lange kompensiert!

Empfohlene Untersuchungen

obligat:

- Anamnese, körperliche US, neurologische US, psychopathologischer Status
- Laborparameter, Körpergewicht
- Knochendichte, CCT bzw. MRT

fakultativ:

- EKG
- EEG
- Abdomen US, Gastroskopie
- C/P Rö

Weiterführende Literatur:

Epidemiologie, WHO-Diagnosekriterien auch unter: http://www.meduniwien.ac.at/kjp

Treasure J: Gemeinsam die Magersucht besiegen. Ein Leitfaden für Betroffene, Freunde und Angehörige, Campus, Frankfurt/Main, New York, 1999. *Entstehung: S. 23–34; Hungerfolgen: S. 128–138; Erkennen und Komorbidität: S. 51–67; Medizinische Komplikationen: S. 139–152*

Umfassende Homepage zu Essstörungen erstellt von A. Karwautz, update seit 2005: http://www.ess-stoerung.eu

Anmerkung: 2013 wurde eine neue Klassifikation der Essstörungen durch die American Psychiatric Association (APA) veröffentlicht (DSM-5), was auch auf die 11. Revision der WHO-Klassifikation (ICD-11) einen großen Einfluss haben wird. Es werden dabei die Fütterstörungen und die Essstörungen in ein Kapitel zusammengefasst.

Intoleranzen und Allergien gegen Nahrungsmittel

Isabella Pali-Schöll

Etwa 20 % der Bevölkerung geben an, an einer Nahrungsmittel(NM)-Allergie zu leiden, 2 % der Erwachsenen und 6–8 % der Kinder haben tatsächlich eine immunologisch bedingte Unverträglichkeit. Die meisten NM-Unverträglichkeiten haben daher eine nicht-immunologische Ursache. Der Unterschied: Oft sind es nur verschwindend kleine Dosen, die zur echten (Typ-I-vermittelten) Allergie führen. Nicht-immunologisch vermittelte Reaktionen werden meist erst durch Genuss größerer Mengen ausgelöst (z. B. Histaminintoleranz nach Genuss von Käse, Pseudoallergie mit Nesselausschlag nach Erdbeeren etc.). Reaktionen, die der echten bzw. Soforttyp-Allergie (anaphylaktische Reaktion) sehr ähnlich sind, nennt man anaphylaktoid.

1 Intoleranzen

Werden bestimmte Stoffe vom Organismus nicht vertragen, ohne dass immunologische Mechanismen beteiligt sind, spricht man von Intoleranz. Verwechselt der Patient durch Selbstdiagnose Intoleranz mit Allergie, kann es durch unnötige oder übertriebene Diäten zu Mangel- oder Fehlernährung kommen.

Laktoseintoleranz

Ursache: Laktase-Insuffizienz bei Milchzuckerdigestion. Mehrere Formen bekannt: 1) primär: a) physiologisch: 10–15% der adulten Hellhäutigen, bei 50–80 % in Asien und Afrika; b) entwicklungsbedingt bei Frühgeburten (Enzymaktivität fehlt noch); c) kongenital/angeboren: sehr selten, Symptome bei erster Milchfütterung; 2) sekundär: bei Entzündungen des GIT (vorübergehend) durch Vulnerabilität des Bürstensaumes der Dünndarmschleimhaut. Hier sitzt das Enzym Laktase, das notwendig ist, um den Milchzucker in seine Einzelbestandteile (Glukose und Galaktose) zu spalten, die dann in das Blut aufgenommen werden können. Wird der Milchzucker nicht gespalten und gelangen größere Mengen in tiefere, mit Bakterien besiedelte Darmabschnitte, dient der Milchzucker den Bakterien als Nährsubstrat. Es entstehen große Mengen an Gasen (führen zu Flatulenz) und organischen Säuren (bewirken ein osmotisches Einströmen von Wasser in den Darm sowie vermehrte Darmbewegungen). Spezifische Diagnostik: PCR für Laktase, Laktosebelastungstest oder *Laktose-H_2-Atemtest:*

Laktose wird normalerweise nach enzymatischer Spaltung in die Monosaccharide zum größten Teil aktiv aus dem Dünndarm resorbiert. Bei einer Resorptionsstörung im oberen Magen-Darm-Trakt wird Laktose aus dem Dünndarm weiter in den Dickdarm transportiert. Dort wird sie bakteriell zu molekularem Wasserstoff (H_2) metabolisiert. Der entstehende Wasserstoff diffundiert durch die Wand des Dickdarms und gelangt mit dem Blutkreislauf in die Alveolen (Lungenbläschen), wo er abgeatmet wird und gaschromatographisch gemessen werden kann. Am Untersuchungstag wird zuerst ein Ausgangswert (Patient nüchtern) aus der Ausatemluft gewonnen. Danach erfolgt die Gabe des Testzuckers (50 g Laktose gelöst in 200 ml Wasser), und anschließend wird regelmäßig eine Atemprobe zur Bestimmung der H_2-Konzentration in der Ausatemluft gewonnen. Da bei diesem H_2-Atemtest nur Laktose verabreicht wird, kann der Test als spezifisch für Laktoseintoleranz betrachtet werden.

Intestinale Fruktoseintoleranz

Kein Enzymdefekt sondern Störung des Glukose-Transporters 5 (GLUT-5) im Darm, welcher auch Fruchtzucker in Darmzellen transportiert. Die Fruktose kann nicht aufgenommen werden und gelangt daher in den Dickdarm = **Fruktosemalabsorption** (30 % der Bevölkerung sind betroffen, davon 30 % mit Symptomen = **Fruktoseintoleranz**). Zusätzlich verschlechtert wird der Transport durch Sorbit, Besserung erfolgt durch gleichzeitige Aufnahme von Glukose im Verhältnis 1:1 mit Fruktose, da vermutlich ein Co-Transport über GLUT-2 erfolgt. Der Fruktosetransport wird weiter verschlechtert, wenn eine strenge Diät eingehalten wird, da so die GLUT-5-Expression weiter absinkt. Daher die Empfehlung, die verträgliche Fruktosemenge nach einer fruktosefreien/-armen Diät auszuloten und zeitgleich mit Glukose zu verzehren. Diagnose: H_2-Atemtest.

Cave: nicht zu verwechseln mit **hereditärer Fruktoseintoleranz** = Enzymmangel in der Leber (Aldolase-B = Fructose-1,6-bisphosphat-Aldolase); selten; strenge fruktosearme Diät notwendig.

Galaktosämie

Bezeichnet das vermehrte Vorkommen von Galaktose im Blut. Drei Formen sind bekannt: 1) Mangel an Galaktokinase (GALK); 2) hereditäre Galaktoseintoleranz (=klassische Galaktosämie) mit Mangel der Galaktose-1-Phosphat-Uridyltransferase (GALT); 3) Mangel an Galaktoseepimerase (GALE) mit Übelkeit, Erbrechen, Hepatomegalie oder asymptomatisch.

Klassische Galaktosämie: autosomal-rezessiv erbliche Kohlenhydrat-Stoffwechselstörung als Enzymopathie infolge des Mangels an GALT; bedeutet Galaktoseunverträglichkeit wegen Anhäufung von Galaktose und Galaktose-1-Phosphat; führt zu Galaktosämie mit Galaktosurie. Spätfolge bei Nicht-Diät: Leberzirrhose durch Akkumulation nicht-abgebauter Galaktosemetaboliten. Ein Teil der Galaktose wird zu D-Xylulose-5-phosphat und Dulcit abgebaut (Letzteres gilt als Verursacher des hierbei auftretenden Kataraktes und von Intelligenzdefekten. Behandlung: galaktosearme Diät, v. a. Vermeiden von Milch (auch Muttermilch!).

Histaminintoleranz

Neben der Histamin-N-Methyltransferase ist die Diaminooxidase (DAO) das wesentliche histaminabbauende Enzym im menschlichen Körper. Sie ist vornehmlich in der intestinalen Mukosa lokalisiert und wirkt u. a. als protektiver Faktor gegen in vielen Nahrungsbestandteilen enthaltene biogene Amine. Ferner ist sie für den Abbau von zirkulierendem Histamin verantwortlich. Bei Patienten mit NM-Unverträglichkeiten liegt häufig eine Intoleranz gegenüber enteral aufgenommenem Histamin vor, und zwar durch absoluten oder relativen DAO-Mangel. Relativer DAO-Mangel kann beim Genuss mancher NM entstehen, die hohe Mengen Histamin beinhalten (Sauerkraut, Wein, Käse, Thunfisch in Dosen). Auch andere biogene Amine wie Tyramin, Phenylethylamin, Tryptamin können in Nahrung enthalten sein. Wie Histamin entstehen auch sie durch Decarboxylierung von Aminosäuren und können natürlicher Bestandteil in vielen fermentierten Lebensmitteln (wiederum Käse, Sauerkraut oder Wein) sein. Die Effekte: Urtikaria, Kopfschmerz, Flush im Dekolletébereich, Hitzewallungen.

Alkoholintoleranz

Meist durch Interferenz von Pharmaka oder Speisen mit alkoholabbauenden Enzymen. Angeborene Form 1: Insuffizienz der Acetaldehyd-Dehydrogenase (ALDH), daher ungenügender Abbau von Acetaldehyd, das toxisch wirkt. Seltenere Form 2: Patienten besitzen eine Isoform der Alkoholdehydrogenase (ADH), die verstärkt Alkohol metabolisiert und daher zu raschem Anfall toxischer Acetaldehyd-Mengen führt. Resultat: Kleine Alkoholmengen führen zu pathologischen, motorischen und psychischen Aktionen.

Phenylketonurie

Seltene erbliche Störung des Stoffwechsels (1:10.000). Aufgrund eines Enzymmangels (Phenylalanin-Hydroxylase) kann Phenylalanin im Körper nicht abgebaut werden, daher fällt es in großen Mengen an und wird in Phenylpyruvat, Phenyllaktat, Phenylacetat etc. (= Phenylketonkörper) umgewandelt. Wegen Kompetition von Phenylalanin mit Tryptophan an der Blut-Hirn-Schranke kommt es zu Serotoninverarmung mit stark verzögerter Entwicklung der geistigen und motorischen Fähigkeiten sowie Neigung zu Krämpfen. Heute wird im Rahmen der Routineuntersuchung bei Neugeborenen am 4.–6. Lebenstag die Phenylalaninmenge im Blut festgestellt.

PCR oder Guthrie-Test: Bluttropfen auf Nährboden mit *Bacterium subtilis*: Bei Wachstum ist Phenylalanin in Blut erhöht. Die Behandlung besteht in einer lebenslangen Diät. Cave: Phenylalanin ist auch im Süßstoff Aspartam enthalten, der auch in Arzneimitteln Verwendung findet.

Favismus

Besonders im Mittelmeerraum vorkommende X-chromosomal vererbte Krankheit mit Mangel an aktiver Glukose-6-Phosphat-Dehydrogenase und Unterproduktion von NADPH und reduziertem Glutathion in den Erythro- und Thrombozyten. Es treten einige Stunden bis 2 Tage nach Genuss roher Saubohnen (*Vicia faba*) oder nach Einatmen des Blütenstaubes krisenhafte Hämolysen (mit Anämie) auf sowie allgemeines Unwohlsein, Fieber, Erbrechen, Durchfälle, Leberschmerz, Subikterus, Hämoglobinurie (in 8 % letale Anurie) sowie Haut-Schleimhaut-Blutungen. Ausgelöst werden die Krisen: außer durch das Aglykon des Convicins und durch Anthrachinone der Faba-Bohne auch durch bestimmte Heilmittel, z. B. Malariamittel, Sulfonamide, Nitrofurane, Chloramphenicol, Phenacetin. Gleichzeitig Resistenz gegen Malariainfektion in diesen Patienten.

Pharmakologische Nahrungsmittelunverträglichkeiten/Pseudoallergien

und „echte“ Allergien werden oft miteinander verwechselt. Bei beiden sind die Symptome zwar ähnlich, jedoch unterscheidet sich das ursächliche Krankheitsgeschehen. Bei der Pseudoallergie ist das Immunsystem nicht beteiligt; im Blut der betroffenen Personen werden keine Antikörper gebildet. Wie bei Allergien kommt es zur Ausschüttung von Histamin aus den Mastzellen, welches zu allergieähnlichen Symptomen und Krankheitsverläufen führt. Bei der Pseudoallergie sind es bestimmte, in den Lebensmitteln enthaltene Botenstoffe, die eine Histaminausschüttung auslösen. Anders als Symptome bei Allergien sind pseudoallergische Reaktionen oft dosisabhängig. Daher können betroffene Personen geringe Mengen des jeweiligen pseudo-allergenen Stoffes essen, ohne dass Krankheitssymptome auftreten.

Bekannte Stoffe, die pseudoallergische Reaktionen auslösen, sind: Acetylsalicylsäure; der Geschmacksverstärker Glutaminsäure (E620; bekannt auch unter „China-Restaurant-Syndrom“, da Glutamat gern in der asiatischen Küche verwendet wird); weitere Lebensmittelzusatzstoffe wie etwa Benzoesäure (E210), Sorbinsäure (E200), die Azofarbstoffe oder einige natur-idente Aromastoffe. Krankheitsbilder wie die chronische Nesselsucht (Urtikaria), immer wieder auftretende Schwellungen (Angioödeme), Niesschnupfen oder nicht-allergisches Asthma sind häufig pseudoallergischer Natur. Trotz der starken Beeinträchtigung und der schwierigeren Behandlungswahl haben pseudoallergische Reaktionen den Vorteil, in der Regel keine lebensbedrohenden Zwischenfälle – wie allergische Reaktionen – auszulösen.

2 Immunologisch bedingte Nahrungsmittelunverträglichkeiten

Wahrscheinlich sind alle vier bekannten Typen der Hypersensitivitäten (nach Coombs und Gell; 1963 definiert) an immunologischen NM-Unverträglichkeiten beteiligt.

Typ I: anaphylaktische Sofortreaktion

Typ II: zytotoxische Reaktion

Typ III: Immunkomplexreaktion

Typ IV: verzögerte Immunreaktion

Typ-I-Überempfindlichkeit gegen Nahrung

Unter den immunologischen NM-Intoleranzen ist die Typ-I-Allergie die häufigste. Charakteristischerweise wird sie durch IgE-Antikörper vermittelt. Nach Allergenkontakt und Kreuzvernetzung kommt es zur Mediatorausschüttung (u. a. Histamin), die Symptome setzen Minuten (an der Kontaktstelle) bis 1–2 Stunden nach der Nahrungsaufnahme (bei intestinaler Resorption des Allergens und Verteilung über Blutkreislauf) ein.

Sensibilisierungsphase: Dabei spielt vermutlich das Alter zum Zeitpunkt der ersten Antigenexposition eine Rolle, es wird der Zustand des Darmes (erhöhte Permeabilität im Säuglingsalter) für Sensibilisierung verantwortlich gemacht, weil erhöhte Antigenmengen (unverdaut wegen der Unreife des Darmes) passieren können. Um die Geburt herum ist die Immunitätslage in Richtung TH2 verschoben (T-Helferzellen dominieren, produzieren IL-4, ein Isotypswitch nach IgE wird erleichtert). Man geht davon aus, dass diese Phase entscheidend für die Entwicklung der kindlichen Allergie ist. Andererseits können Patienten, die an einer inhalativen Allergie (Pollen, Hausstaubmilben, Tierhaare...) leiden, sekundär eine NM-Allergie entwickeln (Stichwort Kreuzreaktivität, siehe unten). Dies können Kinder, aber auch Erwachsene sein.

Pathophysiologische Mechanismen bei NM-Allergien

Sensibilisierungsphase: Bei der inhalativen Sensibilisierung wird zuerst ein Allergen eingeatmet (z. B. Pollen, Tierhaarepithelien, organische Stäube), es kommt zur Entstehung von IgE, das primär zur klassischen Typ-I-Allergie führt (Rhinokonjunktivitis, Asthma etc.). Weil dieses IgE ähnliche Epitope an Proteinen in der Nahrung erkennt, kommt es zur sogenannten Kreuzreaktivität. Das heißt, dass bei Aufnahme der ähnlichen (homologen) Proteine im NM das bereits vorhandene IgE getriggert werden kann und dann eben NM-assoziiert die Symptome entstehen. In diesen Fällen kommt es aber eher zu schwächeren Reaktionen, wie z. B. zu einem oralen Allergiesyndrom (OAS). Das vielleicht berühmteste Allergen ist das Hauptallergen der Birke, Bet v 1 (*Betula verrucosa,* Warzenbirke). Es ist ein gutes Beispiel für ein kreuzreaktives Protein. Seine Homologen kommen weit verbreitet im Pflanzenstammbaum vor: Apfel, Spargel, Erbse, Sellerie, Kümmel, Petersilie, Karotte u. a. Die Kliniker kennen schon lange beispielsweise das Birke-Apfel- oder das Sellerie-Beifuß-Gewürz-Syndrom.

Sensibilisieren über die orale Route kann: a) ein verdauungsresistentes Protein, z. B. Ovalbumin (aus dem Ei). Es ist ein wichtiges NM-Allergen, besonders bei Kindern. Oral sensibilisieren kann aber auch b) ein prinzipiell verdauliches Protein, welches bei Hypoazidität des Magens unverdaut bleibt. Niedrige pH-Werte im Magen (= ausreichend Säure) sind nämlich für die Aktivierung von Pepsinogenen in aktive Pepsine verantwortlich. Hypoazidität kann viele Ursachen haben; unter anderem kann sie auch iatrogen induziert werden, indem dem Patienten Antazida verabreicht werden. Nimmt er gleichzeitig ein neues Antigen zu sich, kann es zur Allergisierung kommen. Wichtigste magensäurereduzierende Wirksubstanzen sind H_2-Rezeptorblocker (Ranitidin), Protonenpumpenhemmer (Omeprazol), säurebindende Aluminium- oder Bismuthverbindungen (Sucralfat etc.) sowie Antazida (z. B. Kalzium- und Magnesiumcarbonat). Diese Medikamente hindern durch Verminderung der Säureproduktion oder durch Säure-Neutralisation die peptische Proteinverdauung und machen sowohl eine orale Sensibilisierung als auch ein leichteres Triggern in der Effektorphase möglich.

Effektorphase: Das meiste IgE im Patienten ist durch seine hohe Affinität für seinen Rezeptor (FcεRI) an Mastzellen und Basophile gebunden. Die Werte, die im Serum bestimmt werden, spiegeln die Situation an der Mukosa daher nur unzureichend wider (Problem bei NM-Diagnostik). Wenn der sensibilisierte Patient das Allergen zum 2. Mal trifft, kommt es zum Triggering der Effektorzellen durch Kreuzvernetzung von IgE: Symptome treten innerhalb von Minuten oder sofort nach intestinaler Resorption und Verteilung über das Blut des Nahrungsallergens ein. Aus Mastzellen werden freigesetzt: 1.) präformierte Mediatoren, machen Sofortreaktion: Histamin (H1-Rez.: Gefäße, glatte Muskulatur Bronchien...), Serotonin, Heparin, chemotaktische und proteolytische Faktoren; 2.) neu gebildete Substanzen: Aktivierte Phospholipase A2 ruft die Bildung von Leukotrienen und damit von Slow-Reacting Substance of Anaphylaxis (SRSA) hervor. Wirkung 6 Stunden nach Provokation in Form von Spätreaktion (siehe MCW-Block 8: „Natürliche Abwehr", Erika Jensen-Jarolim).

Die *Symptome* bei NM-Allergie sind oft lokaler Natur (entlang der Schluckstraße), das leichteste Symptom ist Juckreiz der Lippen und leichte Schwellungen im Mundbereich (OAS). Wird das NM-Allergen nicht verdaut, ist die Symptomatik von gastroenterologischen Beschwerden geprägt: Dyspepsie, Erbrechen, Nausea. Nach der lokalen Reaktion an der Eintrittspforte kann eine zweite Welle folgen, die erst nach Resorption der Proteine, und daher zeitlich verzögert, eintritt. Sie ist in der Regel von systemischen Reaktionen oder Reaktionen an anderen als gastrointestinalen Organsystemen geprägt. Dazu zählen auch Rhinokonjunktivitis, Asthma, Urtikaria etc. Durch Reaktion von freigesetztem Histamin an den H1-Rezeptoren der vaskulären Endothelien kann es zu Blutdruckabfall kommen, was zum anaphylaktischen Schock führen kann. Dieser ist gefürchtet, weil nur Sofortmaßnahmen lebensrettend sein können. Patienten erhalten daher prophylaktisch ein Notfallset verschrieben (Epipen – Adrenalin für s. c. Verabreichung), das immer mitzuführen ist. NM, welche für Anaphylaxien verantwortlich sind, sind je nach Ernährungsgewohnheiten unterschiedlich. In den USA liegt die Erdnuss an der Spitze, in Europa Milch, Nüsse und Fisch. Gefährlich sind auch Schalentiere und Gewürze, besonders durch das „Küchengeheimnis" bzw. schlechte Deklaration der Inhaltsstoffe an Produkten. Bei Kindern sind Milch, Eier und Nüsse die wichtigsten und gefährlichsten Allergene.

Therapie der Anaphylaxie

Initial: Stopp der Allergenexposition, Freihalten der Luftwege und O_2-Gabe, intravaskuläre Volumensubstitution (2–4 l), Epinephringabe i.v.

Sekundär: Antihistaminika, Katecholamin-Infusion, Kortikosteroide, Aminophyllin, Albuterol, Na-Bicarbonat.

Besonders wichtig ist die richtige Lagerung. Im anaphylaktischen Schock ist die terminale Strombahn maximal erweitert, zentral besteht daher eine relative Hypovolämie. Zu frühes Aufrichten des Patienten kann einen Kollaps der *Vena cava inferior* hervorrufen und zum Herztod führen.

Vorgangsweise bei NM-Allergie

Anamnese, Serologie (spez. IgE in RAST oder CAP Test, total IgE in PRIST), Hauttest (Skin-Prick-Test oder Prick-to-Prick), Provokationstest: offen, blind *oder* DBPCFC (Doppel-Blind-Placebo-kontrollierter Food Challenge), allergenfreie Diät (Besserung nach 2–6 Wochen), Allergenkarenz und schrittweise Reintroduktion einzelner NM.

Hautteste und spezifische Serum-IgE-Antikörper geben nur ungenügend Aufschluss über die Situation am betroffenen Organ, der gastrointestinalen Mukosa.

Es gibt heute keine kausale Therapie bei NM-Allergien, daher ist eine allergenfreie Diät das Mittel der Wahl und die ausführliche Deklaration der Inhaltsstoffe von immenser Bedeutung (seit Nov. 2005 in der EU verpflichtend für die wichtigsten Allergene).

Typ-III-Überempfindlichkeit gegen Nahrung

Schon lange ist bekannt, dass nach Nahrungsaufnahme auch Immunkomplexe aus NM und Immunglobulinen zirkulieren. Die Typ-III-Reaktion gegen NM könnte durch eine erhöhte Permeabilität des Darmes, beispielsweise bei entzündlichen Darmerkrankungen oder nach gastrointestinalen Infekten, entstehen. Es dringt vermehrt und unkontrolliert Antigen ein, regt Antikörperbildung an und führt zu Immunkomplexen. Diese sind zuerst löslich; danach ergibt sich ein Bild ähnlich der Serumkrankheit, wenn etwa 10 Tage nach Antigenexposition die IgG-Titer so hoch sind, dass es zum Ausfallen der Komplexe in Geweben kommt (Nierenglomerula, bradytrophe Gewebe wie Gelenke, Haut, Blutgefäße). Es kommt zur Thrombozytenaggregation sowie Aktivierung des Komplementsystems über den klassischen Weg. Das bedeutet Entzündung mit lokalen und systemischen Reaktionen (grippeähnliche Symptomatik wie Fieber, Gelenksbeschwerden). Komplement-markierte Immunkomplexe werden über Erythrozyten an die Milz transportiert, wo sie abgeräumt werden. Probleme können sich bei Antigenkarenz ergeben, wobei die Komplexe unlöslich werden und ausfallen. NB: Typ-III-Reaktionen beobachtet man bei der Unverträglichkeit gegen Gliadin innerhalb der Zöliakie: Zirkulierende Immunkomplexe aus Gliadin und IgA-anti-Gliadin lagern sich sowohl in der Darmschleimhaut als auch subepidermal in der Haut ab, wo sie zu Entzündung führen.

Überempfindlichkeiten gegen Nahrung: gemischte Typen

Neurodermitis (auch: Atopische Dermatitis oder Atopisches Ekzem)

Eine der häufigsten Hauterkrankungen; in Österreich leiden zwischen 2 und 10 % der Bevölkerung unterschiedlich stark unter dieser chronischen Hauterkrankung. Noch 1960 waren lediglich 3 % aller Vorschulkinder von Neurodermitis betroffen – heute sind es bis zu 15 %. Bei Patienten mit atopischer Dermatitis (Neurodermitis beim Säugling) können bestimmte Nahrungsmittel einen Schub auslösen. Die Dynamik kann sein: Sofortreaktion mit Pruritus (Typ I) oder Spätreaktion nach etwa 24 Stunden (T-Zell-vermittelt) (Typ IV).

Mögliche Testung: Vorbereitung des Patienten durch hypoallergene Basiskost (Milchhydrolysate bei Kindern). Dann Provokation mit Kuhmilch, Eiern, Weizenprodukten, Gemüsesorten, Obstsorten, Fleischsorten etc. durch schrittweise Neueinführung (alle 4–7 Tage).

Definition Atopie: Erhöhtes Gesamt-IgE, Neigung zu Ekzemen und inhalativen Allergien, genetische Belastung. Merke: Nicht jeder Atopiker muss Allergiesymptome entwickeln, und nicht jeder Allergiker ist auch ein Atopiker.

Typ-IV-Überempfindlichkeit gegen Nahrung

In Nahrung enthaltene Haptene wie Metallionen können resorbiert werden, bei bestehender Kontaktallergie spezifische Memory-T-Lymphozyten aktivieren und zu Schleimhaut- und Hautsymptomatik führen. Charakteristisch erfahren z. B. Patienten mit einem Nickel-Handekzem eine Verschlechterung ihrer Hauterscheinungen, wenn sie mit nickelhältigem Geschirr kochen. Die Reaktion setzt nach 24–72 Stunden ein, da es so lange braucht, bis Effektorzellen an die Haut gelangt sind.

Empfohlene Lernunterlagen

Jensen-Jarolim E, Schöll I, Szalai K: Gastrointestinaltrakt: Mukosale Pathophysiologie und Immunologie. Springer, Wien, New York, 2006.

Ferencik M, Rovensky J, Matha V, Jensen-Jarolim E.: Wörterbuch Allergologie und Immunologie, Springer, Wien, New York, 2004.

Gastrointestinale Endoskopie I – Diagnostik

Maximilian Schöniger-Hekele, Babara Tribl

Allgemeiner Teil

Historisches

Die Geschichte der modernen gastrointestinalen Endoskopie beginnt Ende des 19. Jahrhunderts, als erstmals versucht wurde, starre Rohre bis in den Magen einzuführen. Diese anfänglichen Versuche scheiterten vor allem daran, dass es nicht möglich war, ausreichend Licht in die Hohlorgane einzubringen. Erst mit Einführung der semiflexiblen Gastroskope kam es Anfang der 30er-Jahre des 20. Jahrhunderts zu einer weiten Verbreitung der Gastroskopie als Routinemethode in der Medizin. Ein neuerlicher Entwicklungsschub wurde Anfang der 60er-Jahre mit Einführung der flexiblen Glasfasergeräte eingeleitet. Mit diesen Geräten war es nicht nur möglich, erstmals auch den gesamten Dickdarm einzusehen, sondern auch zusätzlich durch den Arbeitskanal eine erweiterte Diagnostik mittels Biopsie durchzuführen. Anfang der 70er-Jahre wurde durch Weiterentwicklung dieser Geräte auch die ERCP sowie Anfang der 80er-Jahre in Kombination mit dem Ultraschall auch die Endosonographie möglich. Mit der Jahrtausendwende gelang es mit Einführung der Kapselendoskopie bzw. der Doppelballon-Enteroskopie erstmals eine komplette endoskopische Beurteilung des Dünndarms zu erreichen.

Gerätetechnik und Aufbereitung

Die Grundstruktur der flexiblen Endoskope ist heute im Wesentlichen bei allen Herstellern und auch für alle Einsatzgebiete ähnlich: Sie besteht aus einem Lichtleiter, über den von einer entsprechenden Halogenlichtquelle das Licht in die Hohlorgane eingebracht wird. Die Bildarchivierung erfolgt mittels digitaler Chips, wobei die gewonnenen Bilder elektronisch über einen Prozessor auf den Monitor gelangen. Die Geräte verfügen weiters über eine Luftinsufflation sowie über ein Absaugventil und einen Arbeitskanal, über den Zusatzinstrumente wie Biopsiezangen, Schlingen etc. eingebracht werden können. Die Gerätespitze ist in zwei Ebenen mittels Seilzügen flektierbar. Die Aufbereitung der Geräte ist durch entsprechende Richtlinien der Fachgesellschaften standardisiert und besteht im Wesentlichen aus einer mechanischen Vorreinigung der Arbeitskanäle sowie einer maschinellen Desinfektion in entsprechenden Waschmaschinen.

Vorbereitung und Sedierung

Für optimale Untersuchungsbedingungen ist eine adäquate Vorbereitung der Patienten auf die Endoskopie notwendig. Für Endoskopien im oberen Gastrointestinaltrakt ist in der Regel eine 6-stündige Nüchternheit ausreichend. Für die Untersuchung selbst erhalten die Patienten eine lokale Rachenanästhesie durch Aufsprühen eines Lokalanästhetikums. Für die Koloskopie ist eine Darmreinigung mit etwa 4 Litern einer Darmspüllösung, in der Regel auf einer Polyethylenglykol-Lösung basierend, notwendig. Für die Sigmoidoskopie oder die Endosonographie des unteren Gastrointestinaltrakts ist in der Regel eine Darmreinigung mittels Klysmen ausreichend. Vor Durchführung einer Endoskopie hat in jedem Fall eine dokumentierte Aufklärung des Patienten über Ablauf, mögliche Komplikationen und alternative Untersuchungsmethoden in einem persönlichen Gespräch zu erfolgen. Je nach Invasivität der Untersuchung wird routinemäßig, bei diagnostischen Gastroskopien und Koloskopien nur auf Verlangen des Patienten, eine Sedierung durchgeführt.

Diese erfolgt in der Regel mit einem Benzodiazepin wie Midazolam in einer fraktionierten Dosierung von 3 bis max. 10 mg, eventuell in Kombination mit Propofol oder aber auch lediglich mit Propofol. Bei schmerzhaften Eingriffen hat sich die zusätzliche Gabe von Opioiden bewährt. Eine derartige Sedierung setzt jedoch einerseits eine entsprechende Überwachung mittels Pulsoxymetrie sowie andererseits die Kompetenz des Untersuchers in der Beherrschung von Komplikationen wie Atemstillstand, notfalls auch mittels Intubation voraus.

Kontraindikationen und Komplikationen

Alle endoskopischen Verfahren gelten trotz ihrer Invasivität als sehr sicher und können im Prinzip vom Kleinkind bis zum hoch betagten Menschen bei entsprechender Indikation eingesetzt werden. Als absolute Kontraindikationen gelten lediglich der akute Myokardinfarkt, sofern er weniger als 2 Wochen zurückliegt, die akute respiratorische Insuffizienz (pO_2 < 50 mmHg oder pCO_2 > 50 mmHg) sowie der hämodynamische Schock. Für therapeutische Eingriffe wie z. B. die Polypektomie wird eine Thrombozytenzahl > 50 000/mm³ und eine PTZ > 50 % gefordert.

Auch wenn die Endoskopie als sicheres Verfahren gilt, kann es doch in seltenen Fällen zu Perforationen, Blutungen und bei Endoskopien des oberen Gastrointestinaltrakts auch zu Aspirationspneumonien kommen. Während diese Komplikationen bei diagnostischen Untersuchungen im Zehntelpromillbereich liegen, steigen sie bei therapeutischen Interventionen wie Polypektomie auf 1–2 % an. Bei Ballondilatationen von Stenosen kann es sogar in 5–10 % zu Perforationen kommen.

Spezieller Teil

Gastroskopie

Die Indikation zur diagnostischen Gastroskopie ist großzügig zu stellen und umfasst im Wesentlichen die Abklärung unklarer Oberbauchbeschwerden, Schluckbeschwerden, Übelkeit, Erbrechen, chronische Diarrhoe sowie den Verdacht auf eine obere gastrointestinale Blutung. Im Rahmen der Untersuchung wird nicht nur der Magen, sondern auch das Duodenum bis zur Pars descendens duodeni und natürlich auch die Speiseröhre genau inspiziert. Routinemäßig werden Biopsien aus dem Antrum und dem Corpus entnommen, bei unklaren Oberbauchbeschwerden, Anämie, Eisenmangel oder Diarrhoe auch aus dem Duodenum sowie zusätzlich aus anderen auffälligen Arealen. In der erweiterten Diagnostik, insbesondere bei der Abklärung von neoplastischen Läsionen, kommen verschiedene Färbemethoden zum Einsatz, die eine nähere Abklärung suspekter Areale bzw. eine bessere Abgrenzung neoplastischer Läsionen erlauben. Dabei kommen bei Vorliegen eines Barrett-Ösophagus Essigsäure oder Indigokarmin zum Einsatz. Für Läsionen im Plattenepithel wird Lugol'sche Lösung aufgesprüht. Die Lugol'sche Lösung reichert sich spezifisch in den glykogenhaltigen Zellen des Plattenepithels an, während dysplastische oder neoplastische Areale sich in der Regel nicht anfärben. Im Magen kommt hauptsächlich Indigokarmin zum Einsatz, das zu einer Kontrastanhebung führt und dadurch erhabene oder eingesenkte Läsionen leichter erkennbar macht.

Koloskopie

Die diagnostische Koloskopie gilt als Goldstandard in der Abklärung von Dickdarmerkrankungen, wie z. B. positiver Hämokkult, chronische Diarrhoe und bei der Verlaufskontrolle bzw. der Surveillance chronisch entzündlicher Darmerkrankungen. Auch für die Früherkennung neoplastischer Läsionen und ihrer Vorstufen gilt sie als Goldstandard und wird neuerdings auch generell als Vorsorgeuntersuchung ab dem 50. Lebensjahr empfohlen. Zu den erweiterten Indikationen zählt auch die Abklärung unklarer abdomineller Schmerzen, wenn diese möglicherweise dem Kolon zugeordnet werden können. Die Koloskopie erlaubt nicht nur die Inspektion des Kolorektums, sondern auch des terminalen Ileum, was insbesondere bei Verdacht auf chronisch entzündliche Darmerkrankungen von Bedeutung ist. Zur Abklärung von Diarrhoen werden auch bei unauffälliger Schleimhaut Stufenbiopsien aus sämtlichen Kolonabschnitten entnommen. Zur Früherkennung und besseren Klassifizierung von neoplastischen Läsionen kommen auch Färbemethoden (wie im Magen Indigokarmin zur Kontrastanhebung) sowie die Zoom-Koloskopie zum Einsatz. Durch die bis zu 150-fache Vergrößerung kann vom Spezialisten anhand der Oberflächenstruktur von Polypen häufig zwischen Hyperplasie und Neoplasie unterschieden werden. Die neueste Entwicklung, die auch schon Eingang in die Routine gefunden hat, ist eine elektronische Kontrastanhebung, die in etwa einer elektronischen Chromoendoskopie gleichzusetzen ist. Bei dieser Methode werden durch elektronische Filter die Farbspektren des sichtbaren Lichts verändert und dadurch die Kapillarstruktur in der Mukosa sichtbar gemacht. Je nach Hersteller wird diese Methode als Narrow Band Imaging®, i-Scan® oder FICE® bezeichnet. Diese Form der elektronischen Chromoendoskopie steht selbstverständlich auch für die Gastroskopie zur Verfügung und wird hauptsächlich für die genauere Beurteilung der Barrett-Mukosa verwendet.

Proktoskopie

Die Proktoskopie ist eine Untersuchung des Anorektums mit einem starren Gerät. Sie dient heutzutage in erster Linie zur Diagnose und Therapie von Hämorrhoidalleiden. Im Rahmen der Proktoskopie können Hämorrhoiden entweder mechanisch mittels einer Gummibandligatur abgebunden werden oder es kann auch thermisch mittels Infrarotapplikation ein Entzündungsreiz gesetzt werden, der letztlich zur Thrombosierung der Hämorrhoiden führt.

Endoskopisch retrograde Cholangiopankreatikographie (ERCP)

Die ERCP gilt noch immer als die invasivste Routinemethode in der flexiblen Endoskopie mit der höchsten Komplikationsrate. Mit Einführung der MRCP, die nunmehr auch in Österreich flächendeckend zur Verfügung steht, wurde die diagnostische ERCP nahezu obsolet. Ausnahmen stellen lediglich Kontraindikationen gegen eine MRCP (Schrittmacherträger) dar, weiters wird sie diagnostisch noch zur Gewebsentnahme mittels Biopsie oder Zytologiebürste eingesetzt sowie in seltenen Fällen auch zur Papillenmanometrie bei Verdacht auf Sphinkter-Oddi-Dyskinesie. Aufgrund der noch höheren Ortsauflösung in den kleinen Gallengängen wird sie gelegentlich auch zur Diagnosesicherung einer primär sklerosierenden Cholangitis eingesetzt. Als wichtigste Komplikation der ERCP gilt die post-ERCP-Pankreatitis mit einer Häufigkeit von etwa 5 %. Weiters kann es nach Papillotomien in ca. 2 % zu Blutungen oder in 1 % zu Perforationen kommen. In allen größeren Serien kam es zum Auftreten einer signifikanten Mortalität von ca. 0,3 %, sodass die Indikation zur ERCP in jedem Fall enger zu stellen ist als bei anderen endoskopischen Verfahren.

Endosonographie

Bei den flexiblen Endosonographiegeräten ist zusätzlich zu den herkömmlichen Endoskopen am distalen Ende noch ein kleiner Ultraschall-Schallkopf angebracht. Dieser kann entweder radial angebracht sein (für rein diagnostische Untersuchungen) oder als linearer Scanner. Beide sind üblicherweise elektronische Geräte, die zusätzlich eine Dopplerfunktion haben. Mit dem Linearscanner können in Echtzeit unter Ultraschallkontrolle gezielte Feinnadelbiopsien oder andere Interventionen durchgeführt werden. Die Indikationen sind vielfältig und beinhalten u. a. die nähere Abklärung submuköser Tumore; die Tumorfrühdiagnostik im Pankreas, bei der die Endosonographie nach wie vor das sensitivste Verfahren ist; die Diagnose der chronischen Pankreatitis; die Diagnose einer Cholangiolithiasis; die Differenzierung hyperplastischer Magenfalten von Tumoren oder Varizen sowie das Tumorstaging nahezu aller Tumore im einsehbaren Bereich, wie Ösophagus-, Magen-, Pankreas- und Rektumkarzinom und das MALT-Lymphom des Magens. Darüberhinaus wird sie zunehmend auch für das Lymphknotenstaging beim nicht-kleinzelligen Lungenkarzinom eingesetzt.

Enteroskopie

Die Push-Enteroskopie bestand im Einsatz eines etwa 2½ m langen Endoskops, das bisher zur Abklärung von Dünndarmerkrankungen, insbesondere von Blutungsquellen eingesetzt wurde. Aufgrund der beschränkten Länge waren jedoch mit dieser Methode lediglich ca. 1–2 m des Jejunums einsehbar. Diese Einschränkung wurde neuerdings mit der Einführung des Doppelballon-Enteroskops weitgehend überwunden. Bei dieser neuen Methode wird mittels zweier Ballons der Dünndarm quasi auf das Enteroskop aufgefädelt. Einer dieser Ballone befindet sich auf einem Plastiktubus, durch den das Endoskop eingeführt wird. Wenn diese Methode sowohl von oben als auch über das Kolon eingesetzt wird, kann mit dieser Kombination fast immer der gesamte Dünndarm eingesehen werden. Eine fast idente Methode ist die Single-Ballon-Enteroskopie eines anderen Herstellers, die lediglich auf den Ballon an der Spitze des Gerätes verzichtet. Eine weitere Form der Enteroskopie ist die Spiralenteroskopie. Dabei wird gänzlich auf Ballons verzichtet, stattdessen besitzt der Plastiktubus an der Außenseite eine gewindeartige Spirale. Durch Drehen des Plastiktubus wird der Dünndarm über selbigen hochgezogen. Die Indikation für diese Methode ist nahezu ident mit der Kapselendoskopie, die unten besprochen wird.

Kapselendoskopie

Obwohl die Kapselendoskopie erst seit wenigen Jahren verfügbar ist, hat sie sich doch rasch einen fixen Platz in der Abklärung einer obskuren gastrointestinalen Blutung nach negativer Gastroskopie und Koloskopie erobert. Weiters kommt sie zur Abklärung einer Eisenmangelanämie sowie bei Verdacht auf Dünndarmpathologien (M.-Crohn-Befallsmuster, Zöliakie u. ä.) zum Einsatz, wenn zuvor eine Stenose ausgeschlossen werden konnte.

Bei dieser Methode schluckt der Patient eine ca. 11 x 24 mm große Kapsel, die über 8–10 Stunden Bilder mit einer Frequenz von 2–3/Sekunde aus dem Gastrointestinaltrakt anfertigt. Die Bilder werden von der Kapsel an einen Rekorder gesendet, der mit Elektroden an der Bauchdecke verbunden ist. Zur Vorbereitung für diese Untersuchung ist eine 8-stündige Nüchternphase notwendig, meist werden zusätzlich 2 Liter einer Darmspüllösung vorab verabreicht. Die gespeicherten Bilder werden anschließend auf einem PC begutachtet. Aufgrund des Zeitverlaufes ist eine grobe Lokalisationsdiagnostik im Bereich des Dünndarmes möglich.

Im Falle von potentiellen Blutungsquellen (Angiodysplasien, Polypen) können diese gegebenenfalls in Kombination mit einer Enteroskopie behandelt werden.

Das akute Abdomen

Josef Friedl
Vortragender: Thomas Bachleitner-Hofmann

Definition

Als akutes Abdomen wird eine Vielzahl von Erkrankungen bezeichnet, welche unter Zeitnot einer ätiologischen Klärung bedürfen. Im Vordergrund der Symptomatik steht der Schmerz, welcher mehr oder weniger mit Bauchdeckenspannung, Störung der Peristaltik und/oder Blutung in die Bauchhöhle oder den Intestinaltrakt assoziiert ist. Die Dringlichkeit einer Klärung der Ursache für das klinische Zustandsbild impliziert die Notwendigkeit einer frühen Diagnose! Jedoch ist der Ausdruck „akutes Abdomen“ nicht immer gleichzusetzen mit der Notwendigkeit einer Operation, da eine Vielzahl von nicht operativ behandelbaren Erkrankungen als akutes Abdomen in Erscheinung treten können. Daraus folgt, dass in erster Linie sowohl eine genaue Anamnese als auch eine exakte klinische Untersuchung unumgänglich sind, um eine mögliche Ursache der akuten Symptomatik definieren zu können.

Diagnostische Prinzipien beim akuten Abdomen

1. Notwendigkeit einer Diagnose: Schmerz oft als Hauptsymptom
2. Frühzeitige Diagnose: mögliche Perforation oder auch Darmischämie, Blutung
3. Gründliche Anamnese und körperliche Untersuchung: Sonographie, Computertomographie etc. kompensieren nicht eine schlechte oder unvollständige Anamnese und Untersuchung!
4. Kenntnis der Anatomie und der Physiologie

1 Methodik der Diagnose

1.1 Anamnese

- Alter des Patienten
- Schmerz: Beginn, Ausbreitung, Schmerzcharakter
- Erbrechen
- Darmtätigkeit
- Menstruation

Schmerz

- Initialer Schmerz
  - im gesamten Abdomen: Blut (rupturierte Tubaria)
    Pus (rupturierte Pyosalpinx)
    saurer Mageninhalt (Ulcus ventriculi perf.)
  - Hypochondrium: perforiertes Ulcus duodeni
    Kolon, Gallenblase
  - Epigastrium und paraumbilical: Dünndarm, Appendix
- Verlagerung der Lokalisation des Schmerzes
  - epigastrisch – rechter Unterbauch: Appendizitis, perforiertes Ulcus duodeni

- Charakter
  - brennend – perforiertes Ulcus ventriculi
  - quälend – akute Pankreatitis
  - atemnehmend – Koliken
  - reißend – Aortenaneurysma
- Ausstrahlung
  - Skapula – Gallenkolik
  - Schulter – Pankreatitis, perforiertes Ulcus
  - lumbal – Erkrankungen des Rektums, retrozökale Appendix

Erbrechen

  - starke Irritation der Nerven des Mesenteriums oder Peritoneums
  - Obstruktion eines Hohlorganes aus glatter Muskulatur
- Beziehung von Schmerz und Erbrechen
  - Schmerz vor Erbrechen: Appendizitis
  - Erbrechen vor Schmerz: Gastroenteritis
- Häufigkeit des Erbrechens
  - Art des Erbrochenen
  - Übelkeit und Appetitverlust

1.2 Untersuchung des Patienten

- allgemeines Aussehen
- Haltung im Bett
- Puls und Atemfrequenz
- Temperatur
- Untersuchung des Abdomens
- Untersuchung des Beckens

1.3 Eingruppierung von Symptomen und Befunden

Alle abdominellen Krisen weisen eines oder mehrere Hauptsymptome bzw. -befunde auf:

- Schmerz
- Erbrechen
- Bauchdeckenspannung
- Blähung des Abdomens

a. Zentraler abdomineller Schmerz

- Darmkolik, Gastroenteritis
- Frühstadium der Appendizitis
- Initialstadium eines mechanischen Dünndarmileus
- akute Pankreatitis
- Mesenterialembolie
  - Myokardinfarkt
  - Glaukomanfall
- Herpes zoster

b. Starker zentraler Schmerz mit Kollaps, Blässe, ohne Bauchdeckenspannung

- akute Pankreatitis
- Mesenterialgefäßthrombose

- rupturiertes Aortenaneurysma, Aneurysma dissecans
- Myokardinfarkt
- Extrauteringravidität

c. *Schmerzen mit Erbrechen und zunehmender Blähung des Abdomens ohne Bauchdeckenspannung*
   - Dünndarm-Ileus: wiederholtes oder persistierendes Erbrechen

d. *Schmerzen mit Obstipation, zunehmender Blähung des Abdomens und eventuell Erbrechen*
   - Dickdarm-Ileus
   - kongenitale Obstruktion des Dünndarms beim Neugeborenen
   - Invagination bei Kleinkindern

e. *Starke Schmerzen mit Kollaps und allgemeiner Bauchdeckenspannung*
   - perforiertes Magen- oder Duodenalulcus
   - Darmperforation
   - Aortenaneurysma
   - bilaterale Pleuritis
   - Urämie

f. *Schmerzen und Bauchdeckenspannung im rechten Hypochondrium*
   - akute Cholezystitis
   - penetrierendes Ulcus duodeni
   - Appendizitis mit hoch liegender Appendix
   - Hepatitis, Amöben
   - Echinokokkose

g. *Schmerzen und Bauchdeckenspannung im linken Hypochondrium*
   - Pankreatitis
   - perforiertes Ulcus ventriculi mit subphrenischem Abszess
   - Ruptur eines Jejunaldivertikels
   - Aneurysma der Art. lienalis
   - Spontanruptur der Milz

h. *Schmerzen, Druckschmerzen und Bauchdeckenspannung im rechten Unterbauch*
   - Appendizitis
   - penetrierendes Ulcus duodeni
   - Pyelitis
   - Ileitis terminalis
   - Lymphadenitis ileozökal
   - Meckel-Divertikel
   - Cholezystitis (tief sitzende Gallenblase)
   - gallige Peritonitis
   - Ausgedehnte pelvine Peritonitis u. v. m.

i. *Schmerzen, Druckschmerzen und Bauchdeckenspannung im linken Unterbauch*
   - Divertikulitis
   - Perikolitis bei perforiertem Kolonkarzinom
   - ausgedehnte pelvine Peritonitis

2 Häufige Ursachen eines akuten Abdomens

2.1 Peritonitis

- Schmerzen, Erbrechen, Bauchdeckenspannung
- Temperatur, Blähung des Abdomens, paralytischer Ileus
  - Verletzungen der Bauchwand
  - Hämatogen
  - durch Intestinaltrakt
- Perforation: Appendix, Magen, Duodenum, Dünndarm, Dickdarm
- Gangrän: strangulierter Darm, Volvulus
- Infektionen: Pyosalpinx, Pyonephrose
- Ruptur: Abszesse

2.2 Appendicitis acuta

Diagnose vor der Perforation

1. Schmerzen (erst im Epigastrium, paraumbilical dann Verlagerung)
2. Erbrechen, Übelkeit, akuter Appetitverlust
3. lokale Druckempfindlichkeit im rechten Unterbauch
4. oder rektal: fehlt häufig im Frühstadium!
5. lokale Bauchdeckenspannung (inkonstant)
6. Fieber (inkonstant)
7. Leukozytose (inkonstant)
8. lokale Blähung des Abdomens (inkonstant)
9. oberflächliche Hyperästhesie (inkonstant)
10. Obstipation, Diarrhoe (inkonstant)
11. Hodensymptome (ungewöhnlich)

Diagnose nach der Perforation

1. Anamnese
2. Symptome der lokalen oder diffusen Peritonitis
   Schmerzen, Schwellung, neuerliches Erbrechen

Differentialdiagnose der Appendizitis nach Lage der Appendix

- Aszendierende Appendix (retro- oder parazökal)
  - Cholezystitis
  - florides Ulcus duodeni
  - perforierte Gallenblase
  - perinephritischer Abszess
  - Hydronephrose
  - Pyonephrose + Pyelitis
  - Nierenstein
  - Perikolitis Colon ascendens
  - Torsion des Omentums
- Iliakale Lage der Appendix
  - perforiertes Ulcus duodeni
  - Neurogene Appendikopathie
  - M. Crohn

- Coecum-Ca
- ileozökale TBC
- Yersinien
- Meckelitis
- Psoasabszess
- Ulcus des Coecums
- Helminthen
- Rektusscheidenhämatom
- Ureterstein
- Actinomykose

▪ Pelvine Lage der Appendix
- Ileus
- Divertikulitis mit Abszess
- Gastroenteritis

▪ Frauen
- Extrauteringravidität
- Stieldrehung einer Ovarialzyste oder Hydrosalpinx
- Ruptur einer Pyosalpinx
- Salpingitis
- Ruptur einer Follikelzyste

2.3 Cholezystitis

▪ Beginn mit akuter Gallenkolik
- manchmal Beginn epigastrisch
- nach 4–6 Stunden Lateralisation ins rechte Hypochondrium
- mit stetigem Schmerz ohne Bauchdeckenspannung

▪ Erbrechen, Übelkeit, Appetitverlust
▪ Fieber
▪ Palpable oder sichtbare Gallenblase
▪ Druckempfindlichkeit und/oder Bauchdeckenspannung

2.4 Perforiertes Ulcus ventriculi, Ulcus duodeni

▪ Frühe Diagnose wichtig!
- Operation innerhalb von 6 Stunden: Restitutio
- Operation nach 12 Stunden: Prognose zweifelhaft
- Operation nach 24 Stunden: Prognose schlecht

Frühstadium (innerhalb der ersten 2 Stunden)

▪ starke generalisierte Schmerzen
▪ ängstliche Miene
▪ livides Aussehen
▪ kalte Extremitäten
▪ Untertemperatur
▪ Schmerzen in einer oder beiden Schultern
▪ Würgereiz oder leichtes Erbrechen

Intermediäres Stadium (2–12 Stunden)

- Erbrechen hört auf
- Schmerzen leichter
- Aussehen besser
- Temperatur normal
- ausgeprägte Bauchdeckenspannung
- empfindliches pelvines Peritoneum
- starke Schmerzen bei Körperbewegung

Spätstadium (über 12 Stunden)

- Erbrechen häufiger
- Abdomen schmerzhaft
- Hypovolämie-Zeichen
- Bauchdeckenspannung

Differentialdiagnose des perforierten Ulcus

- Gallenkolik: Anamnese, Steine, Ikterus, Regio subscapularis
- Nierenkolik: Anamnese; Hämaturie, Hoden, motorische Unruhe
- akute Pankreatitis: Anamnese, Epigastrium und Lenden, linkes Hypochondrium, Labor
- akute Appendizitis
- Ruptur einer Tubargravidität
- akuter Darmverschluss
- generalisierte Peritonitis anderer Genese
- rupturierter Ösophagus

2.5 Akuter Darmverschluss

Erwachsene	Kinder
Hernien	Hernien
Adhäsionen	Pylorusstenose
Invagination	Invagination
Invagination	Pancreas anulare
Karzinom	Adhäsionen
Volvulus	

- *Schmerz*: stark, Epigastrium, umbilikal, Hypogastrium
- *Erbrechen*: häufig, je höher Obstruktion, desto heftiger und früher, Dickdarm: kann fehlen
- *Übelkeit und Appetitlosigkeit*: konstant
- *Obstipation*: Blähung des Abdomens
- *Druckempfindlichkeit*
- *sichtbare Peristaltik*
- *Schock*: möglich

2.6 Koliken

- Quälende, krampfartige Schmerzen, ohne Bauchdeckenspannung
- Patient gewöhnlich ruhelos
- Schmerz wellenförmig
- Vegetative Symptomatik: Erbrechen, Blässe

- Ausbreitung des Schmerzes
  - Gallenblase: subscapular
  - Niere: Hoden, Vulva
  - Dünndarm: epigastrisch, umbilikal
  - Dickdarmkolik: überwiegend Hypogastrium

2.7 Akute abdominelle Symptome durch Gefäßerkrankungen

- Thrombose oder Embolie der Art. mes. superior
  - leichte krampfartige Schmerzen zentral, nahrungsabhängig
  - Blut im Stuhl, Druckempfindlichkeit
- Thrombose der V. mesenterica sup., V. portae
- Symptome wie bei Embolie
- Nicht-okklusive Darmischämie: wie Embolie
- Aneurysma dissecans:
  - unerträglicher Schmerz im Thorax, oft durch Analgetika keine Erleichterung
- Aortenaneurysma: Ruptur oder Leak
  - Schmerzen im Rücken, Palpationsbefund, Schocksymptomatik

Die laparoskopische Chirurgie
am Beispiel der laparoskopischen Cholezystektomie

Johannes Zacherl, Sebastian Schoppman

Einleitung

Konventionelle (= offene) operative Eingriffe an diversen Körperhöhlen sind unter anderem durch das sogenannte Zugangstrauma gekennzeichnet. Im Bereich der Chirurgie der Verdauungsorgane betrifft dieses Zugangstrauma naturgemäß vor allem die Bauchdecke. Die chirurgische Eröffnung der Bauchhöhle wird Laparotomie genannt. Sie ist für den Patienten von Schmerzen begleitet und bedarf im Heilungsverlauf einer meist mehrwöchigen Phase bis zur vollständigen Rekonvaleszenz. Vollbelastung ist zumeist erst 6–8 Wochen postoperativ wieder möglich. Außerdem kann eine Laparotomie Komplikationen wie Wundheilungsstörung, Wundinfektion oder Platzbauch nach sich ziehen und längerfristig zu regionaler Bauchmuskelatrophie, -asymmetrie, Narbenhernienbildung, chronischen Schmerzen oder Dysästhesie führen. Fallweise kann es durch Adhäsionen auch noch Jahrzehnte nach der Laparotomie zu einem Bridenileus (Darmverschluss durch Verwachsungen) kommen. Bei vielen Menschen spielen Narben auch eine kosmetische Rolle.

Das Zugangstrauma der Laparotomie kann durch minimal-invasive Operationstechniken reduziert werden. Dadurch wird die Belastung für den Patienten minimiert. Die postoperativen Schmerzen sind geringer, es ist geringerer Schmerzmittelbedarf festzustellen.

Mit Hilfe moderner Videotechnik und speziellen Operationsinstrumenten wurde es möglich, auch größere Eingriffe minimal-invasiv durchzuführen, und zwar auf endoskopischem Weg. Dies gelingt, indem Optik und Lichtleiter sowie Instrumente über spezielle Hülsen (sogenannte Ports) (Durchmesser in der Regel 5–12 mm) in die Bauchhöhle eingeführt werden. Die Spiegelung der Bauchhöhle wird Laparoskopie genannt. Davor muss die Bauchhöhle durch Insufflation von CO_2 geräumig gemacht werden, um genügend Platz für die Ausleuchtung, Einsehbarkeit und Manipulation der Instrumente zu gewährleisten. Dazu wird in Vollnarkose mit medikamentöser Muskelrelaxation nach einem kurzen Hautschnitt die Bauchdecke angehoben und die Bauchhöhle mit einer speziellen Nadel (Veress-Nadel) mit Federstößel punktiert und nach Überprüfen der korrekten Nadellage (Wasserprobe, Probeinsufflation mit Druckmessung) CO_2 bis zu einem Druck von 10–14 mmHg eingeblasen (Kapnoperitoneum). Anschließend werden die sogenannten Arbeitshülsen (= Ports) bereits unter Kamerasicht (Bildschirm) an gewünschter Position durch die Bauchdecke eingebracht. Danach folgen die operativen Manipulationen. Am Ende wird das CO_2 wieder abgelassen und die Ports entfernt. Die Bauchdeckenlücken (solche mit > 1 cm) werden durch eine Naht verschlossen, anschließend folgen Hautnaht und Verband. CO_2 wird verwendet, da Reste postoperativ rasch über das Peritoneum resorbiert werden und intraoperativ die Gefahr einer Gasembolie wesentlich geringer ist als bei Luft.

Laparoskopische Operationen

Die erste laparoskopische Operation am Verdauungstrakt fand 1980 statt und war eine Appendektomie.

Mit der Entwicklung der laparoskopischen Cholezystektomie (erste laparoskopische Cholezystektomie 1987) zur Behandlung des Gallensteinleidens hat sich die laparoskopische Chirurgie Ende der 1980er-Jahre nach und nach in diversen abdominalchirurgischen Bereichen durchgesetzt.

Heute regelmäßig laparoskopisch durchgeführte Eingriffe am Verdauungstrakt sind: Cholezystektomie, Appendektomie, Antirefluxoperationen, diverse Hernienoperationen, bariatrische Operationen (Adipositaschirurgie: Magenbypass, Magenbandimplantation), diverse Darmresektionen, in Zentren auch Magenresektion, Speiseröhrenresektion, Kardiomyotomie (bei Achalasie), Pankreasoperationen, Leberresektionen. Aber auch an anderen Bauchorganen (Nebenniere, Niere, inneres Genitale ...) sind laparoskopische Eingriffe heute gut etabliert.

In den letzten Jahren hat die minimal-invasive Chirurgie mit der Einführung der sogenannten Needle-Ports (das sind Arbeitsinstrumente, die nur noch einen Durchmesser von bis zu 2 mm haben und deshalb eine noch geringere Bauchdeckenschädigung zur Folge haben) als auch der Single-Port-Chirurgie (hierbei werden die Operationen ausschließlich über einen einzelnen Zugang über den Nabel mit speziellen abwinkelbaren Instrumenten durchgeführt) einen weiteren Entwicklungsschritt getan. Diese Methoden befinden sich aber noch in Entwicklung und stellen sicherlich noch keinen Standard dar. Eine weitere Entwicklung stellt die so genannte NOTES-Chirurgie (**N**atural **O**rifice **T**ransluminal **E**ndoscopic **S**urgery – endoskopische Operationen durch natürliche Körperöffnungen) dar. Hierbei werden die Instrumente durch natürliche Körperöffnungen (Rektum, Vagina, Magen ..) in das Abdomen eingebracht um dann die Operationen durchzuführen. Diese Methoden sind allerdings noch zum größten Teil experimentell und von größeren Serien wird nur in einzelnen Zentren berichtet.

Die laparoskopische Cholezystektomie

Bei der laparoskopischen Cholezystektomie kann dem Patienten der schmerzhafte Rippenbogenrandschnitt erspart werden. Dadurch kann der etwa 7 Tage dauernde postoperative Krankenhausaufenthalt nach offener (= konventioneller) Operation auf 2–3 Tage verkürzt werden. Der Patient benötigt weniger analgetische Therapie und kann früher seine gewohnte Aktivität wiedererreichen.

Indiziert ist die Operation bei symptomatischem Steinleiden der Gallenblase nach Ausschluss einer anderen Ursache für die Symptome (kolikartige, manchmal ziehend drückende Schmerzen im rechten Oberbauch ggf. mit Ausstrahlung in den Rücken und/oder in die rechte Schultergegend, Intoleranz gegenüber fettreichen Mahlzeiten, Milchprodukten, Mehlspeisen etc., postprandiales Völlegefühl). Auch eine Choledocholithiasis/mechanische Cholestase sollte mittels Labor, Sonographie und ggf. Cholangiographie (MRCP oder bei hochgradigem Verdacht per ERCP) ausgeschlossen bzw. durch endoskopische Papillotomie und Steinbergung behandelt werden. In vielen Abteilungen wird präoperativ auch eine Gastroskopie durchgeführt, um eine Gastritis bzw. ein Ulkus auszuschließen.

Operationsverlauf

Die Operation erfolgt in Intubationsnarkose. Nach Etablierung des sogenannten Kapnoperitoneums (CO_2 in Bauchhöhle) und Setzen der Ports wie oben beschrieben (bei der Cholezystektomie ein Port supraumbilikal median, ein Port epigastrisch median und 2 Ports rechts subcostal, also insgesamt 4 Inzisionen – 2 x 12 mm, 2 x 5 mm) wird die Gallenblase am Fundus gefasst und Richtung Zwerchfell gehoben. Anschließend werden eventuell vorhandene Verwachsungen der

Gallenblase mit dem Duodenum oder dem großen Netz gelöst. Die Präparation erfolgt zumeist mit einem monopolaren Diathermiehäkchen oder einer speziellen Schere. Danach wird der Ductus cysticus und die Arteria cystica dargestellt und zwischen jeweils 2 zentralen und präparatseitigen Clips durchtrennt. Vor Durchtrennung des D. cysticus kann bei spezieller Befundkonstellation eine Cholangiographie erfolgen, um gegebenenfalls die anatomischen Verhältnisse zu klären und/oder eine Choledocholithiasis oder ähnliches auszuschließen. In weiterer Folge wird die Gallenblase von der Leber abpräpariert, was vor allem bei chronisch entzündlich veränderter Gallenblasenwand durchaus schwierig sein kann. Nach „Einpacken" der nun freien Gallenblase in einen kleinen Plastiksack wird diese über eine der 12-mm-Inzisionen geborgen, falls notwendig nach mechanischer Steinzerkleinerung, und als Präparat zur histologischen Untersuchung abgegeben. Anschließend erfolgt die Überprüfung des Operationsgebietes, eventuell die Einlage einer subhepatischen Drainage (liegt üblicherweise nur 1–3 Tage). Nach Ablassen des Kohlendioxids und der Entfernung der Ports werden die Wunden verschlossen.

Postoperativer Verlauf

Der Patient soll noch am OP-Tag unter Anwesenheit eines Arztes oder einer Pflegeperson aufstehen und darf ab 6 h postoperativ trinken. Am ersten postoperativen Tag ist leichte Vollkost möglich. Der Patient kann nach Tolerieren der oralen Nahrung üblicherweise am 2–4. postoperativen Tag nach Hause gehen. Die Nahtentfernung und Besprechung des histologischen Ergebnisses erfolgt zwischen dem 10. und 12. Tag. Körperliche Schonung wird im Allgemeinen für 3–4 Wochen empfohlen mit anschließend sukzessiver Steigerung der Belastung.

Da die laparoskopische Operationstechnik reichlicher Übung bedarf, gab es in der Frühphase der laparoskopischen Chirurgie leider vermehrt schwere Gallengangskomplikationen (bis 0,1 %). Mittlerweile ist die Inzidenz schwerer Gallengangskomplikationen (Durchtrennung, Stenosierung mit/ohne Gefäßbeteiligung) an erfahrenen Abteilungen in etwa mit den Ergebnissen der offenen Chirurgie vergleichbar (0,02–0,05 %).
Weitere typische Komplikationen können die Cysticus-Stumpfinsuffizienz, ein Galleleak an einem aberranten Gallengang, eine Nachblutung oder die Verletzung benachbarter Organe sein.

Ökonomie

Während viele der für die laparoskopische Operationen verwendeten Geräte Einmalinstrumente sind, sind laparoskopische Operationen per se teurer als ihr konventionelles Pendant. Allerdings kann durch Verkürzung des teuren Krankenhausaufenthaltes und Krankenstandes dieses Defizit nicht nur eingeholt werden, die meisten laparoskopischen Eingriffe sind nach Miteinberechnung der postoperativen Kosten ökonomisch sogar günstiger als offene Operationen.

Schlussbemerkung

Endoskopische Operationsmethoden haben den chirurgischen Alltag in den letzten 15 Jahren revolutioniert. Mittlerweile werden an spezialisierten Zentren die meisten Operationen minimal-invasiv und damit für den Patienten schonender durchgeführt. Allerdings macht die Komplexität solcher Eingriffe, die über die Basiseingriffe (wie z. B. die Cholezystektomie) hinausgehen, eine entsprechende Spezialisierung notwendig, um solche Operationen auch mit der gebotenen Sicherheit durchführen zu können. Die größte Problematik komplexer laparoskopischer Eingriffe ist daher durch die lange Lernphase bis zur Erlangung ausreichender Erfahrung charakterisiert.

Krebschirurgie

Michael Gnant

Grundprinzipien der chirurgischen Onkologie

Die Tumorchirurgie nimmt in der modernen interdisziplinären Krebsbehandlung eine entscheidende Rolle ein: Nach wie vor ist die vollständige Entfernung des Tumors die Vorraussetzung zur dauerhaften Heilung des Krebskranken.

Radikalität

Bereits aus dem oben stehenden ersten Satz ergibt sich eines der wichtigen Prinzipien moderner chirurgischer Onkologie: Radikalität. Unter diesem – von lat. radix, die Wurzel (gleichsam: „das Übel an der Wurzel entfernen") abstammenden – Begriff versteht man seit Halstedt 1896 die operative Entfernung des Malignoms *samt* gesunden „Anhangsgeweben" mit einem entsprechenden Sicherheitsabstand. Eine heute trivial erscheinende Grundmethodik wurde – letztlich aufgrund des bis dahin mangelnden Verständnisses der Natur maligner Tumore – erst im letzten Jahrhundert entwickelt. Heute wissen wir: ohne vollständige (d. h. mit Sicherheitsabstand durch Mitresektion gesunden Gewebes) Entfernung eines Tumors gibt es keine dauerhafte Heilung. In der Bestimmung der Radikalität ist das interdisziplinäre Zusammenspiel zwischen Chirurg und Pathologen besonders wichtig: R0 heißt mikroskopisch radikal, also auch vom Histopathologen kann eine vollständige Tumorentfernung mit Sicherheitsabstand festgestellt werden; unter R1 versteht man „makroskopisch radikal", das bedeutet vereinfacht, der Chirurg glaubt, er habe den Tumor vollständig entfernt, aber der Pathologe kann dies nicht bestätigen; R2 bedeutet, „auch makroskopisch nicht radikal", wenn also schon beim Operieren klar ist, dass Tumorgewebe im Patienten zurückbleiben muss.

R1- und R2-Resektionen sind in der traditionellen Lehre, da sie das Überleben nicht verlängern, im Prinzip sinnlos und sollen heute nicht mehr gemacht werden. Dies kann heute nicht mehr uneingeschränkt postuliert werden. Sowohl ändert sich unser Verständnis von „biologischer" Radikalität (siehe z. B. neue Klassifikationsvorschläge beim Pankreaskarzinom, z. B. Esposito) als werfen auch die Ergebnisse „in Kauf genommener Zurücklassung" (z. B. die Ergebnisse der A-COSOG Z011 Studie beim Mammakarzinom) neue Fragen auf. Darüber hinaus ist es manchmal in einem proaktiven chirurgisch-onkologischen Ansatz unvermeidlich, große Resektionen zu planen und auch durchzuführen, bei denen sich erst gegen Ende des Eingriffs – nach dem „point of no return" – die Unmöglichkeit endgültiger Radikalität zeigt. Bei wenigen Tumorerkrankungen macht ein Abgehen vom Radikalitätsprinzip auch konzeptionell Sinn, wenn nämlich ein sogenanntes „Debulking", also die nichtradikale Entfernung des größten Tumoranteils, zu einer Lebensverlängerung im Sinne der Vorbereitung anderer Therapiemodalitäten beitragen kann, wie z. B. beim Ovarialkarzinom oder bei gewissen niedrig-malignen Weichteilsarkomen.

Diese aktuellen Erkenntnisse dürfen jedoch keineswegs dazu führen, das chirurgische Radikalitätsstreben sozusagen *en principe* oder gar durch mangelnde Sorgfalt oder technische Unvollkommenheit zu verlassen – auch und gerade in Zeiten von Stammzellkonzepten und multimodaler Therapie ist Präzision im Denken und Tun weiterhin Grundvoraussetzung für erfolgreiche Tumorchirurgie.

Interdisziplinarität

Aktuell erzielte Behandlungsfortschritte sind auch Ergebnis eines anderen enorm wichtigen modernen Prinzips der Krebschirurgie: Interdisziplinarität. Eine wichtige Schnittstelle für den Tumorchirurgen ist die zur Radiologie und anderen diagnostischen Fächern (inkl. interventioneller Endoskopie etc.), von denen eine sachgerechte Operationsplanung und damit der Erfolg des onkologisch-chirurgischen Eingriffs jedenfalls abhängen. Aber auch in der Nachbehandlung bzw. bei multimodalen Therapieansätzen ist die Kooperation der Tumorchirurgie mit anderen Fächern entscheidend, wobei hier besonders die internistische Onkologie und die Radiotherapie zu nennen sind. Interdisziplinäre Onkologie kann ohne entsprechende Beteiligung kompetenter Tumorchirurg nicht stattfinden, aber auch moderne Tumorchirurgie ist ohne interdisziplinäre Vernetzung mit den Partnerfächern nicht denkbar! Im modernen strukturellen Kontext bildet sich die onkologische Spitzenchirurgie häufig im Rahmen von Comprehensive Cancer Centers ab. Die dazu nötige Spezialisierung und Zentralisierung stellt Ausbildung und Gesundheitsstruktur vor Herausforderungen, ist aber unumkehrbar und essentielles Kernstück moderner Krebsbehandlung. Als äußeres Zeichen wird diese in der obligatorischen Diskussion individueller Diagnose- und Behandlungskonzepte im Rahmen sogenannter Tumorboards umgesetzt.

Lebensqualität

Ein weiteres wesentliches Prinzip moderner Tumorchirurgie ist die Konzentration auf Lebensqualität als Ziel der Behandlung. Während man in den 70er- und 80er-Jahren des vergangenen Jahrhunderts – besonders durch die Entwicklung moderner anästhesiologischer Verfahren – in die Lage versetzt wurde, immer *größere* operative Eingriffe vorzunehmen, zeigte sich rasch, dass solch supraradikale Therapieansätze nicht nur das Leben tumorkranker Patient nicht verlängern, sondern manchmal verkürzen und jedenfalls die Lebensqualität in der verbleibenden Zeit verschlechtern können. Dieses Prinzip darf nicht mit therapeutischem Nihilismus verwechselt werden, gerade die richtige Abwägung von Aufwand, Risiko und Nutzen macht die Qualität eines multidisziplinären onkologischen Assessments und Behandlungsplans vor allem auch in ehtischer und ganzheitlicher Hinsicht aus.

Organerhalt

Die Konzentration moderner patientenorientierter Medizin auf Lebensqualität bedeutet im Falle der chirurgischen Onkologie in vielen Fällen das Anstreben von Organerhalt, wo immer möglich. Dieses Prinzip hat in den letzten 25 Jahren zu Revolutionen z. B. in der Chirurgie des Brustkrebs, Mastdarmkrebs, Bauchspeicheldrüsenkrebs, aber auch der Extremitätensarkome geführt. Organerhalt als wichtige Voraussetzung zum Erhalt oder zur Wiederherstellung von Lebensqualität ist heute als Ziel ebenso etabliert wie Lebensverlängerung oder Heilung. Während zum Beispiel bei Brustkrebs (Vermeidung von Verstümmelung) oder Extremitätensarkomen (Amputationsvermeidung) die Zielsetzungen für jeden evident sind, haben organerhaltende Verfahren auch bei intraabdominellen Eingriffen eine große Bedeutung erlangt (Beispiel: Pyloruserhalt bei Pankreasresektionen), bei denen subtile und/oder funktionelle Aspekte im Vordergrund stehen. Immer öfter können auch die in den letzten Jahrzehnten technisch revolutionierten minimal-invasiven chirurgischen Verfahren zu diesem Ziel beitragen.

Qualitätskontrolle

Gerade in der Chirurgie haben Qualitätskontrollverfahren große Tradition, was auch daran liegen mag, dass Behandlungsmisserfolge durch die oft dramatischen Folgen rasch transparent werden. Gerade in der Tumorchirurgie ist nicht zuletzt deshalb der Zusammenhang zwischen der Zahl der Operationen an einer Behandlungseinrichtung und dem Erfolg auch wissenschaftlich belegt. Die

Belastung der Patient durch den operativen Eingriff, die intraoperative Komplikationsrate und das postoperative Risiko sinken in den Händen erfahrener Chirurg in einem tumorchirurgischen Zentrum deutlich. Dies führt zunehmend und zu Recht – trotz aller politischen Widerstände – zur Etablierung von Schwerpunktprogrammen und zu einer Konzentration der Behandlungsvorgänge an wenigen spezialisierten Zentren, gerade für schwierige Tumoroperationen mit hohem perioperativen Risiko. Durch diese Ressourcenkonzentration ist es gelungen, die perioperative Letalität auch großer chirurgisch-onkologischer Eingriffe weiter zu senken (5 % perioperative Letalität ist heute das akzeptierte Maximum, und das nur bei besonders schwierigen Eingriffen wie Ösophagus- oder Pankreas-Ca). An der Universitätsklinik für Chirurgie der MedUniWien sind bei jeweils über 100 Operationen pro Jahr weder bei Leberresektionen wegen kolorektaler Metastasen noch bei Pankreaskarzinom-Operationen perioperative Todesfälle in einer Frequenz von mehr als 2 % zu verzeichnen gewesen, was sowohl ein exzellentes Niveau als auch einen Erfolg der Zentrumsmedizin, Spezialisierung und Teambildung zeigt. Aber auch andere Qualitätsparameter wie Lokalrezidivrate, Fernmetastasierung und Patientenzufriedenheit stellen heute akzeptierte Qualitätsparameter dar.

Multimodale Therapieansätze

Bei vielen Tumorerkrankungen arbeitet die Tumorchirurgie heute eng mit anderen Fachdisziplinen zusammen. So gelingt in vielen Fällen der Organerhalt erst nach primärer Tumorverkleinerung durch medikamentöse Maßnahmen (Beispiele: fortgeschrittene Stadien von Mammakarzinom, Pankreaskarzinom, Lebermetastasen, Lungenkarzinom) oder durch präoperative Bestrahlung (Rektumkarzinom). Die bereits diskutierte interdisziplinäre Behandlungskultur ist für den Erfolg multimodaler Therapieansätze unbedingte Voraussetzung. „Operieren, was operabel ist; operabel machen, was inoperabel ist" kann als therapeutisches Prinzip bei mittlerweile zahlreichen Tumorentitäten bezeichnet werden.

Chirurgie bei metastasierten Krebserkrankungen

Durch die zunehmende Verbesserung der Behandlungsmöglichkeiten von metastasierten Krebserkrankungen, vor allem durch sogenannte zielgerichtete Therapien, hat die Tumorchirurgie in metastasierten Behandlungssituationen ganz rezent neue – möglicherweise auch kurative – Indikationen eröffnet. Während bis vor kurzem die Generalisation der Tumorerkrankung Unheilbarkeit bedeutete und daher möglichst nur in Notfallsituationen oder bei dringender Notwendigkeit lokoregionaler Kontrolle operiert wurde, ändert sich bei vielen Tumorentitäten die Indikation dramatisch. Zahlreiche aktuelle Studien belegen, dass – z. B. besonders nach initialem Ansprechen auf medikamentöse Therapie – die Resektion von Metastasen oder Primärtumor auch lebensverlängernd wirkt. Bei manchen Erkrankungen kann sogar länger dauernde Tumorfreiheit oder sogar Heilung erzielt werden (z. B. Resektion von kolorektalen Lebermetastasen bis zu 40 % 5-Jahresüberleben).

Risikoadaptierte Chirurgie

Die zunehmende Überalterung und Komorbidität von Krebspatienten stellt auch die Tumorchirurgen vor gesteigerte Anforderungen. Die Risikoabwägung und risikoadaptierte Indikationsstellung – häufig in enger Zusammenarbeit mit der Inneren Medizin – ist essentiell. Gerade in diesem Zusammenhang hat „Fast Track Surgery" ein besonderes Potential, wobei gerade beim fragilen oder multimorbiden Patienten die Komplikationsvermeidung als Voraussetzung des Erfolges im Vordergrund stehen muss. Für sonst gesunde Patienten ist die dadurch mögliche Verkürzung von Krankenhausaufenthalten und mögliche Verringerung perioperativer Morbidität allerdings eine weitere Chance auf Optimierung des chirurgischen Behandlungsablaufes. Dazu kommt – heute immer wieder – das Kosteneinsparungspotential für die Gesellschaft.

Chirurgie mit menschlichem Antlitz

Gerade in der Tumorchirurgie kommt ganzheitlichen Betrachtungsweisen und empathischen Kommunikationsprinzipien besondere Bedeutung zu. Ein operativer Eingriff stellt für jeden Menschen eine besondere psychische und emotionale Ausnahmesituation dar; wenn es sich gleichzeitig noch um eine Krebserkrankung handelt, potenziert sich gelegentlich die Belastung für die Betroffenen. Einfühlsame und transparente Aufklärung sowie durchgehende Patientenführung mit professioneller und menschlicher Zuwendung sind daher in der Tumorchirurgie von besonderer Bedeutung.

Hinweis

Aktuelle Behandlungsstandards, die laufend upgedatet werden, finden die Studierenden im sogenannten ACO-Manual der Österreichischen Gesellschaft für chirurgische Onkologie ACO-ASSO, www.aco-asso.at

Literatur

Gnant/Schlag (Hrsg.): Chirurgische Onkologie – Strategien und Standards für die Praxis. Springer Wien/New York, 2008

Strahlentherapie

Rainer Schmid

Prinzipien der Strahlentherapie bei gastrointestinalen Tumoren

- Gastrointestinale Tumoren sind generell strahlensensibel, wobei Plattenepithelkarzinome besser auf Radiotherapie ansprechen als Adenokarzinome.
- Es wird sowohl Teletherapie als auch interstitielle (z. B. Analkarzinom) und endoluminale (z. B. Ösophagus) Brachytherapie und extrakranielle stereotaktische Strahlentherapie (z. B. Leber, Beckenwandrezidive) angewendet.
- Aufgrund geringer Strahlentoleranz umgebender Gewebe im Gastrointestinaltrakt (Dünndarm, Leber, Magen, Kolon, Lunge, Herz) ist die applizierbare Strahlendosis jedoch begrenzt, sodass eine primäre Radiotherapie in kurativer Intention mit Ausnahme des Analkarzinoms (und mit Einschränkungen des Plattenepithelkarzinoms des Ösophagus) nicht angewendet werden kann.
- Moderne Bestrahlungstechnik muss zur optimalen Schonung gesunder Gewebe vorausgesetzt werden.
- Indikationen zu Radiotherapie bei GI-Tumoren:
  1. *Primär kurative Radiotherapie* (in Kombination mit konkomitanter Chemotherapie), z. B. beim Analkarzinom
  2. *Präoperative (neoadjuvante) Radiotherapie* (mit oder ohne konkomitante Chemotherapie) zur *Senkung* des Lokalrezidivrisikos (z. B. beim Rektumkarzinom)
  3. *Präoperative (neoadjuvante) Radiochemotherapie* zum *„downsizing"* oder *„downstaging"* großer, primär inoperabler Tumoren (z. B. beim Rektumkarzinom, Ösophaguskarzinom, Pankreaskarzinom)
  4. *Postoperative Radiochemotherapie* zur *Senkung* des Lokalrezidivrisikos (z. B. Magenkarzinom)
  5. *Palliative Radiotherapie* bei inoperablen oder rezidivierenden Tumoren

Merkpunkte

- Bei GI-Tumoren soll präoperativ die Indikation zu einer eventuellen Radiotherapie geprüft und ein Therapiekonzept erstellt werden.
- Die Therapie sollte generell in interdisziplinärer Kooperation (Radiologie, Pathologie, Gastroenterologie, Chirurgie, Radiotherapie, internistische Onkologie) entschieden werden.
- Präoperative Radiotherapie ist der postoperativen beim Rektumkarzinom vorzuziehen.
- Die primäre Therapieform des Analkarzinoms ist die definitive Radiochemotherapie. Analkarzinome gehören somit zu den wenigen gastrointestinalen Tumoren, die nicht primär chirurgisch behandelt werden sollten (wie GI-Lymphome).

Rolle der Radiotherapie bei einzelnen GI-Tumoren

Ösophaguskarzinom

Die wichtigste Therapieform im kurativen Ansatz des Ösophaguskarzinoms ist wie bei allen GI-Tumoren (mit Ausnahme des Analkarzinoms und gastrointestinaler Lymphome) die chirurgische

Resektion. Nicht selten sind jedoch Ösophaguskarzinome bei Diagnosestellung aufgrund der engen Nachbarschaft der Speiseröhre vor allem zur Trachea und zu mediastinalen Gefäßen bereits inoperabel, sodass entweder eine primäre Radiotherapie (Teletherapie mit oder ohne Brachytherapie in Kombination mit Chemotherapie) oder eine präoperative Radiotherapie indiziert ist. Alternativ zu präoperativer Radiochemotherapie wird auch die Anwendung präoperativer Chemotherapie studiert. Bei zervikal gelegenen Ösophaguskarzinomen ist Resektabilität bereits in einem frühen Krankheitsstadium häufig nicht gegeben (Nahbeziehung zur pars membranacea der Trachea, wenig „Platz" für eine Anastomose bei Tumorbeginn nahe dem Hypopharynx), sodass in dieser Lokalisation die definitive Radiochemotherapie mit oder ohne intraluminale Brachytherapie häufiger als bei tieferer Tumorlokalisation die primäre Therapieform darstellt. Generell ist die Therapie des Ösophaguskarzinoms immer ein Fall für eine interdisziplinäre Entscheidung zwischen Chirurgie, Radiotherapie und internistischer Onkologie an einem Tumorzentrum.

Magenkarzinom

Bei mäßig lokal fortgeschrittenem Magenkarzinom besteht nach chirurgischer Resektion ein hohes lokoregionäres Rezidivrisiko. Postoperative Radiochemotherapie kann dieses Risiko senken und damit indirekt das Überleben verbessern. Studien zur Erweiterung multimodaler Therapieansätze für das fortgeschrittene Magenkarzinom sind im Laufen.

Gallenwegskarzinom

Maligne Tumoren der intrahepatischen und extrahepatischen Gallenwege und der Gallenblase werden meist erst in lokal weit fortgeschrittenen Stadien klinisch symptomatisch und stellen daher aufgrund ihrer Lokalisation eine schwierige therapeutische Situation dar. Radio(chemo)therapie kann präoperativ, postoperativ, oder primär palliativ angewendet werden. Zum Offenhalten der Gallenwege können intrahepatische Stents gelegt werden. Durch zusätzliche intraluminale Brachytherapie bleiben Gallenwegsstents länger offen.

Pankreaskarzinom

Auch das Pankreaskarzinom wird erst spät symptomatisch: Appetitverlust, Anorexie, Gelbsucht, hochgradiger Gewichtsverlust, Schmerzen, Verlust der endokrinen Funktion (Diabetes mellitus). Deshalb ist es oft nicht mehr resektabel. Lokale Radio(chemo)therapie kann in präoperativer Intention angewandt werden, Operabilität wird jedoch in der Mehrzahl der Fälle dennoch nicht erreicht, sodass es sich de facto um eine definitive palliative Therapie handelt. Bei Schmerz infolge Infiltration umgebender Strukturen kann Radiotherapie zu deutlicher Schmerzreduktion führen.

Lebermetastasen

Gastrointestinale Tumoren metastasieren häufig in die Leber. Für die Wahl der Behandlungsform von Lebermetastasen spielen einige Faktoren eine Rolle: Anzahl, Lage, Größe, Art des Primärtumors und zeitliche Beziehung zwischen Auftreten des Primärtumors und Lebermetastasierung (synchron oder metachron). Je später, je kleiner die Anzahl, je abgegrenzter und kleiner die Metastase, desto eher ist eine lokale Therapieform aussichtsreich. Bei resektablen Metastasen soll die Operation in Erwägung gezogen werden. Alternativ dazu kommt die stereotaktische Radiotherapie mit hohen Einzeldosen oder andere lokale Therapieformen (Radiofrequenzablation, Alkoholinstillation) in Frage. Alle lokalen Therapieverfahren werden aufgrund der Generalisierung der Krankheit mit systemischer Chemotherapie kombiniert.

Kolonkarzinom

Aufgrund der guten Resektabilität des Kolonkarzinoms und folglich geringem Lokalrezidivrisiko spielt die Radiotherapie hier keine Rolle.

Rektumkarzinom

Wegen der engen anatomischen Verhältnisse im kleinen Becken stellt die Resektion des Rektumkarzinoms eine wesentlich größere chirurgische Herausforderung dar als die Resektion eines Kolonkarzinoms. Das Lokalrezidiv ist hier häufiger als beim Kolonkarzinom und bedeutet aufgrund seiner hohen Morbidität (schwer behandelbare Beckenschmerzen, in die untere Extremität ausstrahlende neurale Schmerzen, Blutung, Lymphstau der unteren Extremitäten) ein großes klinisches Problem. Moderne chirurgische Technik reduziert das Lokalrezidivrisiko deutlich. Radiotherapie, die hier generell präoperativ angewendet werden sollte, senkt dieses Risiko um weitere 50 %. Abgesehen von sehr frühen Tumorstadien, bei denen sich außerhalb der Rektumwand kein Tumor findet, soll jeder Patient mit Rektumkarzinom präoperativ eine Radiotherapie erhalten: bei primär resektablen Tumoren genügt eine „Kurzzeit-Radiotherapie" über eine Woche mit Operation in der darauf folgenden Woche; bei großen, nicht oder nicht sicher operablen Tumoren ist eine konventionell fraktionierte Radiotherapie über fünf Wochen mit konkomitanter Chemotherapie indiziert, deren Therapieintention in einer Tumorverkleinerung (auch „downstaging" genannt) besteht. Dieser Therapieansatz ist im Gegensatz zu postoperativer Strahlentherapie nach inkompletter Resektion deutlich günstiger, da wie in der Onkologie generell eine radikale Resektion – eventuell nach Vorbehandlung – immer zu einem günstigeren Ergebnis führt als jede postoperative Therapie nach inkompletter Resektion. Tumorverkleinerung braucht Zeit, weshalb im Fall einer „downstaging"-Radiotherapie die Operation erst vier bis acht Wochen nach Abschluss der präoperativen Therapie stattfindet.

Analkarzinom

Die Therapie der Wahl bei Plattenepithelkarzinom des Analkanals ist die kombinierte Radiochemotherapie mit oder ohne interstitielle Brachytherapie. Diese Therapie führt zu gleichwertigen Resultaten verglichen mit der abdominoperinealen Rektumexstirpation, was Tumorkontrolle und Langzeitüberleben betrifft, jedoch kann zum Unterschied von der Operation meist die Sphinkterfunktion erhalten werden. Das Volumen der Teletherapie umfasst den Analkanal und die regionären pararektalen und inguinalen Lymphknoten. Konkomitant zur Teletherapie wird Mitomycin-C und 5-Fluorouracil als Dauerinfusion gegeben. Infiltriert der Tumor nicht mehr als die halbe Zirkumferenz des Analkanals, wird anschließend an die – in diesem Fall geringer dosierte – Radiochemotherapie noch eine interstitielle Brachytherapie angeschlossen, womit die Strahlendosis auf ein kleineres Volumen als mit Teletherapie beschränkt werden kann. Das Analkarzinom ist der einzige gastrointestinale Tumor (abgesehen von den Lymphomen), bei dem nicht die Chirurgie, sondern die Strahlentherapie die primäre Therapieform darstellt.

Dosierung, Fraktionierung, Technik

Teletherapie: In den meisten Fällen wird die Teletherapie bei GI-Tumoren in konventioneller Weise fraktioniert, d. h. es werden Einzeldosen von 2 Gy pro Tag (an Wochentagen) bis zu Gesamtdosen von 45–50 Gy (als adjuvante oder neoadjuvante Therapie) oder 60 Gy (als definitive Therapie mit kurativer Intention) gegeben. In den meisten Fällen wird moderne schnittbildgestützte Therapieplanung zur optimalen Schonung der umliegenden Gewebe eingesetzt. Es kommen jedoch auch alternative Fraktionierungen zum Einsatz, etwa bei der präoperativen „Kurzzeit"-Radiotherapie beim Rektumkarzinom, wo 2-mal täglich 2,5 Gy mit einem Abstand von 6 Stunden zwischen den Fraktionen (oder täglich 5 Gy) gegeben werden (Gesamtdosis: 25 Gy). Außerdem wird auch bei GI-Tumoren zunehmend modernste stereotaktische Radiotherapie eingesetzt, etwa bei Lebermetastasen, wobei hier die „Punktgenauigkeit" der Radiotherapie gegenüber der dreidimensionalen konformalen Radiotherapie noch weiter verbessert ist und daher unkonventionelle Fraktionierungsschemata (hohe Einzeldosen) gegeben werden können.

Brachytherapie: Mittels intraluminaler Brachytherapie kann beim Ösophaguskarzinom und beim Gallenwegskarzinom die Dosis am betroffenen Organ ohne Belastung der Umgebungsstrukturen erhöht werden, wodurch die Wahrscheinlichkeit langfristiger Tumorkontrolle steigt. Die Brachytherapie des Ösophagus erfordert keine Narkose, sie kann in Sedierung durchgeführt werden, die Strahlenquelle wird über einen speziellen Applikator (ähnlich einer dicken nasogastrischen Ernährungssonde) eingebracht, der gesamte Eingriff dauert etwa eine Stunde. Beim sehr weit fortgeschrittenen Ösophaguskarzinom kann intraluminale Brachytherapie auch alleine zu einer Verbesserung der Dysphagie führen. Beim Ösophaguskarzinom wird im Allgemeinen HDR (high dose rate)-Brachytherapie verwendet.

Bei der interstitiellen Brachytherapie des Analkarzinoms werden in Epiduralanästhesie Hohlnadeln in spezieller Weise in den Tumor bzw. die ursprüngliche Tumorregion eingestochen, in die dann in Afterloadingtechnik die Strahlenquelle (meist ^{192}Ir) eingeführt wird. Hier hat sich die Verwendung von PDR (pulsed dose rate)-Brachytherapie bewährt. Über die liegenden Applikatoren werden die Strahlenquellen jede Stunde für den Patienten unspürbar eingebracht, wodurch die Gesamtdosis mit kleinen Einzeldosen von etwa 0,5 Gy/h appliziert wird. Dies hat einen gewebeschonenden Effekt im Hinblick auf Langzeitnebenwirkungen.

Kombination mit Chemotherapie: Chemotherapie gleichzeitig mit Radiotherapie verabreicht wirkt radiosensibilisierend, d. h. es kann dadurch Strahlendosis „eingespart" werden. Bei GI-Tumoren spielt die 5-FU (5-Fluorouracil)-basierte Chemotherapie in den Kombinationsbehandlungen seit einigen Jahrzehnten die dominierende Rolle. Die kontinuierliche Verabreichung des 5-FU hat sich gegenüber der Bolusinfusion durchgesetzt und wird teilweise mit Calciumfolinat zusätzlich moduliert. Beim Analkarzinom ist die konkomitante Gabe von Mitomycin-C und 5-FU entscheidend für die Verbesserung der Prognose.

Nebenwirkungen

Die Intensität und Häufigkeit von Nebenwirkungen jeder Strahlentherapie hängen von Gesamtdosis, Einzeldosis, Gesamtbehandlungszeit und behandeltem sowie bestrahltem Volumen ab. Die Art der Nebenwirkungen hängen von der Art der Gewebe und Organe ab, die in unmittelbarer Nachbarschaft eines Tumors und Lymphabflussgebiets liegen.

Die Strahlentherapie des Ösophagus wird durch die Lungen, das Bronchialsystem, das Rückenmark, das Herz und die nicht tumorbefallenen Teile des Ösophagus begrenzt. Akut kommt es zu Schleimbildung in Ösophagus und Bronchien sowie meist zu passageren Schluckbeschwerden. Bei Dysphagie vor Therapiebeginn wiegt jedoch meist die Besserung der Dysphagie durch Remission des Tumors die radiogenen Schluckbeschwerden auf.

Bei Radiotherapie des Magens, Pankreas und des hepatobiliären Systems kommt es zu Übelkeit (durch Antiemetika gut behandelbar), Appetitverlust, Müdigkeit und selten Diarrhö.

Bei Bestrahlung des dorsalen Beckens bei Rektumkarzinom ist die Schonung des Dünndarms, der sehr radiosensibel ist, entscheidend. Dies wird durch Therapie in Bauchlage und mit gefüllter Harnblase erreicht, sodass es bei moderaten Dosen nur selten zu Diarrhö oder anderen Nebenwirkungen kommt.

Literatur

Senn H-J: Checkliste Onkologie, 5. Aufl., Thieme, Stuttgart [u.a.], 2001 *(Kapitel: Tumoren des Gastrointestinaltrakts)*
Laufend aktualisierte Therapieoptionen des National Cancer Institute der USA zu malignen Erkrankungen:
http://www.cancer.gov/cancerinfo/pdq/treatment

Das Kauorgan

Eva Piehslinger

Die Abbildungsverweise im Text beziehen sich auf Abbildungen, die im Study Guide der Medizinischen Universität Wien unter Block 13/Lernunterlagen abrufbar sind.

Die Verdauung beginnt im Mund:
Die Funktionen des Kauorgans gehen weit über das eigentliche Kauen, die Mastikation, hinaus. Auch Atmung, Lautbildung (Artikulation), Ästhetik, Haltung und Stressbewältigung sind Funktionen, die dem Kauorgan zugeordnet werden können. Störungen dieser mannigfachen Funktionen erfordern sowohl in der Diagnostik als auch in der Therapie ein interdisziplinäres Vorgehen.

Die Strukturen, die das Kauorgan bilden, sind: die Kiefergelenke (Temporomandibulargelenke, *temporomandibular joints*, TMJ), die Kaumuskulatur mit innervierenden Nerven sowie die Zahnreihen, die in statischer und dynamischer Beziehung zueinander stehen (Okklusion und Artikulation).

Als übergeordnetes Organ fungiert das zentrale Nervensystem, das Kauorgan tritt mit Umwelteinflüssen in Wechselbeziehung. ***(Abb. 1)***

Der Gesunderhaltung des Kauorgans kommt daher wesentliche Bedeutung zu. Eines der wichtigsten Themen der modernen Zahnheilkunde ist daher die Kariesprophylaxe und die Prophylaxe von parodontalen Erkrankungen. Diese kann durch gute Mundhygienemaßnahmen, regelmäßige Kontrollen sowie gesunde Ernährung verwirklicht werden. Leider gibt es derzeit in Europa nur wenige Länder, in denen ein großer Prozentsatz der 18-Jährigen ein kariesfreies Gebiss besitzt. In der Gesunderhaltung des Kauorgans spielt auch die Kieferorthopädie eine wichtige Rolle. Durch Regulierungen der Zähne können Engstände beseitigt werden und so Mundhygienemaßnahmen erleichtert oder manchmal sogar erst möglich gemacht werden. Auch wird durch kieferorthopädische Maßnahmen eine ideale Abstützung im Seitzahnbereich ermöglicht und eine physiologisch funktionelle Beziehung der Kauflächen zueinander hergestellt. Dies bedeutet, dass die Zahnreihen bei Funktionsbewegungen wie Kauen oder Artikulation interferenzfrei aneinander vorbeigleiten können und bei Seitbewegungen nur definierte Strukturen wie die Eckzähne Führungsfunktion übernehmen (siehe Okklusionskonzept Front-Eckzahnführung).

Das bleibende Gebiss (Dentes permanentes)

Das bleibende Gebiss umfasst 32 Zähne. Es wird in 4 Quadranten eingeteilt. Jeder Quadrant im Oberkiefer und Unterkiefer enthält 2 Schneidezähne, einen Eckzahn, 2 Prämolaren (Vormahlzähne) sowie 3 Molaren (Mahlzähne). Der 3. Molar oder Weisheitszahn ist bei vielen Personen nicht angelegt oder hat keinen Platz im Kiefer, wenn er im Erwachsenenalter durchbricht, und muss daher in vielen Fällen entfernt werden. Eine Entfernung ist vor allem dann indiziert, wenn der Weisheitszahn nur zur Hälfte durchgebrochen ist, kein Platz für eine normale Einstellung des Zahnes besteht und es rezidivierend zu Entzündungen der Zahnfleischtasche kommt. Er soll in solchen Fällen möglichst im entzündungsfreien Zustand entfernt werden. ***(Abb. 2)***

Die Quadranten werden mit Ziffern bezeichnet: rechter oberer Quadrant:: 1, linker oberer Quadrant: 2, linker unterer Quadrant: 3, rechter unterer Quadrant: 4. Auch die einzelnen Zähne innerhalb der Quadranten werden beziffert: der mittlere Schneidezahn: 1er, der zweite Schneidezahn: 2er, der Eckzahn: 3er usw. Es kann somit jeder Zahn des Gebisses mit einer zweistelligen Zahl eindeutig bezeichnet werden. Beispiel: der linke obere erste Prämolar: 24 (sprich: zwei-vier), der rechte untere 6er: 46.

Zahnaufbau

Der oberhalb des Zahnfleisches befindliche Teil des Zahnes wird als Zahnkrone (Corona dentis) bezeichnet. Ihr schließen sich der Zahnhals (Collum dentis) und die Zahnwurzel (Radix dentis) an. Die Zahnkrone besitzt als äußerste Schicht den Zahnschmelz, eine anorganische Substanz. Der Schmelz (Enamelum) ist die härteste Substanz des menschlichen Körpers. Er kann, wenn er einmal verloren gegangen ist, nicht mehr nachgebildet werden.

Das Dentin (Zahnbein) bildet als organische Substanz die Hauptmasse des Zahnes. Es kann zeitlebens durch dentinbildende Zellen, die Odontoblasten, nachgebildet werden. Der Hohlraum im Inneren des Zahnes wird als Cavum pulpae (Pulpenhöhle) bezeichnet. In ihm befinden sich die den Zahn ernährenden Gefäße (Arterien und Venen) sowie Nervenendigungen und Lymphgefäße. Die Gefäße treten durch eine kleine Öffnung an der Wurzelspitze, das Foramen apicale, in die Pulpenhöhle ein. Im Cavum pulpae befinden sich auch die Zellkörper der Odontoblasten, ihre Fortsätze reichen in die Dentinkanälchen.

Die Wurzel des Zahnes befindet sich im Alveolarfach des maxillären bzw. mandibulären Knochens und ist durch die sogenannten parodontalen Fasern mit ganz leichter Beweglichkeit aufgehängt. Die parodontalen Fasern (der Aufhängeapparat des Zahnes) ziehen von der äußersten Schicht der Wurzel, dem Wurzelzement, zum Periost des Alveolarknochens. ***(Abb. 3)***

Der Raum, in dem sich die parodontalen Fasern befinden, entspricht am Zahnröntgen dem sogenannten Parodontalspalt, der die Wurzel umgibt.

Im Bereich des Zahnhalses legt sich die Gingiva (Zahnfleisch) an den Zahn an. Zwischen Zahn und Gingiva besteht physiologischerweise ein seichter Sulcus von ca. 1 mm Tiefe. In Fällen schlechter Mundhygiene, wenn Beläge (Plaques) über längere Zeit nicht entfernt werden, kann sich neben kariösen Läsionen auch eine Gingivitis (Zahnfleischentzündung) entwickeln. Das normalerweise blassrosa gefärbte Zahnfleisch, das orangenhautartig gestippelt erscheint, wird dann dunkelrot verfärbt und geschwollen. Es blutet bei Berührung oder auch beim Zähneputzen. Die Gingivitis ist reversibel, sie kann durch gute Mundhygienemaßnahmen beseitigt werden. Bleiben Beläge längere Zeit bestehen, können Mineralsalze des Speichels eingelagert werden und Zahnstein (Konkrement) entsteht. Dieser kann nicht mehr mit der Zahnbürste entfernt werden. Hier müssen mit scharfen Handinstrumenten (Scaler, Curette) die Zahnoberflächen gereinigt werden. Zahnstein beginnt immer supragingival und breitet sich nach längerer Zeit auch unterhalb des Zahnfleisches, subgingival, aus. Es kommt somit zur Vertiefung des Sulcus gingivae, die Entzündungszellen gelangen in die Tiefe und können nach längerer Zeit die parodontalen Fasern schädigen. Die parodontale Erkrankung äußert sich durch tiefe Zahnfleischtaschen (die Tiefe kann genau gemessen werden), Gingivitis, Parodontitis und in der Folge Zahnlockerung. In schweren Fällen wird auch der alveoläre Knochen von der Entzündung erfasst. Abhängig vom Schweregrad der Destruktion kann eine konservierende parodontale Behandlung mit Taschencurettage durchgeführt oder operative Methoden angewandt werden, wobei nach Aufklappung des Zahnfleisches unter Sicht subgingivales Konkrement entfernt wird und auch Knochendefekte aufgefüllt werden können. ***(Abb. 4)***

Kariesentstehung

Karies beginnt im Schmelz. Prädilektionsstellen sind: Die Fissuren der Prämolaren und Molaren, die Kontaktpunkte zwischen den Zähnen sowie bei Zahnfleischrückgang im Rahmen parodontaler Erkrankungen auch der Zahnhalsbereich. Da der Schmelz als anorganische Substanz keine Nervenendigungen besitzt, kann auf den Schmelz beschränkte Karies nur durch die zahnärztliche Untersuchung (Untersuchung der Fissuren des Zahnes mit einer dünnen Sonde) diagnostiziert werden.

Karies entsteht durch Säurewirkung auf den Zahnschmelz. Bakterien der Mundhöhle (Streptokokkus sanguis und mutans) vergären niedermolekulare Kohlenhydrate zu Milchsäure, die Säurewirkung auf den Zahnschmelz ausübt. In der Folge diffundieren Wasserstoffionen aus dem Zahnbelag (Plaque) in den Schmelz, und Kalziumionen werden aus dem Hydroxylapatitgefüge des Schmelzes herausgelöst. Der Schmelz wird demineralisiert, es kommt zum Einbruch der Schmelzprismen, eine kariöse Läsion ist entstanden.

Der regelmäßigen Kontrolle zur Karieserkennung kommt eine wesentliche Bedeutung zu. Die kariöse Läsion breitet sich in weiterer Folge in die Dentinschicht aus. Hier können bereits Zahnschmerzen spürbar werden.

Die zahnärztliche Therapie umfasst die vollständige Kariesentfernung und die Füllung des Defektes. Diese kann mit plastischen Füllungsmaterialien wie Amalgam oder Kunststoffen (Compositmaterialien) erfolgen. Bei ausgedehnteren Läsionen, wenn im Seitzahnbereich ein großer Teil der Kaufläche betroffen ist, sind als hochwertigste Versorgungen Inlays oder Onlays aus Goldlegierung anzusehen. Hierfür wird der Zahn präpariert, eine Abformung durchgeführt und anhand der Abformung vom Zahntechniker ein Gipsmodell erstellt, auf dem das Inlay zuerst aus Wachs modelliert und dann in Gold gegossen wird. Dies erlaubt eine sehr gute Kauflächengestaltung, einen guten Randschluss und eine optimale Passung zum antagonistischen Zahn im Gegenkiefer. Das Inlay wird dann vom Zahnarzt einzementiert. Im ästhetischen Bereich stehen heute auch keramische Materialien zur Verfügung.

Leider werden kariöse Läsionen oft erst dann diagnostiziert, wenn sie schon sehr tief in das Dentin vorgedrungen sind. Wenn die Karies bereits die Pulpenhöhle erreicht hat, muss der Zahn **wurzelbehandelt** werden. Hierbei werden unter Anästhesie die Gefäße und Nerven aus den Wurzelkanälen entfernt, die Wurzelkanäle gesäubert und getrocknet und mit einem Wurzelfüllmaterial dicht abgefüllt. Ein gut wurzelbehandelter Zahn kann zeitlebens erhalten bleiben. ***(Abb. 5)***

Wurzelbehandlungen gestalten sich oft deshalb schwierig, weil vor allem die Kanäle der Molaren starke Krümmungen aufweisen, die eine Reinigung und Füllung erschweren. Dazu kommt, dass sich Wurzelkanäle meist im Bereich der Wurzelspitze in mehrere kleine Seitenkanäle aufteilen können (apikale Ramifikationen). In vielen Fällen ist es nur sehr schwer möglich, all die winzigen Kanäle dicht abzufüllen. Bleiben auch nur wenige Bakterien in einem der Kanäle liegen, kann es zur Entzündung der Wurzelspitze kommen. Diese zeigt sich am Zahnröntgen als Aufhellung im Bereich der Wurzelspitze. Hier kann eine nochmalige Ausräumung der Wurzelkanäle und Füllung versucht (Revision der Wurzelbehandlung) oder bei Erfolglosigkeit eine **Wurzelspitzenresektion** durchgeführt werden. Dies ist ein zahnärztlich chirurgischer Eingriff, bei dem nach Aufklappung des Zahnfleisches der Knochen an der Wurzelspitze trepaniert wird und die Wurzelspitze entfernt wird. Der Wurzelkanal kann unter Sicht neu gefüllt werden. Der knöcherne Hohlraum füllt sich innerhalb eines halben Jahres wieder mit Knochen. Dies kann am Zahnröntgen kontrolliert werden.

Wurzelbehandlungen stellen immer nur einen Versuch dar, einen Zahn zu retten, daher ist das wichtigste Ziel die Vitalerhaltung der Zähne. Bei tief ins Dentin fortgeschrittener Karies kann eine Wurzelbehandlung in vielen Fällen durch die sogenannte **indirekte Pulpenüberkappung** vermieden werden. Es wird hierfür die Karies grob entfernt und in die Kavität ein Kalziumhydroxydpräparat eingebracht. Dies stimuliert die sogenannte Sekundärdentinbildung durch die zeitlebens aktiven Odontoblasten. Die Kavität wird provisorisch verschlossen und nach einigen Monaten erneut kontrolliert. Meist kann dann noch weiteres kariös infiziertes Dentin entfernt werden, ohne aber die Pulpenhöhle zu eröffnen. Es muss sehr vorsichtig vorgegangen werden, um einerseits so viel wie möglich kariöse Substanz zu entfernen, ohne aber die Pulpa zu eröffnen. Dieser Vorgang kann mehrmals wiederholt werden. Es kommt zu einem „Wettlauf“ zwischen Fortschreiten der Karies und Dentinneubildung. Es gelingt jedoch in sehr vielen Fällen nach einiger Zeit eine Kavität kariesfrei zu bekommen, ohne eine Wurzelbehandlung durchführen zu müssen.

Zahnanatomie

Jene Flächen der Zähne, die der Lippe bzw. Wange zugewandt sind, werden als labiale bzw. bukkale Flächen bezeichnet. Die der Zunge (oder im Oberkiefer dem Gaumen) zugewandten Flächen bezeichnet man als linguale (oder palatinale) Flächen; die Flächen, die zur Mittellinie zeigen, als mesiale; jene Flächen, die nach dorsal zeigen, als distale; sowie jene, die die Kauflächen bilden, als okklusale Flächen. ***(Abb. 6)***

Frontzähne haben eine schaufelförmige Krone, eine Schneidekante, eine linguale Konkavität mit einem Tuberculum und eine Wurzel mit einem Wurzelkanal. Die beiden Frontzähne des Unterkiefers sind schmäler als die Oberkieferfrontzähne. ***(Abb. 7 a, b)***

Die Eckzähne besitzen eine Eckzahnspitze, ebenfalls eine linguale Konkavität mit einem Tuberculum sowie eine Wurzel mit einem Wurzelkanal.

Prämolaren besitzen eine Kaufläche (okklusale Fläche) mit einem bukkalen und einem lingualen Höcker. Dazwischen verläuft eine Längsfissur in mesio-distaler Richtung. Sie wird durch eine mesiale und eine distale Randleiste begrenzt. Prämolaren haben zwei Wurzeln mit zwei Wurzelkanälen.

Molaren zeigen auf der okklusalen Fläche 4–5 Höcker, dazwischen eine Längsfissur und eine Querfissur, eine mesiale und eine distale Randleiste sowie 3 Wurzeln mit 3–4 Wurzelkanälen. ***(Abb. 8 a, b)***

Okklusion

Im eugnathen Gebiss kontaktiert jeweils ein Zahn des Oberkiefers mit zwei Zähnen des Unterkiefers und umgekehrt. Ausnahmen sind lediglich der untere 1er, der aufgrund seiner schmäleren Form nur mit dem oberen 1er kontaktiert, sowie der obere 8er, der nur mit dem unteren 8er kontaktiert. Man bezeichnet dies auch als „Eins-zu-zwei-Verzahnung“ oder Zahnradphänomen. ***(Abb. 9 a, b)***

Im Oberkiefer befinden sich die okklusionstragenden Höcker (Stampfhöcker) auf der palatinalen Seite, die nicht okklusionstragenden Höcker (Scherhöcker) stehen bukkal. Im Unterkiefer ist es genau umgekehrt: Hier befinden sich jene Höcker, die okklusale Kontakte zu den Oberkieferzähnen haben, auf der bukkalen Seite, die Scherhöcker sind lingual. ***(Abb. 10)***

Legt man ein Gipsmodell der Zähne auf eine ebene Fläche, berühren nicht alle Höcker diese Fläche, da die Okklusionsebene sphärisch gekrümmt ist. Die Krümmung in der Sagittalebene wird als Spee’sche Kurve bezeichnet, die Krümmung in der Horizontalebene als Wilson’sche Kurve. ***(Abb. 11)***

Das Prinzip der Spee’schen Kurve besteht darin, dass die Kauflächen der Molaren, die im Hauptkraftfeld der Kaumuskeln liegen, in eine für die Kaufunktion günstige Stellung gebracht werden. Die Okklusionskurven gewährleisten darüber hinaus eine günstige Krafteinleitung auf das Parodont und das Knochenfundament.

Diese okklusalen Beziehungen haben funktionelle Bedeutung: Es werden Kaukräfte von den Prämolaren und Molaren des Unterkiefers über den bukkalen Unterkieferstampfhöcker in die Oberkieferzähne weitergeleitet und über die stärkste Wurzel der Oberkiefermolaren, die palatinale Wurzel, in das Gaumengewölbe weitergeleitet. Es kann somit die axiale Schließkraft der Molaren optimal in das Gaumengewölbe übertragen werden. Bei Verlust der Molaren können diese Kaukräfte nicht mehr in das Gaumengewölbe weitergeleitet werden, was dann zu unphysiologischer Belastung der Kiefergelenkstrukturen führen kann. ***(Abb. 12)***

Die Form der Zahnkronen sowie die Stellung der Zähne zueinander hat wichtige Bedeutung für die Funktionen des Kauorgans. Bei Seitschubbewegungen kommt den Eckzähnen eine wichtige Führungsfunktion zu. Sie sollen im Falle physiologischer Zahnbeziehungen die Seitzähne bei Seitbewegungen „entschlüsseln", dies bedeutet, dass bei Seitbewegungen nur die Eckzähne Kontakt haben sollten (Okklusionskonzept der Eckzahnführung). Dies schützt die Prämolaren und Molaren vor paraaxialen Belastungen, die zu parodontalen Problemen dieser Zähne führen können. ***(Abb. 13)***

Die Kiefergelenke

Sicher (1929) bezeichnete die Kiefergelenke als synoviale Gleitgelenke mit beweglicher Pfanne. Die knöchernen Strukturen werden vom Caput mandibulae (5) und der Fossa articularis ossis temporalis (2) gebildet. Die physiologische Pfanne für den Condylus stellt die kaudale Fläche des Discus articularis (6,7,8) dar. Durch den Discus wird der Gelenkraum in ein kraniales und kaudales Kompartiment unterteilt. Diese beiden Gelenkräume haben funktionell unterschiedliche Bedeutung: während im oberen Kompartiment Translationsbewegungen stattfinden, kommt es im unteren Gelenkraum vor allem zur Rotationsbewegung. ***(Abb. 14)***

Die in den Kiefergelenken vollführten Bewegungen können in Funktionsbewegungen und Grenzbewegungen unterteilt werden. **Funktionsbewegungen** sind die physiologischen Bewegungen des Unterkiefers beim Sprechen und Kauen sowie auch Bewegungen bei den sogenannten Parafunktionen wie Knirschen und Pressen (Bruxismus). Als **Grenzbewegungen** werden jene Gelenksbewegungen bezeichnet, die ein Gelenk aufgrund seiner anatomischen Strukturen bis an die ligamentären und knöchernen Grenzen ausführen kann. Dies sind im Falle der Kiefergelenke die Öffnungs- und Schließbewegung, die Vorschub- und Rückschubbewegung (Protrusion und Retrusion) sowie die Seitbewegungen des Unterkiefers zur rechten und linken Seite (Mediotrusion links, Mediotrusion rechts). Bei den Öffnungs- und Schließbewegungen, bzw. Pro- und Retrusionsbewegungen, gleitet der Condylus-Discus-Komplex entlang der Eminentia articularis (3) bis unter das Tuberculum articulare (4).

Der faserknorpelige **Discus articularis** ist durch das mediane und laterale Kollateralligament am Condylus befestigt. Diese Bänder verstärken die dünne, fibröse Gelenkkapsel. Die Synovialzellen an der Innenseite der Kapsel bilden die Synovialflüssigkeit, die der Ernährung des Gelenkknorpels und dem friktionsfreien Gleiten der artikulierenden Flächen dient. In der Sagittalebene lassen sich eine dickere Pars anterior (8), eine dünne Zona intermedia (7) und eine dicke Pars posterior (6) des Discus unterscheiden.

Dorsal des Condylus-Discus-Komplexes befindet sich der retroartikuläre vaskuläre Plexus (9), der von dem Wiener Anatomen Zenker beschrieben wurde (Zenker 1956). In diesem Gebiet, das auch als bilaminäre Zone bezeichnet wird, befindet sich ein weitlumiger Venenplexus (retroartikulärer vaskulärer Plexus, Genu vasculosum), der eine gewisse Stoßdämpferwirkung für die Gelenkstrukturen besitzt. Während bei protrusiver Position diese Lumina reichlich mit Blut gefüllt sind, kommt es bei Retrusion zum Auspressen der Flüssigkeit aus den Gefäßen. Das Lig. discotemporale heftet den Discus articularis an der Fissura petrotympanica an und bildet somit das obere Blatt der bilaminären Zone (Stratum superius). Das Lig. discocondylare gelangt vom Discus zum Condylus und bildet das untere Blatt der bilaminären Zone (Stratum inferius).

Die Kopfspeicheldrüsen

Matthäus Ch. Grasl

Es gibt 3 paarige, große Kopfspeicheldrüsen und mehrere hundert einzelne, kleine in der Schleimhaut der Mundhöhle und des Mundrachens:

- Glandula parotis: größte, überwiegend seröse Sekretion, α-Amylase
- Glandula submandibularis: mukoseröse Sekretion
- Glandula sublingualis: mukoseröse Sekretion
- Kleine Speicheldrüsen: vorwiegend muköse Sekretion

Histologischer Aufbau

Drüsenazini mit Speichelgangsystem eingebettet in das Drüsenparenchym, das die Blut- und Lymphgefäße, Lymphgewebe und Nervenfasern sowie Bindegewebe enthält.

Zusammensetzung des Speichels

(Gesamtmenge ca. 500–1000 ml/Tag)
Ruhesekretion: ohne äußere Einflüsse, Aktivität des Nucleus salivatorius
Reizsekretion: Stimulation bei Nahrungsaufnahme, durch Kaubewegung, Gerüche

Physiologische Funktion des Speichels

- Emulgation und Lösung von Nahrungsbestandteilen für den Geschmacksinn
- Erhöhung der Gleitfähigkeit des Bolus für den Schluckakt
- α-Amylase für die Spaltung von Stärke
- Protektion für Schleimhaut und Zähne durch Spülung und Sekretion von Enzymen (Lysozym, Muramidasen, Peroxidasen) und Immunglobulinen (IgA)
- Exkretion körpereigener (z. B. Ionen: Jod, Fluor) und fremder Stoffe (Viren: Polio, Hepatitis B, Epstein-Barr, Zytomegalie, Coxsackie, Rabies, HIV)

Diagnostik von Speicheldrüsenerkrankungen

- Anamnese: Allgemeinerkrankungen, Stoffwechselstörungen, Medikamente, frühere Erkrankungen und Therapie (Bestrahlung), Sialorrhoe und Sicca-Syndrom
- Inspektion: außen, Mundhöhle, Tonsillenregion, Nervus facialis
- Palpation: Parameter: Größe, Konsistenz, Dolenz, Verschiebbarkeit gegenüber Haut und Unterlage, Oberfläche, immer auch Lymphknoten mit beurteilen
- Ultraschall: wenig belastend und aufschlussreich
- Nativ-Röntgen: nur bei Verdacht auf Speichelstein
- Sialographie: bei akuten Entzündungen kontraindiziert, Ersatz durch:
- CT und MR: vor allem für Tumordiagnostik
- Biopsie: Feinnadelaspiration, Probeexzision (Cave: Gl. parotis: N. facialis)

Tab. 1: Sekretionsstörungen

Dyschylie	allgemeine Störung der Speichelsekretion/-produktion
Hypersalivation (Hypersalie Ptyalismus)	vermehrter Speichelfluss: Nahrung, Säuren, Vergiftungen (Arsen, Blei, Quecksilber), Übelkeit, Gravidität, Parasympathomimetika, Curare, Theophyllin, Coffein
Sialorrhoe	pathologisches Abfließen des Speichels („Sabbern"), neurologische Erkrankungen (M. Parkinson, Bulbärparalyse, Myasthenia gravis, mechanische Hindernisse (Oro-Hypopharynx-Ösophagustumoren)
Hyposalivation (Hyposalie, Sialopenie)	verminderter Speichelfluss: Entzündungen, Dehydration, Marasmus, Bestrahlung, Atropin, Antihistaminika, Antihypertensiva, Antidepressiva
Asialie	kein Speichelfluss
Xerostomie	Trockenheit der Mundschleimhaut
Sicca-Syndrom	Trockenheit der Schleimhaut des Mundes, der Konjunktiven, der Genitale

Sialolithiasis

Ist die Bildung von Konkrementen in den Ausführungsgängen einer Speicheldrüse. 80 % in der Glandula submandibularis, ca. 70 % im Hauptgang.

Mikroverkalkung von Speichelmucinen. Bei Nahrungsaufnahme sehr schmerzhafte Schwellung, durch Stase bakterielle Entzündung. Steine oft im Gang palpabel bzw. im US oder Röntgen darstellbar. Differentialdiagnose in erster Linie ein Tumorgeschehen. Komplikationen sind bakterielle Infektion mit Ausbreitung auf den Mundboden (Abszess). Die Therapie erfolgt chirurgisch, entweder durch Speichelgangschlitzung oder durch Drüsenexstirpation.

Sialadenosen

Sind nicht-entzündliche, symmetrische, nicht schmerzhafte Schwellungen der großen Kopfspeicheldrüsen, oft unbekannter Ursachen. Sie sind zu finden bei: chronischem Alkoholismus, Avitaminosen, Diabetes mellitus, Proteinmangel, Anorexia nervosa. Spezielle Therapie nicht notwendig. Therapie der Grundkrankheit steht im Vordergrund.

Akute virale Sialadenitis
Parotitis epidemica (Mumps, Ziegenpeter)

Erreger ist das Mumpsvirus aus der Familie der Paramyxoviren, welches mit dem Speichel ausgeschieden wird – Tröpfcheninfektion. Die Inkubationszeit beträgt 18 +/- 10 Tage. Ca. die Hälfte der Infektionen verlaufen inapparent. Es resultiert ein lebenslange Immunität. Typischer Lokalbefund ist eine diffuse, schmerzhafte Schwellung mit teigigem Ödem („Hamsterbacken"). Die Gangmündung ist gerötet und gering geschwollen, das Sekret serös. Die Erkrankung heilt meist in 1–2 Wochen ohne wesentliches Fieber ab. Relativ häufig tritt eine Begleitmeningitis auf, sehr selten eine Meningoenzephalitis.

Komplikationen sind eine Orchitis bzw. Oophoritis, eine Labyrinthitis mit Ertaubung und eine Pankreatitis. Die Therapie ist symptomatisch mit Analgetika und Antiphlogistika sowie Anregung der Speichelproduktion. Die Mumps-lebend-Impfung gewährt einen 95%-igen Schutz.

Akute bakterielle Sialadenitis

Am häufigsten ist die Glandula parotis bei reduziertem Allgemeinzustand und Exsikkose betroffen. Ursache bei der Glandula submandibularis ist meistens eine Obstruktion (Steine, schlecht sitzende Prothesen) oder dentogen. Die aufsteigende Infektion bei vermindertem Speichelfluss ist hauptsächlich durch Staphylokokkus aureus, aber auch Streptokokken und Hämophilus influenzae ausgelöst. Begünstigend wirken Diabetes mellitus, Immunschwächen und schlechte Mund- und Zahnhygiene. Es findet sich eine schmerzhafte, diffuse Schwellung der betroffenen Drüse, wobei die darüber befindliche Haut und die Ostien der Ausführungsgänge gerötet sein können. Eitriges Sekret entleert sich spontan oder durch Massage. Bei Einschmelzung findet sich eine Fluktuation. Eine Kieferklemme kann auftreten. Die Diagnostik ergibt sich aus dem klinischen Bild und dem bakteriologischen Befund mit Resistenzbestimmung.

Differentialdiagnosen sind der Gehörgangsfurunkel mit periaurikulärem Abszess oder eine Lymphadenitis. Die Therapie besteht in der Gabe von Antibiotika, Analgetika, Antiphlogistika, zudem aus ausreichender Hydrierung, Anregung der Speichelproduktion und einer suffizienten Mundpflege. Abszesse werden inzidiert (Cave: N. facialis). Die Prognose ist sehr gut.

Chronisch rezidivierende bakterielle Parotitis

Ist eine Erkrankung von unklarer Genese vor allem im Kindesalter. Prädisponierender Faktor sind kongenitale Duktektasien. Meist ist nur eine Drüse betroffen. Der heftige Schmerz steht neben einer Kieferklemme im Vordergrund. Der Speichel ist milchig, körnig oder eitrig. Im Intervall ist die Drüse derb. In der Pubertät kommt es zu einem Sistieren der Entzündungen. Die Therapie ist wie bei der akuten eitrigen Sialadenitis. Bei den selten betroffenen Erwachsenen ist gelegentlich eine Parotidektomie indiziert.

Myoepitheliale Sialadenitis

Autoimmunerkrankung mit Bildung von Antikörpern gegen Antigene des Speichelgangepithels mit nachfolgender Parenchymatrophie, interstitieller Lymphozytose und myoepithelialen Zellinseln. Vorwiegen bei Frauen im Alter zwischen 50 und 60.

Sjögren-Syndrom
= myoeptheliale Sialadenitis mit Xerostomie, Keratokonjunktivitis sicca und rheumatischen Erkrankungen (Arthritis, Lupus erythematodes, Sklerodermie, Polymyositis).

Beidseitige Erkrankung der Glandula parotis. Diese sind teigig weich, wenig dolent und diffus geschwollen. Das Sicca-Syndrom verursacht eine sehr störende Mundtrockenheit, Infekte in der Mundhöhle und Karies der Zähne.

Neben dem Nachweis unspezifischer Entzündungszeichen (BSG, CRP) sind diagnostisch sinnvoll: eine Biopsie und histologische Untersuchung kleiner Speicheldrüsen sowie der Nachweis zytoplasmatischer Antikörper gegen das Epithel von Speicheldrüsenausführungsgängen. Als Komplikationen finden sich rezidivierende eitrige Parotitiden, Mukositis, Karies und Hornhautschäden.

Eine gehäufte Assoziation mit Non-Hodgkin-Lymphomen in und außerhalb der Glandula parotis ist zu berücksichtigen.

Strahlensialadenitis

Radio-Jod-Therapie oder Bestrahlung von außen führt zu einer Entzündung der Speicheldrüsen, welche bis zur Dosis von 15 Gy reversibel ist. Höhere Dosen verursachen eine Atrophie und meist bleibende Mundtrockenheit mit nachfolgender Karies, Mukositis, Schmeckstörung und Zungenbrennen. Eine Verbesserung nach vielen Monaten ist möglich. Die Therapie beschränkt sich auf die Applikation von künstlichem Speichel und Zufuhr von Flüssigkeit.

Benigne Speicheldrüsentumoren

Am häufigsten findet sich das pleomorphe Adenom in der Glandula parotis.

Es ist einseitig, derb, knotig, gut verschiebbar und indolent. Der Nervus facialis wird nicht erfasst. Diagnostisch wird die Feinnadelpunktion, der Ultraschall, CT und ggf. MRT eingesetzt. Exakte chirurgische Entfernung ist notwendig, da Streuung intraoperativ möglich ist. Maligne Entartung kommt selten vor.

Das Zystadenolymphom tritt zu 90 % bei Männern auf und entsteht durch Einschlüsse von Drüsenparenchym in Lymphknoten. Der Tumor ist weich, indolent, am unteren Tonsillenpol. Die Therapie ist eine exakte perikapsuläre Exzision. Die Prognose ist gut, maligne Entartung kommt nicht vor.

Maligne Speicheldrüsentumoren

Für einen malignen Tumor sprechen: rasches Wachstum, nicht verschiebbarer Tumor, Infiltration (Muskel, Haut, Nerven: N. facialis) und Lymphknotenvergrößerungen. Die Diagnostik stützt sich auf die Feinnadelpunktion, den Ultraschall, das CT und die MRT bzw. auf die Histologie des Operationspräparates. Die Therapie, abhängig von der Ausdehnung und der Histologie, ist eine Kombination der Chirurgie und Bestrahlung unter kurativem Aspekt. Palliative Maßnahmen beschränken sich auf Radio-Chemotherapie, Immuno-Chemotherapie oder alleinige Chemotherapie. Das häufigste Speicheldrüsenmalignom ist das Mukoepidermoidkarzinom, gefolgt vom Azinuszellkarzinom und dem adenoidzystischen Karzinom. Die Prognosen sind im Allgemeinen schlecht (5-Jahres-Rezidivfreiheit ca. 30–40 %) und sind neben der Ausdehnung der Tumoren von der Histologie und dem Differenzierungsgrad abhängig.

Pharynx – Rachen

Matthäus Ch. Grasl

Anatomie

Allgemein

Der Pharynx ist ein Muskelschlauch (Mm. constrictores sup. – med. – inf.), der von der Schädelbasis bis zur Speiseröhre reicht. Nach vorne gibt es von oben nach unten 3 Öffnungen:

1. zur Nase:
Nasenrachen = Nasopharynx = Epipharynx
2. zum Mund:
Mundrachen = Oropharynx = Mesopharynx
3. zum Kehlkopf:
Kehlkopfrachen = Laryngopharynx = Hypopharynx

Nur im Nasopharynx ist die Schleimhaut mit Flimmerepithel (respiratorisches Epithel), in den anderen Bereichen mit Plattenepithel ausgekleidet.

Zwischen der Fascia praevertebralis und der Fascia parapharyngea liegt das Spatium retropharyngeum, das mit lockerem Bindegewebe ausgefüllt ist.

Beidseits im Spatium parapharyngeum befinden sich die großen Halsgefäße, Nervenbahnen und Lymphbahnen mit Lymphknoten.

Nasopharynx

Beginnt hinter den Choanen. Das Dach bildet die Unterfläche des Keilbeines. Dort ist bei Kindern die Tonsilla pharyngea. Seitlich liegen die Tubenöffnungen (Tubenostien) mit den umgebenden Tubenwülsten (Torus tubarius). Der weiche Gaumen (Palatum molle) bildet die vordere und untere Wand.

Oropharynx

Wird begrenzt von sichtbarer Rachenhinterwand, Zungengrund, Valleculae epiglotticae bis zum Rand der Epiglottis, vorderen und hinteren Gaumenbögen mit den Gaumenmandeln (tonsillae palatinae).

Waldeyer-Rachenring

- *Anatomie*

Ringförmig um den oberen Eingang des Aerodigestivtraktes angeordnete lymphoepitheliale Organe (Tonsillen, Mandeln). Sie bestehen aus den Gaumenmandeln (Tonsillae palatinae), der Rachendachmandel (Tonsilla pharyngea), den Zungengrundmandeln (Tonsillae linguales), Tubenmandeln (Tonsillae tubae) und den „Seitensträngen“ (Plicae tubopharyngeae).

Sie sind Teil des Mucosa-assoziierten lymphatischen Gewebes (MALT).

Bedeutung haben sie für die immunologische Abwehr, im Besonderen die Gaumenmandeln. Diese liegen seitlich im Oropharynx zwischen den beiden Gaumenbögen, dem vorderen (Arcus palatoglossus) und dem hinteren (Arcus palatopharyngeus). Tiefe Einziehungen und Verzweigungen (Krypten) gestalten die Oberfläche.

- *Physiologie*

Die Krypten vergrößern die Oberfläche auf ca. 300 cm^2 und ermöglichen einen intensiven Kontakt mit den dort eindringenden Antigenen. Dazwischen liegt das lymphatische Gewebe mit vielen Sekundärknötchen. Darüber liegen schwammartige Retikulierungen des Kryptenepithels. Das sind physiologische Öffnungen, über die dort eindringende Antigene immunologische Reaktionen in Gang setzen. Hauptsächlich werden IgG und IgA produziert. B- und T-Lymphozyten schützen die Mundhöhle und die Tonsille selbst, welche als immunologischer Verstärker dient. Dies geschieht besonders im Kindesalter, und hieraus ergibt sich auch die oft beachtliche Größenzunahme (Arbeitshypertrophie). Mit Beginn der Pubertät kommt es zur Involutionsatrophie. Durch die Tonsillektomie treten keine immunologischen Defizite auf, da die übrigen Anteile des Waldeyer'schen Rachenringes funktionstüchtig erhalten bleiben. Durch häufige Entzündungen besonders der Gaumenmandeln wird deren immunologische Funktion erheblich reduziert.

Hypopharynx

Reicht von der Epiglottis bis in den Ösophaguseingang und steht in offener Verbindung zum Kehlkopf (Larynx), hat 4 Regionen: 2 x Sinus piriformis (seitlich des Larynx), Postkrikoidregion (hinter Ringknorpelplatte) und Hypopharynxhinterwand.

- *Physiologie*

I. Kreuzung der Luft- und Speisewege (siehe Anatomie)

II. Schluckakt: siehe Kapitel Diagnostik bei Schluckstörungen

III. Sprachlautbildung

- *Sprachlautbildung*

Der Mund-Rachen-Raum kann durch die Zunge, die Mundmuskulatur und die Gaumenstellung geformt werden. Gemeinsam mit dem Nasenrachenraum bildet er das Ansatzrohr für die Sprachlautbildung. Durch Veränderungen des Ansatzrohres entstehen Resonanzfrequenzen (besondere bilden die Formanten für Vokale und Konsonanten) und letztlich die Artikulation.

Die Steuerung der Sprache erfolgt durch das Sprachzentrum (Broca), meist im linken Gyrus frontalis.

Akute virale Pharyngitis

= akute Entzündung der Schleimhaut des Rachens

- *Symptome/Anamnese:* Halsschmerzen, Schluckschmerzen im Rahmen einer „common cold", Trockenheitsgefühl im Rachen, Räusperzwang
- *Ätiologie:* Rhino-, Adeno-, Parainfuenza-, Influenzaviren
- *Diagnose/Befund:* Katarrhalische Entzündung im oberen Respirationstrakt mit Rötung und Schwellung der Pharynxschleimhaut
- *Therapie:* Allgemeinmaßnahmen: schmerzstillende Lutschtabletten, warme Getränke, Analgetika bzw. Antiphlogistika (Tabletten)

  keine antibiotikahältigen Lutschtabletten (Verschleierung eines bakteriellen Infekts), Antibiotika bei bakteriellem Superinfekt
- *Komplikationen:* bakterielle Superinfektion
- *Prognose:* sehr gut, oft selbstlimitierende Erkrankung

Akute bakterielle Tonsillitis

= akute bakterielle Gaumenmandelentzündung bzw. des gesamten lymphoepithelialen Gewebes der Waldeyer'schen Rachenringes am oberen Aerodigestivtrakt,

Angina = Enge des Isthmus faucium

- *Symptome/Anamnese:* starke Halsschmerzen bis in die Ohren ausstrahlend, Fieber, Abgeschlagenheit, dolent, vergrößerte Halslymphknoten, Foetor ex ore (süßlich – Eiter)
- *Ätiologie:* ß-hämolysierender Streptokokkus pyogenes der Gruppe A, Staphylokokkus aureus, Mycoplasma pneumoniae, Moraxella katarrhalis
- *Diagnose/Befund:* Tonsillen gerötet, geschwollen
  Angina follicularis: „Stippchen"
  Angina lacunaris: „konfluierende Belage"
- *Therapie: Antibiotika:* Aminopenicillin+Clavulansäure, Cephalosporine, Makrolide für 10 Tage, Analgetika+Antiphlogistika (NSAID oder Mefenaminsäure)
- *Komplikationen:* Peritonsillarabszess, Retropharyngealabszess, Jugularvenenthrombose, Halsphlegmone, Tonsillogene Sepsis, sog. „Zweiterkrankungen": Perikarditis, Myokarditis, Endokarditis, Glomerulonephritis, rheumatisches Fieber
- *Prognose:* sehr gut bei adäquater Therapie

Peritonsillarabszess

= akute bakterielle Entzündung im peritonsillären Gewebe ausgehend von einer Tonsillitis

- *Symptome/Anamnese:* sehr starker Halsschmerz ins Ohr ausstrahlend, kloßige Sprache, Kieferklemme, dolente Halslymphknotenschwellung
- *Ätiologie:* Übergreifen einer bakteriellen Tonsillitis auf die umgebenden Weichteile
- *Diagnose/Befund:* einseitige Vorwölbung und Rötung des Gaumenbogens, immer auch Larynx beurteilen (Begleitödem ausschließen)
- *Therapie:* Antibiotika i.v., Inzision und Spreizung (Cave: Halsgefäße), Abszess-Tonsillektomie
- *Komplikationen:* Mediastinitis, Halsphlegmone, Sepsis
- *Prognose:* sehr gut bei adäquater Therapie, sonst droht Thrombophlebitis der großen Halsgefäße und Sepsis

Angina Plaut-Vincenti

= bakterielle, einseitige Tonsillitis

- *Symptome/Anamnese:* einseitiger Halsschmerz, Foetor ex ore
- *Ätiologie:* bakterieller Infekt mit Treponema Vincenti (= Spirochäten) und spindelförmigem Fusibacterium nucleatum
- *Diagnose/Befund:* Einseitig grau-grünlicher Belag, Ulkus und Nekrosen, einseitige Lymphknotenschwellung
- *Therapie:* Analgetika, lokale Ätzung mit Silbernitrat, Antibiotika nicht zwingend notwendig
- *Komplikationen:* keine
- *Prognose:* sehr gut; wenn Ulkus bestehen bleibt, Cave: Malignom – Biopsie + Histologie erforderlich

Morbus Pfeiffer

= infektiöse Mononukleose, Monozytenangina, „Kissing disease"

- *Symptome/Anamnese:* Halsschmerzen, Fieber, Lymphadenopathie, Foetor ex ore, reduzierter Allgemeinzustand, Gliederschmerzen
- *Ätiologie:* Epstein-Barr-Virusinfektion, Übertragung: Tröpfchen- und Schmierinfektion, vor allem Jugendliche – „kissing disease"
- *Diagnose/Befund:* IgM-Ak, Tonsillen sind vergrößert, gerötet, grau-braune schmierige Beläge, Uvulaödem; Hepatosplenomegalie, generelle Lymphadenopathie, Leukozytose, erhöhte Leberparameter
- *Therapie:* schwere Fälle: stationär: Flüssigkeitsersatz, Analgetika, Antiphlogistika,
  Antibiotische Abschirmung: z. B. Dalacin
  keine Aminopenicilline (machen nicht allergisches Exanthem „Diagnostikum")
- *Komplikationen:* Exsikkose, Atemnot, Milzruptur
- *Prognose:* sehr gut, aber oft lange Rekonvaleszenz

Tonsillenhyperplasie

- *Symptome/Anamnese:* Dysphagie, Schnarchen
- *Ätiologie:* physiologische Vergrößerung in der Kindheit, selten bis ins Erwachsenenalter persistierend
- *Diagnose/Befund:* Große, nicht gerötete Tonsillen, die sich oft in der Mittellinie treffen („kissing tonsills")
  vergrößerte, nicht dolente Halslymphknoten
- *Therapie:* Tonsillotomie (partiell) oder Tonsillektomie
- *Komplikationen:* wenn gemeinsam mit Adenoidenhyperplasie: Schlafapnoe-Syndrom, Paukenerguss, Hörverminderung, Mittelohrentzündungen
- *Prognose:* sehr gut

Literatur

Lippert H.: Anatomie. 7. Auflage, 2011, Urban & Schwarzenberg, München, Wien, Baltimore

Thurnher, Grasl, Erovic, Lercher: HNO-Heilkunde. Ein symptomorientiertes Lehrbuch, 1. Auflage, 2011, Springer Wien New York

Speiseröhre, Reflux

Gottfried Novacek

1 Allgemeine Symptome

Die wesentliche Funktion der Speiseröhre ist, im Rahmen eines koordinierten Bewegungsablaufes die Nahrung (fest – flüssig) von der Mundhöhle in den Magen zu transportieren und einen Rückfluss des Mageninhaltes in die Speiseröhre zu verhindern. Symptome leiten sich daher von einer Störung dieser Funktion ab.

- *Dysphagie*: Gefühl einer Schluckstörung infolge Passagestörung geschluckter Speisen. Die häufigste Ursache der Dysphagie im Alter über 45 Jahren ist das Ösophaguskarzinom; die häufigste Ursache im Alter unter 45 Jahren sind die gastroösophageale Refluxerkrankung und Motilitätsstörungen.
- *Odynophagie*: Schmerzen beim Schlucken.
- *Erbrechen*: zahlreiche Ursachen, die jedoch meist außerhalb der Speiseröhre liegen.
- *Regurgitation*: passive, retrograde Bewegung von Speiseröhren- oder Mageninhalt. Ursachen können z. B. eine gastroösophageale Refluxerkrankung, eine Achalasie und ein Zenker-Divertikel sein. Dies kann auch zu einer Aspiration mit konsekutivem Husten führen.
- *Sodbrennen*: typisches Leitsymptom der gastroösophagealen Refluxerkrankung.
- *Retrosternale Schmerzen*: können z. B. bei gastroösophagealer Refluxerkrankung oder bei Motilitätsstörungen auftreten. Wichtig ist die DD koronare Herzkrankheit!
- *Gewichtsabnahme*: Unspezifisches Symptom, das viele Ursachen haben kann. Kann bei Erkrankungen der Speiseröhre durch verminderte Nahrungszufuhr (z. B. infolge zunehmender Dysphagie) bedingt sein oder Ausdruck einer malignen Erkrankung sein.

2 Die Gastroösophageale Refluxerkrankung (GERD = gastroesophageal reflux disease)

Definition

Eine GERD liegt vor, wenn ein vermehrter (also über das physiologische Ausmaß gesteigerter) Rückfluss von Mageninhalt in die Speiseröhre vorliegt. Dies wird durch einen unzureichenden Verschlussmechanismus des unteren Ösophagussphinkters verursacht. In Abhängigkeit vom Vorliegen erosiver Schleimhautveränderungen im unteren Ösophagus unterscheidet man zwischen *NERD (non-erosive reflux disease)* und einer *Refluxösophagitis* mit makroskopisch erkennbaren Epitheldefekten und histologisch nachweisbaren entzündlichen Veränderungen.

Epidemiologie

Die Häufigkeit von GERD hat in den letzten Jahrzehnten zugenommen. Die Prävalenz hängt von der Definition ab. Wählt man als Definition das Auftreten von Sodbrennen und/oder Regurgitation von mindestens einmal pro Woche, so leiden 10–20 % der Bevölkerung der westlichen Industrieländer an GERD, während dies in unter 5% der Bevölkerung Chinas der Fall ist (Dent J et al. Gut 2005). Etwa 60 % der Patienten mit GERD haben keine endoskopisch erkennbaren Läsionen (= NERD) und etwa 40 % eine Refluxösophagitis. Bis zu 5 % der Patienten mit GERD können einen Barrett-Ösophagus entwickeln, der wiederum einen Risikofaktor für die Entstehung eines Adenokarzinoms darstellt.

Pathophysiologie

Die Hauptursachen für das Entstehen einer GERD sind eine insuffiziente Antirefluxbarriere des unteren Ösophagussphinkters und ein aggressives Refluat. Daraus ergeben sich auch die beiden wesentlichsten Therapiemaßnahmen. Die Gabe von Protonenpumpenhemmern vermindert die Magensäuresekretion und macht somit das Refluat weniger „aggressiv“; das chirurgische Vorgehen (Fundoplikatio) hat zum Ziel, die Antirefluxbarriere zu verbessern. Der untere Ösophagussphinkter stellt eine Druckbarriere zwischen Magen und Speiseröhre dar und sollte daher den intragastralen Druck im Ruhezustand um 10–25 mmHg übersteigen. Bei der GERD ist typischerweise der Druck des unteren Ösophagussphinkters vermindert. Meist liegt eine axiale Hiatushernie vor, die bewirkt, dass der untere Ösophagussphinkter nicht mehr in der Höhe der Zwerchfellschenkel liegt und daher die unterstützende Funktion des Zwerchfells verliert.

Risikofaktoren

Adipositas ist der stärkste Risikofaktor. Weiters können Rauchen und Alkohol die Beschwerden verstärken. „Lifestyle“ scheint somit Ursache für die zunehmende Prävalenz von GERD zu sein. Während der Schwangerschaft haben 30–50 % der Frauen Refluxbeschwerden.

Symptome

Die Symptome erklären sich hauptsächlich durch Rückfluss von aggressivem Refluat in die Speiseröhre und daraus resultierender Entzündung der Schleimhaut. Das häufigste Symptom ist *Sodbrennen* (brennender retrosternaler Schmerz), besonders nach üppigem Essen und beim Liegen und Bücken. Manchmal beschreiben die Patienten ein *retrosternales Druckgefühl* (DD: koronare Herzkrankheit) oder lokalisieren die Schmerzen in das Epigastrium. Als Ausdruck der insuffizienten Antirefluxbarriere durch den unteren Ösophagussphinkter können die Patienten auch vermehrt über *Luftaufstoßen* und *Regurgitation von Nahrungsresten* berichten. Erreichen die Nahrungsreste bzw. das aggressives Refluat die Mundhöhle, können saurer Geschmack im Mund und *Zahnschmelzdefekte* entstehen; erreichen sie die Stimmbänder und die Atemwege, können sie eine Laryngitis mit Heiserkeit und *Reizhusten* und *Atemwegserkrankungen* (durch Aspiration) bewirken.

Komplikationen

Als Folge einer ausgeprägten bzw. langdauernden GERD können Ulzera, Blutungen und Stenosen sowie ein Barrett-Ösophagus (Zylinderzellmetaplasie), der als Präkanzerose gilt, entstehen.

Diagnose

Die Methode der Wahl ist die *Endoskopie* (Ösophago-Gastro-Duodenoskopie). Sie erlaubt das Abgrenzen zu anderen Erkrankungen und das Erkennen des Schweregrades einer Refluxösophagitis und von Komplikationen. Die wichtigsten endoskopischen Klassifizierungen sind die Einteilung nach Savary-Miller und die Los-Angeles-Klassifizierung (Lundell et al., Gut 1999). Weiters existiert die MUSE-Klassifizierung nach Armstrong (M = Metaplasie, U = Ulkus, S = Striktur, E = Erosion). Bei Patientenalter unter 40 Jahren, fehlenden Warnsymptomen (Gewichtsabnahme, Anämie, Schmerzen...) und promptem Ansprechen auf eine Therapie mit Protonenpumpenhemmern kann auch auf eine Endoskopie verzichtet werden.

Los-Angeles-Klassifikation:

Stadium A: eine oder mehrere Mukosaläsionen < 5 mm, die sich nicht zwischen den Kuppen der Mukosafalten erstrecken

Stadium B: wie A, aber Erosionen ≥ 5 mm

Stadium C: Erosionen erstrecken sich zwischen zwei oder mehr Kuppen der Mukosafalten, erfassen aber < 75 % der Zirkumferenz

Stadium D: wie C, aber ≥ 75 % der Zirkumferenz betroffen

Die *24-Stunden-pH-Metrie* kann genau das Ausmaß des Refluxes quantifizieren und kann bei endoskopisch negativen Patienten die Diagnose einer NERD stellen. Dabei wird eine dünne Sonde, die den pH-Wert misst, so in der Speiseröhre platziert, dass die Spitze im distalen Ösophagus zu liegen kommt. Der wichtigste Parameter ist die Zeit, in der der pH-Wert kleiner 4 ist (normal < 3,5 % der Untersuchungszeit). Keine Routineuntersuchung!

Therapie

- *Medikamentöse Therapie*

Mittel der ersten Wahl sind die *Protonenpumpenhemmer (PPI)*, die in 90 % der Fälle mit erosiver Refluxösophagitis innerhalb von 8 Wochen eine Abheilung erzielen können. Bei NERD mit seltenen Beschwerden genügt eine Bedarfstherapie. Ansonsten ist meist eine Dauertherapie erforderlich, da die Pathophysiologie bestehen bleibt und nach Therapieende meist die Beschwerden/die Refluxösophagitis wiederkehren werden. Zur rascheren Abheilung beginnt man je nach Schweregrad mit einer PPI-Standarddosierung oder der doppelten Dosierung für 8 Wochen und reduziert in der Folge auf eine niedrigere Erhaltungsdosierung. Mittel zweiter Wahl sind die H_2-Rezeptorenblocker (niedrigere Heilungsrate).

- *Allgemeinmaßnahmen*

Sie sind hilfreich bei leichten und selten auftretenden Beschwerden: Gewichtsreduktion, Vermeiden auslösender Noxen (fette Speisen, Alkohol ...), Oberkörper hochlagern in der Nacht, Vermeiden von Bücken, Pressen ...

- *Operation*

z. B. Durchführung einer laparoskopischen Fundoplicatio nach Nissen bei anhaltenden Beschwerden (bes. bei Regurgitation). Dabei wird eine Fundusmanschette um den Übergang der Speiseröhre in den Magen geschlungen (Ziel: Druckerhöhung des unteren Ösophagussphinkters).

- *Endoskopie*

Diagnostisch (inklusive Schleimhautbiopsien) siehe oben; therapeutisch kann bei Vorliegen einer high-grade dysplasia oder eines Carcinoma in situ eine Mukosaresektion durchgeführt werden.

Barrett-Ösophagus

Der Barrett-Ösophagus ist eine Zylinderzellmetaplasie im distalen Ösophagus, die endoskopisch als rötliche zungenförmige Ausläufer erscheint und unterschiedlich weit nach proximal reicht. Der Barrett-Ösophagus ist mit einem erhöhten Risiko für ein Adenokarzinom des Ösophagus verbunden (0,5 % /Jahr). Histologisch kann der Barrett-Ösophagus ohne Dysplasien, mit low-grade- oder mit high-grade dysplasia einhergehen. Das hat prognostische Bedeutung und führt zu konkreten Überwachungsstrategien, bestehend aus Endoskopiekontrollen (Quadrantenbiopsien alle 2 cm und von auffälligen Stellen) unter konsequenter PPI-Therapie. Eine retrospektive Studie ergab, dass durch dieses Vorgehen das Überleben verbessert werden konnte, da die Diagnose zu einem früheren Zeitpunkt gestellt wurde (niedrigeres Tumorstadium) (Fountoulakis A et al. B J Surg 2004).

Tab. 1

Dysplasie	keine	low-grade	high-grade
Kontrolle/ Therapie	Endoskopie alle 3 Jahre	Endoskopie nach 6–12 Monaten	Endoskopische Mukosaresektion/Ösophagusresektion

Die aktuelle Strategie sieht die endoskopische Mukosaresektion von sichtbaren Läsionen, die Dysplasien und auf die Mukosa beschränkten Karzinomen entsprechen, vor. Die verbliebene Barrett-Schleimhaut kann anschließend mit einer Radiofrequenzablation behandelt werden (Shaheen NJ et al. New Engl J Med 2009). Diese Methode bietet sich auch bei in Screeningbiopsien zufällig entdeckten, aber nicht sichtbaren dysplastischen Läsionen an.

Die Häufigkeit des Barrett-Ösophagus und Adenokarzinoms des Ösophagus nehmen ebenso wie GERD zu und sind mit ähnlichen Risikofaktoren wie GERD assoziiert (z. B. Adipositas)!

3 Achalasie

Die Achalasie ist eine seltene entzündliche Erkrankung (Inzidenz 1–2/100.000 Einwohner/Jahr), deren Ursache unbekannt ist und die sich meist im 3.–5. Lebensjahrzehnt bemerkbar macht. Sie ist durch Degeneration des Plexus myentericus (Auerbach) in der unteren Speiseröhre charakterisiert. Durch den Untergang inhibitorischer Neurone fehlt die schluckreflektorische Erschlaffung des unteren Ösophagussphinkters und der untere Ösophagussphinkter weist einen erhöhten Ruhetonus auf. Weiters fehlt die propulsive Peristaltik des tubulären Ösophagus.

Symptome

Aus der Pathophysiologie leiten sich die wichtigsten Symptome ab. Im Vordergrund steht eine zunehmende *Dysphagie*, die nicht nur für feste Speisen, sondern auch für Flüssigkeiten besteht. Durch den Verbleib von Nahrung in der Speiseröhre können *retrosternale Schmerzen* auftreten und eine *Regurgitation* der Nahrungsreste erfolgen mit der Gefahr einer Aspiration. Durch eine verminderte Nahrungsaufnahme kann eine *Gewichtsreduktion* auftreten.

Diagnose

- *Röntgen des Ösophagus mit Kontrastmittel*: zeigt einen dilatierten, spitz zulaufenden Ösophagus ohne bzw. mit verminderter Peristaltik (Sektglasform). Das Kontrastmittel wird nicht oder nur verzögert in den Magen weitertransportiert.
- *Endoskopie:* erweiterter Ösophagus mit evtl. reichlichen Speiseresten. Biopsien sollten zum Ausschluss eines Malignoms durchgeführt werden.
- *Manometrie*: sollte zur klaren Diagnose auf jeden Fall durchgeführt werden und dokumentiert die oben geschilderte Pathophysiologie: 1. fehlende Peristaltik des tubulären Ösophagus, 2. erhöhter Ruhetonus und 3. fehlende schluckreflektorische Erschlaffung des unteren Ösophagussphinkter.

Komplikationen

Beschrieben sind Ösophagitis, Aspirationspneumonie und Plattenepithelkarzinom des Ösophagus (2–7 %), weshalb Kontrollendoskopien empfohlen werden.

Therapie

Nifedipin p.o. und die endoskopische Injektion von Botulinumtoxin in den unteren Ösophagussphinkter ergeben meist nur kurzzeitige Besserungen. Die Therapie der Wahl sind endoskopisch durchgeführte *Ballondilatationen*, die bei Bedarf wiederholt werden können, wobei das Perforationsrisiko mit der Zahl der Dilatationen steigt. Alternativ kann eine (laparoskopische) *Myotomie* (operative Muskelspaltung) durchgeführt werden.

4 Infektionen des Ösophagus

Beispiele

Candida albicans (Soorösophagitis), Zytomegalie-Virus, Herpesviren

Meist bei immunsupprimierten Patienten: Malignome, AIDS, Therapie mit Zytostatika, Kortikosteroide; AB-Therapie

Symptome

Dysphagie, Odynophagie

Diagnose

Endoskopie mit Biopsie/Bürste; jedoch bereits ein Blick in den Mund kann bei Mundsoor die Diagnose bringen

Therapie

Je nach Infektion; z. B. Nystatin oder Amphotericin lokal bei Candida albicans

Dysphagie und Sodbrennen

Margit Eisler, Johannes Lenglinger, Martin Riegler

Dysphagie und Sodbrennen sind Kardinalsymptome bei Erkrankungen des oberen Verdauungstraktes (Oropharynx, Ösophagus). Als **Dysphagie** wird eine nicht schmerzhafte Schluckstörung bezeichnet. Eine ausführliche Anamnese ist obligat für eine zielgerichtete Abklärung. Es ist zu erheben, wo die Schluckbeschwerden lokalisiert sind, über welchen Zeitraum sie sich entwickelt haben und ob sie ständig oder intermittierend vorkommen. Auch der Zusammenhang mit anderen Symptomen (Husten, Sodbrennen, Schmerzen, Gewichtsverlust) ist von Bedeutung. Aus praktischen Gründen wird eine **oropharyngeale** von einer **ösophagealen Dysphagie** unterschieden.

Bei der oropharyngealen Dysphagie besteht die Empfindung, dass Geschlucktes nicht oder nicht zur Gänze in die Speiseröhre befördert wird, häufig verbunden mit Husten und/oder Regurgitation unmittelbar nach dem Schlucken. Bei plötzlich auftretender oropharyngealer Dysphagie ergibt sich der Verdacht auf ein neurologisches Akutereignis (zerebraler Insult). Bei allmählich zunehmenden Schluckbeschwerden im Oropharynx kommen neben neuromuskulären Erkrankungen auch Tumore oder ein Zenker'sches Divertikel als Ursache in Frage.

Bei der ösophagealen Dysphagie wird ein Steckenbleiben von Bissen hinter dem Brustbein oder im Hals verspürt, oft verbunden mit retrosternalem Druckgefühl. Auch hier kann es zur Regurgitation kommen; typischerweise tritt diese erst nach mehreren Bissen auf. Die häufigste Ursache der ösophagealen Dysphagie ist die **gastroösophageale Refluxkrankheit**. Dabei kann eine Motilitätsstörung des tubulären Ösophagus vorliegen und/oder eine Hiatushernie die Entleerung des Ösophagus beeinträchtigen. Auch Komplikationen der Refluxkrankheit wie Ösophagitis, Striktur und das Adenokarzinom des Ösophagus können Schluckbeschwerden hervorrufen. Die Dysphagie ist auch das führende Symptom bei der eosinophilen Ösophagitis. Diese Erkrankung mit deutlich steigender Prävalenz ist durch ein Einwandern von eosinophilen Granulozyten in die Ösophagusmukosa gekennzeichnet und mit Lebensmittelallergien assoziiert. Auch Funktionsstörungen des Ösophagus wie Achalasie, distaler Ösophagusspasmus und Nutcracker-Ösophagus sind mögliche Ursachen einer ösophagealen Dysphagie. Schluckbeschwerden kommen auch im Rahmen von Systemerkrankungen (Sklerodermie, Mixed Connective Tissue Disease) und neurologischen Erkrankungen (Parkinson-Syndrom, amyotrophe Lateralsklerose) vor.

Sodbrennen ist ein brennendes Gefühl hinter dem Brustbein und ist das Leitsymptom der gastroösphagealen Refluxkrankheit. Eine Refluxkrankheit liegt vor, wenn der Rückfluss von Mageninhalt in die Speiseröhre belästigende Symptome oder Komplikationen hervorruft (Montreal Definition der Refluxkrankheit). In der westlichen Welt hat diese Erkrankung bei Erwachsenen eine Prävalenz von 15–25 %. Die meisten PatientInnen sprechen gut auf die Medikation mit einem Protonenpumpeninhibitor an. Eine endoskopisch-bioptische Abklärung chronischen oder rezidivierenden Sodbrennens ist aber indiziert, da als Folge einer Refluxkrankheit ein Adenokarzinom des Ösophagus auftreten kann. Funktionsdiagnostische Untersuchungen (Manometrie, Refluxmonitoring) sind durchzuführen, wenn therapierefraktäre Beschwerden bestehen oder eine chirurgische Therapie (Fundoplicatio) erwogen wird.

Die wichtigsten **diagnostischen Verfahren** zur Abklärung von Dysphagie und Sodbrennen sind:

Videokinematographie des Schluckakts (siehe auch Beitrag von Peter Pokieser)
Diese Untersuchung ist die Methode der Wahl zur Abklärung der oropharyngealen Dysphagie. Auch bei der Abklärung der ösophagealen Dysphagie können mit dieser Untersuchung Befunde erhoben werden, die der Endoskopie entgehen können. Beispiele dafür ist der Schatzki-Ring, eine meist am Oberrand einer Hiatushernie lokalisierte Membranstenose, die typischerweise eine intermittierende Festkörper-Dysphagie hervorrufen kann (sogenanntes Steakhouse-Syndrom = Impaktation eines Fleischbissens). Auch bei der Achalasie oder der eosinophilen Ösophagitis können im Frühstadium der Erkrankungen Transportstörungen des Kontrastmittels erfasst werden, während die Endoskopie noch einen unauffälligen Befund zeigt. Für die Achalasie typisch ist eine vogelschnabelartige Einengung des ösophagogastralen Übergangs. Auch andere Veränderungen der Geometrie des ösophagogastralen Übergangs wie z. B. eine Hiatushernie sind mit der Videokinematographie gut nachweisbar.

Endoskopie
Zur Abklärung von Sodbrennen und ösophagealer Dysphagie ist die Ösophagogastroduodenoskopie unerlässlich, vor allem um maligne Veränderungen und Präkanzerosen zu erfassen. Es wird beurteilt, ob die Speiseröhre von Plattenepithel ausgekleidet ist und ob dieses entzündliche Veränderungen (Rötung, Erosionen) im Sinne einer Ösophagitis zeigt. Die häufigste Ursache der Ösophagitis ist Reflux. Die Refluxösophagitis wird entsprechend der Verteilung und Ausdehnung von Erosionen nach der Los-Angeles-Klassifikation in 4 Schweregrade eingeteilt (LA A–D). Als Folge gastroösophagealen Refluxes kann im distalen Ösophagus ein Ersatz des Plattenepithels mit Zylinderepithel vorkommen (Zylinderzellösophagus, CLE = columnar lined esophagus). Sind im CLE als Zeichen der intestinalen Metaplasie histologisch Becherzellen nachweisbar, so spricht man von einem Barrett-Ösophagus, der eine Präkanzerose darstellt. Ein Zylinderzellösophagus erfordert Quadrantenbiopsien in 1-cm-Abständen, um Dysplasien oder ein Adenokarzinom im Frühstadium auszuschließen. Bei der eosinophilen Ösophagitis kann der Ösophagus abschnittsweise oder im gesamten Verlauf Längsfurchen und Querrillen (ähnlich der Trachea) zeigen. Beim Nachweis dieser Veränderungen und auch bei einer Anamnese von Dysphagie ohne morphologisches Substrat sollten aus dem proximalen, mittleren und distalen Ösophagus Biopsien mit der Fragestellung nach eosinophiler Ösophagitis entnommen werden. Weitere Ursachen der Ösophagitis können Stase bei schweren Motilitätsstörungen (vor allem Achalasie) und eine Soorinfektion sein, die ebenfalls bei Transportstörungen und auch bei Immunsuppression vorkommt. Die Endoskopie ist auch bei radiologisch nachgewiesenen Tumoren des Ösophagus (Adenokarzinom, Plattenepithelkarzinom) durchzuführen, um Biopsien zu gewinnen.

Funktionsdiagnostik (Manometrie, Refluxmonitoring, Impedanzplanimetrie)

Die Funktionsdiagnostik des Ösophagus kommt zum Einsatz, wenn sich radiologisch oder endoskopisch keine morphologischen Veränderungen gezeigt haben und der Verdacht auf eine primäre Motilitätsstörung besteht. Auch vor chirurgischen Eingriffen und zu deren Erfolgskontrolle wird die Funktionsdiagnostik angewandt.

Manometrie
Die Druckmessung in der Speiseröhre erfolgt mit einem transnasal eingeführten Katheter, der mit Druckaufnehmern bestückt ist. Moderne Messsysteme arbeiten mit hoher Auflösung und sind mit Impedanzableitungen kombiniert. Auf diese Weise können die Druckverhältnisse am ösophago-

gastralen Übergang (Ruhedruck, schluckausgelöste Sphinktererschlaffung), der Ablauf der schluckausgelösten Kontraktionen im tubulären Ösophagus und der Transport geschluckten Materials genau beurteilt werden (Hochauflösende Impedanz-Manometrie). Bei Verdacht auf Achalasie ist die Druckmessung die aussagekräftigste Untersuchung, weil damit die diagnostischen Kriterien (fehlende schluckausgelöste Erschlaffung des unteren Ösophagussphinkters und Aperistalsis des Ösophaguskörpers) eindeutig erfasst werden. Im Normalfall findet sich am ösophagogastralen Übergang eine überwiegend intraabdominell lokalisierte Druckzone, die aus einer Überlagerung der Zwerchfellschenkel mit dem unteren Ösophagussphinkter resultiert. Bei der Refluxkrankheit findet sich in der Druckmessung häufig ein Hinweis auf eine axiale Hiatushernie: Es sind zwei Druckzonen vorhanden, distal der Zwerchfelldurchtritt und mehrere Zentimeter weiter proximal der untere Ösophagussphinkter. Für die Genese der Symptome Sodbrennen und Dysphagie hat diese abnorme Druckverteilung große Bedeutung. Durch die Inspiration wird ein negativer Druck im Thorax erzeugt, der den Ruhedruck des im Thorax gelegenen unteren Ösophagussphinkters reduziert. Gleichzeitig wird der abdominelle und intragastrale Druck erhöht, wodurch ein Druckgradient entsteht, der den Rückfluss von Mageninhalt in den Ösophagus begünstigt. Die Klärung geschluckten oder refluierten Materials kann durch die im Rahmen der Refluxkrankheit vorkommende hypokontraktile Motilitätsstörung des Ösophaguskörpers zusätzlich beeinträchtigt sein.

Refluxmonitoring

Bei dieser Untersuchung verbleibt ein Messkatheter über 24 Stunden im Ösophagus und erfasst Rückflüsse von Mageninhalt in die Speiseröhre. Die Impedanz-pH-Metrie ist das sensitivste Verfahren. Dabei werden Refluxe als Widerstandsänderungen registriert und anhand der pH-Messung als sauer oder nicht sauer klassifiziert. Die PatientInnen sollen während der Untersuchung auftretende Beschwerden durch Tastendruck am Datenrecorder dokumentieren. Neben der Säureexposition des distalen Ösophagus und der Anzahl der Refluxepisoden ist damit auch der zeitliche Zusammenhang zwischen Symptomen und Refluxen dokumentierbar. Nur etwa 50 % der PatientInnen mit chronischen Refluxsymptomen zeigen eine Ösophagitis in der Endoskopie. Der Nachweis einer Refluxkrankheit durch das Refluxmonitoring ist vor allem bei Nichtansprechen auf die medikamentöse Therapie von Bedeutung. Ein positiver Befund ist ein Prädiktor für ein gutes Ergebnis einer Antireflux-Operation (Fundoplicatio).

Impedanz-Planimetrie (FLIP = Functional Lumen Imaging-Probe)

Dieses kürzlich eingeführte Verfahren verwendet einen auf einem Katheter montierten, mit Flüssigkeit befüllbaren Ballon, mit dem die Dehnbarkeit der Speiseröhre gemessen werden kann. Eine erhöhte Nachgiebigkeit des ösophagogastralen Übergangs ist bei PatientInnen mit Refluxkrankheit nachweisbar. Wichtig ist diese Untersuchung aber vor allem bei der Abklärung der Dysphagie. Eine verminderte Dehnbarkeit des ösophagogastralen Übergangs findet sich bei der Achalasie und bei der eosinophilen Ösophagitis, bei der sich dieser Befund auch im tubulären Ösophagus zeigt. Die FLIP-Messung kann auch zur Ad-hoc-Erfolgskontrolle bei therapeutischen Interventionen (Ballondilatation, Myotomie) durchgeführt werden.

Computertomographie, Magnetresonanztomographie, Endosonographie

Diese Untersuchungen kommen beim Tumorstaging des Plattenepithel- und Adenokarzinoms des Ösophagus zum Einsatz. Eine Dysphagie kann auch durch eine Infiltration des ösophagogastralen Übergangs durch ein szirrhöses Magenkarzinom verursacht sein. Auch bei Verdacht auf endoskopisch nicht erkennbare intramurale Tumore (Leiomyome, Lymphome, Sarkome) ist eine Bildgebung indiziert.

Therapie

Die Standardtherapie des chronischen Sodbrennens ist die Behandlung mit Protonenpumpenhemmern, die eine Erfolgsrate von ca. 70 % aufweist. Bei Nichtansprechen und funktionsdiagnostischem Nachweis einer Refluxkrankheit (abnorme Säureexposition, erhöhte Anzahl von Refluxen oder positive Korrelation der Symptome mit Refluxereignissen) kann eine Antirefluxoperation durchgeführt werden. Die Fundoplicatio ist auch eine Option, wenn eine medikamentöse Dauertherapie unerwünscht ist.

Die Therapie der Dysphagie ist abhängig von der zugrunde liegenden Erkrankung. Bei der Achalasie lässt sich eine Minderung der Beschwerden durch eine Absenkung des Drucks am ösophagogastralen Übergang erreichen (Dilatation, Kardiomyotomie). Die Aperistalsis des tubulären Ösophagus ist allerdings nicht therapierbar. Auch bei benignen Strikturen kann durch eine Dilatation die Wegsamkeitsstörung beseitigt werden. Eine Behandlung der Grundkrankheit (Refluxkrankheit, eosinophile Ösophagitis) ist notwendig, um Rezidive zu verhindern. Divertikel (Zenker'sches Divertikel, epiphrenisches Divertikel) können gespalten oder chirurgisch abgetragen werden. Dabei ist zu beachten, dass ein Divertikel meist durch ein Abflusshindernis distal entsteht, das mitzutherapieren ist (Funktionsstörung des M. cricopharyngeus beim Zenker'schen, Achalasie beim epiphrenischen Divertikel). Maligne Tumore (Plattenepithel- oder Adenokarzinom) werden abhängig von Tumortyp und -staging durch Ösophagusresektion mit Magenhochzug, Chemotherapie oder Radiatio therapiert. Für die durch neurologische Erkrankungen bedingte oropharyngeale Dysphagie kann ein Schlucktraining eingesetzt werden, zu dem die PatientInnen durch speziell geschulte LogopädInnen angeleitet werden.

Gastritis, Ulcus

Gottfried Novacek

1 Akute Gastritis

Eine akute Gastritis kann ausgelöst werden durch:

- *exogene Noxen:* dazu zählen z. B. Alkoholexzesse, manche Medikamente (Azetylsalizylsäure, nicht-steroide Antirheumatika, Zytostatika...) und Lebensmittelvergiftung durch toxinbildende Bakterien (Staphylokokken, Salmonellen...)
- *Stress*: damit sind vor allem schwere akute körperliche Erkrankungen gemeint, wie z. B. Verbrennungen, intrakranielle Erkrankungen, Traumata und postoperative Zustände, Schock

Symptome

Die Beschwerden reichen von Appetitlosigkeit über Übelkeit, Erbrechen bis zu epigastrischen Schmerzen. Als Komplikation kann eine Blutung infolge ausgeprägter erosiver Gastritis auftreten.

Diagnose

Meist ist keine weitere Untersuchung erforderlich; bei anhaltenden starken Beschwerden oder bei Blutungskomplikation: Endoskopie (Ösophago-Gastro-Duodenoskopie).

Therapie

Beseitigen der auslösenden Noxe, sofern dies möglich ist. Der weitere Verlauf ist in diesen Fällen durch eine spontane Abheilung gekennzeichnet und benötigt meist keine medikamentöse Therapie. Vorübergehende Nahrungskarenz ist zu empfehlen; evtl. Protonenpumpenhemmer, Antazidum oder Antiemetikum.

2 Chronische Gastritis

Bei der chronischen Gastritis unterscheidet man im Wesentlichen drei Formen:

Typ A = Autoimmungastritis

Sie ist die seltenste der drei Formen (5 %) und ist durch eine deszendierende Ausbreitung von der Kardia auf die Corpusschleimhaut gekennzeichnet. Die Ursache ist unbekannt. Es handelt sich um eine Autoimmunerkrankung, in 90 % sind Parietalzell-Antikörper und in etwa 75 % Antikörper (AK) gegen Intrinsic factor nachweisbar. Durch Schwund der Parietalzellen kommt es zu einer Schleimhautatrophie mit Hypochlorhydrie bis Achlorhydrie. Etwa 10 % der Patienten entwickeln eine perniziöse Anämie. Die Autoimmungastritis ist mit einem erhöhten Risiko für Adenokarzinom des Magens vergesellschaftet.

Typ B = Helicobacter pylori assoziierte Gastritis

Ursache ist eine Infektion mit H. pylori (siehe dort); aszendierende Ausbreitung. Eine auf das Antrum beschränkte Gastritis kann mit einer vermehrten Magensäuresekretion einhergehen (erhöhtes Ulcus duodeni-Risiko). Mit dem Schwund der Parietalzellen kann sich jedoch eine Hypochlorhydrie entwickeln.

Typ C = chemisch-toxisch verursachte Gastritis

Ursache sind Medikamente (nicht-steroidale Antirheumatika = NSAR) und/oder Galle-Reflux; besonders im Antrum lokalisiert. Die Häufigkeit ist aufgrund des zunehmenden Einsatzes von NSAR im Steigen begriffen.

Sydney Klassifikation der chronischen Gastritis (1990)

- *Endoskopische Kriterien der Gastritis*: Vorhandensein von flachen oder polypoiden Erosionen, Zeichen der Atrophie, hämorrhagische Gastritis...
- *Histologische Kategorien der Gastritis:*
  1. Ätiologie: A, B, C
  2. Topographie: Antrum-, Corpus-, Pan-Gastritis
  3. Morphologie:
     - chronische Entzündung: lymphoplasmazelluläre Infiltration
     - Aktivität der Entzündung: Infiltration mit neutrophilen Granulozyten
     - Atrophie: Reduktion der Magendrüsen
     - Intestinale Metaplasie: komplett oder inkomplett
     - Helicobacter pylori-Besiedlung

Diagnose

Endoskopie (Ösophago-Gastro-Duodenoskopie) mit Biopsien (Entnahme von Gewebeproben mittels Biopsiezange) und histologischer Untersuchung (siehe oben)

Symptome

Meist asymptomatisch; unspezifische Oberbauchbeschwerden (epigastrische Schmerzen) sind möglich

Therapie

Therapie ist nach der Ursache gerichtet (siehe bei H. pylori bzw. NSAR)

3 Ulcus

Definition

Erosion: Defekt der Magenmukosa, der die muscularis mucosae nicht durchdringt
Ulcus: Defekt der Magenmukosa, der die muscularis mucosae durchdringt

Epidemiologie

Die Inzidenz des Ulcus duodeni und ventriculi ist regional unterschiedlich und hängt von der Durchseuchungsrate mit H. pylori sowie von der Häufigkeit der NSAR-Einnahme ab. Mit einem Rückgang der Prävalenz der H. pylori-Infektion in den Industrieländern geht auch die Inzidenz der Ulcuskrankheit zurück.

Richtwert: Inzidenz Ulcus duodeni 150/100.000/Jahr, Ulcus ventriculi 50/100.000/Jahr

Symptome

Das klassische Leitsymptom der Ulcuskrankheit ist der *Schmerz im Epigastrium*, beim Ulcus duodeni eventuell Besserung durch Nahrungsaufnahme, beim Ulcus ventriculi eher Zunahme der Schmerzen bei Nahrungsaufnahme. NSAR-bedingte Ulcera führen oft zu keinen Schmerzen und werden erst durch *Blutungszeichen* symptomatisch.

Komplikationen

Die Häufigkeit ist mit 1–2 %/Ulcuspatient/Follow-up-Jahr anzunehmen. Es gibt vier relevante Komplikationen:

1. *Blutung*: Sie ist die häufigste und wichtigste Komplikation und gemeinsam mit der varikösen Blutung die häufigste Ursache für eine obere gastrointestinale Blutung. Eine Blutstillung kann endoskopisch erfolgen (Clipsapplikation...). Falls keine ausreichende Blutstillung gelingt, ist ein operatives Vorgehen erforderlich.
2. *Perforation*: in die freie Bauchhöhle mit Zeichen einer Peritonitis.
3. *Penetration*: in ein benachbartes Organ: z. B. Leber, Pankreas...
4. *Obstruktion*: infolge einer narbigen Abheilung kann sich eine Engstelle mit der klinischen Symptomatik einer Magenausgangsstenose entwickeln.

Ätiologie

Es gibt zwei häufige Ursachen für das gastroduodenale Ulcus:

1. *H. pylori*: defensive Faktoren vermindert, Magensäuresekretion nimmt zu
2. Einnahme *nicht-steroidaler Antirheumatika*: zweithäufigste Ursache; protektiv wirksame Prostaglandine werden gehemmt

Seltenere Ursachen: M. Crohn, Zollinger-Ellison-Syndrom, Biphosphonate, akutes Stressulcus

Diagnose

Die Diagnose erfolgt *endoskopisch*. Das Ulcus duodeni ist meist an der Vorderwand lokalisiert. Zwei einander gegenüberliegende Ulcera werden kissing ulcers genannt. Die Magenulcera sind meist an der kleinen Kurvatur zu finden und treten bei NSAR-bedingten Läsionen meist multipel auf. Zusätzlich bietet die Endoskopie die Möglichkeit der Blutstillung (siehe oben) und der Entnahme von *Biopsien* für den Nachweis von H. pylori und die Feststellung der Dignität (Ulcus ventriculi!).

Ulcus duodeni

Mehr als 80 % aller Ulcera duodeni sind H. pylori-positiv.

Therapie des H. pylori-positiven Ulcus duodeni

- Eradikationstherapie für die Dauer von einer Woche (siehe unten)
- Fortsetzung einer Therapie mit Protonenpumpenhemmern (PPI) für weitere 3 Wochen bei Vorliegen von Komplikationen und weiterhin bestehenden Beschwerden
- Da das Ulcus duodeni eine chronisch rezidivierende Erkrankung ist (Rezidivrate 65–95 %), ist eine Kontrolle des Eradikationserfolges angezeigt

Therapie des H. pylori-negativen Ulcus duodeni

- Therapie mit einem PPI für die Dauer von vier Wochen
- höhere Dosierung bei Komplikationen

Ulcus ventriculi

50–70 % sind HP-positiv. Da ein Ulcus ventriculi maligne sein kann, ist es wichtig, sowohl bei der ersten Endoskopie als auch bei der Kontrollendoskopie (nach Therapie) Biopsien aus dem Randbereich des Ulcus zu entnehmen!

H. pylori-positives Ulcus ventriculi

- Eradikationstherapie für die Dauer von einer Woche (siehe unten)
- Fortsetzung mit einer Therapie mit PPI für 3–5 Wochen
- Kontrolle des Eradikationserfolges

H. pylori-negatives Ulcus ventriculi

- Therapie mit einem PPI für 4–6 Wochen
- Höhere Dosierung bei Komplikationen

4 Helicobacter pylori

Den *Nobelpreis für Medizin 2005* erhielten die beiden australischen Wissenschaftler Robin Warren und Barry Marshall. Anfang der 1980er-Jahre hatten die beiden Mediziner entdeckt, dass die Ursache für die chronische Gastritis meist ein Bakterium namens H. pylori ist. Obwohl ihre These zunächst kaum ernstgenommen wurde, konnte in der Folge gezeigt werden, dass H. pylori die Ursache für die B-Gastritis (siehe oben) und in den meisten Fällen für das Ulcus duodeni und Ulcus ventriculi ist (siehe oben). Damit war ein Meilenstein in der Gastroenterologie der letzten Jahrzehnte gelegt. H. pylori ist ein gramnegatives s-förmiges Bakterium mit Flagellen, das Urease enthält. Es hat *pathogenetische Bedeutung für zahlreiche Erkrankungen des Magens und Duodenums*: Chronische Gastritis Typ B, Ulcus ventriculi, Ulcus duodeni, MALT-Lymphom des Magens, Magenkarzinom.

Epidemiologie

Generell gilt, dass 50 % der Weltbevölkerung mit H. pylori infiziert sind. Die Durchseuchungsrate ist jedoch sehr unterschiedlich. Sie ist in den Entwicklungsländern sehr hoch und in den Industrieländern deutlich niedriger. Ursache ist ein unterschiedlicher Hygienestandard. Die Infektion erfolgt oral-oral oder fäkal-oral. Die Prävalenz einer H. pylori-Infektion nimmt mit dem Alter zu.

Dringend empfohlene Indikationen zur Eradikation

Da eine H. pylori-Infektion nur bei einem Teil der Infizierten Beschwerden verursacht, wurden dringend empfohlene Indikationen zur Eradikation empfohlen (Maastricht Consensus Report 2):

1. *Ulcus duodeni und Ulcus ventriculi*: Chronisch-rezidivierender Verlauf mit 65–95%iger Wahrscheinlichkeit einer Wiederkehr. Durch eine Eradikationstherapie kann die Rezidivrate auf unter 10 % gesenkt werden (heilbar)!
2. *MALT-Lymphome*: Im Frühstadium meist Rückbildung des Lymphoms nach erfolgreicher H. pylori-Eradikation.
3. *Atrophe Gastritis, nach Magenkarzinomresektion (endoskopischem Mukosaresektion), erstgradige Verwandtschaft zu Patienten mit Magenkarzinom*: Ein Teil der H. pylori-Infektionen führt zu einer Antrum-dominanten Gastritis, die mit einer vermehrten Magensäureproduktion und einem erhöhten Ulcusrisiko einhergeht (siehe oben). Eine HP-Infektion kann jedoch auch zu einer Corpus-dominanten Gastritis oder Pangastritis führen, verbunden mit Hypochlorhydrie und einem erhöhten Magenkarzinomrisiko. Über eine insgesamt wahrscheinlich Jahrzehnte dauernde Kaskade bildet sich nach einer HP-Infektion zunächst eine chronische Gastritis und

in der Folge evtl. eine intestinale Metaplasie, eine Atrophie, letztlich eine Dysplasie und ein Adenokarzinom. Während die Assoziation H. pylori und Magenkarzinom anhand zahlreicher Studien gut belegt ist, existiert bislang keine eindeutig positive Therapiestudie, d. h. dass durch eine Eradikation die geschilderte Kaskade auf dem Weg zum Karzinom unterbrochen werden kann. Es könnte also ein „Point of no return“ bestehen, nach dessen Überschreitung auch eine erfolgreiche Eradikation keinen Einfluss auf den weiteren Ablauf der beschriebenen Kaskade hat. Jedenfalls sind intestinale Metaplasie, Atrophie und die Verwandtschaft zu Patienten mit Magenkarzinom als Risikofaktoren für die Entwicklung eines Magenkarzinoms beschrieben und wurden daher in die Empfehlung aufgenommen.

4. *Patientenwunsch*

Ratsame Indikationen und relevante Aussagen (Maastricht Consensus Report 2)

1. *Funktionelle Dyspepsie*: Metaanalysen ergaben nur eine geringe Überlegenheit der Eradikation gegenüber Placebo in der erfolgreichen Behandlung der Beschwerden.
2. *Gastroösophagealer Reflux*: Dazu existieren widersprüchliche Aussagen; eventuell Zunahme des gastroösophagealen Reflux nach erfolgreicher Eradikation von HP.
3. *Nicht-steroidale Antirheumatika*: Synergistischer Effekt von NSAR und HP für die Entstehung eines Ulcus duodeni oder ventriculi.

Diagnostik

Invasive Untersuchungsmethoden: Biopsien im Rahmen von Endoskopie:

1. Histologie
2. Urease-Schnelltest (Farbumschlag durch Ureaseaktivität von HP)
3. Kultur und Resistenzbestimmung (nur nach bereits erfolgloser Eradikation indiziert)

Nicht-invasive Untersuchungsmethoden:

1. ^{13}C-Harnstoff-Atemtest (Urease von HP spaltet Harnstoff in CO_2 und Ammoniak, ^{13}C-markierter Harnstoff (stabiles Isotop, nicht radioaktiv!) führt daher zu einer vermehrten Abatmung von $^{13}CO_2$ in der Ausatemluft bei HP-Infektion; Messung mittels Massenspektrometer)
2. Stuhlantigentest
3. Serologie

Therapiekontrolle

Frühestens 4 Wochen nach Eradikation!

- Sollte eine *Kontrollendoskopie* erforderlich sein (z. B. bei Ulcuskomplikationen oder bei Ulcus ventriculi zum möglichst sicheren Ausschluss eines Malignoms), werden dabei Biopsien entnommen.
- Sollte jedoch nur die Frage nach einer erfolgreichen Eradikation von HP zu beantworten sein, ist keine Endoskopie erforderlich und somit eine *nicht-invasive Diagnostik* in Form eines ^{13}C-Harnstoff-Atemtests oder Stuhlantigentests anzustreben.
- Ungeeignet für die Therapiekontrolle ist die Serologie!

Antibiotika, Protonenpumpenhemmer und H_2-Blocker können falsche negative Befunde verursachen und sollten daher mind. 1–2 Wochen vor der Diagnostik abgesetzt werden.

Eradikationstherapie

Die klassische Therapie ist eine Tripeltherapie bestehend aus einem Protonenpumpenhemmer und 2 Antibiotika für die Dauer von einer Woche. Unter Studienbedingungen kann damit eine Eradikationsrate von etwa 90 % erreicht werden.

Variante 1: PPI 2 x 1 Standarddosis/d, Clarithromycin 2 x 500 mg, Amoxicillin 2 x 1000 mg
Variante 2: PPI 2 x 1 Standarddosis/d, Clarithromycin 2 x 250 mg, Metronidazol 2 x 500 mg

(PPI Standarddosis: Esomeprazol 20 mg, Lanzoprazol 30 mg, Omeprazol 20 mg, Pantoprazol 40 mg, Rabeprazol 20 mg)

Aufgrund einer hohen Rate an Resistenz speziell gegen Clarithromycin in Österreich bieten sich zunehmend sequentielle Therapien an:

Clarithromycin-basierte sequentielle Therapie: Amoxicillin 2 x 1000 mg + PPI 2 x 1 (5 Tage), anschließend Clarithromycin 2 x 500 mg + Metronidazol 2 x 500 mg + PPI 2 x 1 (5 Tage)

Levofloxacin-basierte sequentielle Therapie: Amoxicillin 2 x 1000 mg + PPI 2 x 1 (5 Tage), anschließend Levofloxacin 2 x 250 mg + Metronidazol 2 x 500 mg + PPI 2 x 1 (5 Tage)

5 Nicht-steroidale Antirheumatika (NSAR)

NSAR sind eine Ursache für die C-Gastritis und können zu Erosionen und Ulcera im Magen und Duodenum führen. Sie sind nach H. pylori die zweithäufigste Ursache für das Ulcus duodeni und ventriculi. Aufgrund des zunehmenden Gebrauchs von NSAR ist die Zahl der NSAR-assoziierten Ulcera im Steigen.

Risikoerhöhung für eine Ulcusblutung: Die Risikosteigerung unter *NSAR* ist am stärksten ausgeprägt (relatives Risiko 4–7). Deswegen wurden *COX-2-selektive NSAR* entwickelt, die jedoch zum Teil (Rofecoxib, Vioxx®) wegen einer gesteigerten Herzinfarkt- und Schlaganfallsrate vom Markt genommen werden mussten. Das relative Risiko für eine Ulcusblutung ist unter *Aspirintherapie* 1,5–2,5.

Folgende **Risikofaktoren** für die Entstehung eines Ulcus/einer Blutung unter NSAR-Therapie konnten identifiziert werden: frühere Nebenwirkungen (Ulcus, Blutung), Alter über 60 Jahre, hohe NSAR-Dosis, zusätzliche Glukokortikoidtherapie, zusätzliche Antikoagulantientherapie. Daher sollte bei Zutreffen eines dieser Risikofaktoren ein Magenschutz z. B. in Form eines Protonenpumpenhemmers (PPI) verabreicht werden. Zusätzlich wurde ein synergistischer Effekt von NSAR und H. pylori beschrieben.

Acetylsalicylsäure und Magenschutz

Folgende Risikogruppen sollten routinemäßig zu Acetylsalicylsäure einen Magenschutz (PPI) erhalten:

1. Alter über 65 Jahre
2. Ulcusanamnese
3. Kombinationstherapie mit NSAR, Kortison, Antikoagulantien oder anderen Thrombozytenaggregationshemmern

Diarrhoe und Zöliakie

Harald Vogelsang

Diarrhoe

Die Diarrhoe wird primär über ein erhöhtes Stuhlgewicht von mehr als 200 g/d definiert. In der Praxis wird die Diarrhoe anhand der **Stuhlfrequenz (> 3 Stühle/d)** mit verminderter *Stuhlkonsistenz* diagnostiziert. Davon abzugrenzen sind eine sogenannte *Pseudodiarrhoe* mit Absetzen von vielen kleinen geformten Stuhlportionen bzw. eine *Stuhlinkontinenz* aufgrund einer Sphinkterinsuffizienz.

Die **Ursachen** für eine echte Diarrhoe sind Störungen im Wasser- und Elektrolyttransport des Dünn- und Dickdarmtrakts, wobei eine malabsorptive (osmotische) (Tab. 1) von einer sekretorischen Diarrhoe (Tab. 2) zu unterscheiden ist. Viel seltener bestehen rein motilitätsbedingte Diarrhoen, wie z. B. bei Hyperthyreose aufgrund eines beschleunigten Dünndarmtransits oder eben die Pseudodiarrhoe bei anorektalen Erkrankungen. Eine osmotische Diarrhoe entsteht durch Malabsorption von Nahrungsbestandteilen, die zu einer Erhöhung der Osmolarität des Nahrungsbreis und damit zur Erhöhung der Stuhlosmolarität und Durchfällen führt (z. B. Laktose-Malabsorption, Zöliakie) und bei Fasten sistiert. Die sekretorische Diarrhoe wird durch eine Transportstörung des Elektrolyttransports von Natrium, Kalium, Chlorid oder Bikarbonat-Ionen ausgelöst, wobei die Sekretion die Absorption im Darm überwiegt. Hier besteht die Diarrhoe auch bei Fasten weiter und das Stuhlnatrium ist erhöht. Klinisch wird man primär eine akute Diarrhoe, die weniger als 4 Wochen anhält, von einer chronischen Diarrhoe mit mehr als vierwöchiger Dauer unterscheiden.

Akute Diarrhoen

Die Ursache für akute Diarrhoen ist üblicherweise ein infektiöser bzw. toxischer Auslöser. Im Zentrum steht deswegen die Anamnese bezüglich Auslandsaufenthalte bzw. eventuell verdorbener Mahlzeiten oder auch vorhergehender (bis 8 Wochen nachher) Antibiotikaeinnahme (seltener als pseudomembranöse Colitis durch Clostridium-difficile-Toxin).

Die Diagnostik wird üblicherweise minimal gehalten (da meistens selbstlimitierte Diarrhoen), *Untersuchungen auf pathogene Keime im Stuhl bzw. Parasiten und Wurmeier* sind meist nur *nach Aufenthalten in tropischen bzw. Risikoländern* zu empfehlen. Therapeutisch steht der Flüssigkeits- und Elektrolytersatz im Vordergrund, üblicherweise mit einer kombinierten (nun hypotonen) Glukose-NaCl-Lösung nach dem Muster der WHO-Lösung (Ersatz z. B. 1 TL Salz + 4 EL Zucker auf 1 l Wasser), da diese Lösung die Resorption von Wasser begünstigt. Nur bei schwerem Verlauf (hohes Fieber, schwere Blutabgänge, Dauer mehr als 3 Tage) ist der Einsatz von Antibiotika, insbesondere Ciprofloxacin, bzw. bei Verdacht auf Parasiten/Clostridium-difficile-Toxin Metronidazol sinnvoll.

Chronische Diarrhoen

Bei über 4-wöchiger Dauer gilt es eine gründliche Abklärung durchzuführen, wobei primär natürlich auch wieder infektiöse Ursachen (Stuhluntersuchung auf pathogene Keime bzw. Parasiten, Wurmeier) ausgeschlossen werden sollten und eine Blutabnahme mit Bestimmung des Blutbildes, Eisen-, Ferritin-Serumspiegel und als Entzündungsparameter C-reaktives Protein **(CRP)** oder auch des

Calprotectins im Stuhl sinnvoll ist. Mithilfe des CRP und des Calprotectins lassen sich mit hoher Wahrscheinlichkeit entzündliche von nicht-entzündlichen Diarrhoen differenzieren. Bei erhöhtem CRP muss man primär an chronisch entzündliche Darmerkrankungen wie Morbus Crohn, Colitis ulcerosa denken, weshalb zur weiteren **Abklärung** Ileokoloskopie mit Biopsien, Enteroklysma und eventuell Gastroskopie sinnvoll sind. Bei nicht-entzündlichen Diarrhoen muss man solche mit begleitenden Alarmsymptomen wie Fieber, Anämie, Gewichtsabnahme, die auch wieder eine weitere invasive Abklärung (wie oben) nach sich ziehen, von einer chronischen Diarrhoe ohne Alarmsymptome differenzieren. Ohne Alarmsymptome muss man primär an ein Reizdarmsyndrom, insbesondere bei Schmerzen (Rom-3-Kriterien), an eine Laktose- oder Fruktose-Malabsorption (Abklärung mithilfe H_2-Tests) oder eine Zöliakie (endomysiale Antikörper, Tissue-Transglutaminase-Antikörper, Duodenalbiopsie) denken.

Tab. 1: Osmotische Diarrhoen

Osmotische Diarrhoen	
Erworben	**Exogen**
Laktose-, Fruktosemalabsorption Zöliakie Pankreasinsuffizienz Bacterial Overgrowth-Syndrom Rotavirus-Infektion Parasiten (Lamblien, Kokzidien) Entzündliche Darmerkrankung (gemischt osmotisch-sekretorisch) Kurzdarmsyndrom Fisteln	Medikamente/Laxantien Sorbitol/Mannitol („Sweetener")

Tab. 2: Sekretorische Diarrhoen

Sekretorische Diarrhoen	
Endogen	**Exogen**
Enterotoxine/Endotoxine (Cholera, toxische E. coli, Campylobacter, Yersinien, Clostridium-difficile-Toxin, Staphylococcus aureus) Hormontumoren-NET (Serotonin, VIP, Calcitonin, Histamine) Gallensäuren	Laxantien (z. B. Senna, Bisacodyl ...) Medikamente (Furosemid, Theophyllin, Misoprostol, Di-5-Aminosalicylsäure) Toxine (Arsen, Pilze), Kaffee, Cola Nahrungsmittelallergie

Zöliakie

Die Zöliakie stellt das Paradebeispiel einer malabsorptiven Erkrankung dar. Sie wird heutzutage öfter im Erwachsenenalter als im Kindesalter diagnostiziert. Die Prävalenz liegt bei etwa 1–2 % der Bevölkerung, bei der Diagnosestellung haben 60 % keine typischen Bauchsymptome (stumme Zöliakie). Die häufigsten **Beschwerden** sind Blähungen, Verminderung der Stuhlkonsistenz und erhöhte Stuhlfrequenz, mangelnde Gewichtszunahme und in 50 % der Fälle auch eine Anamnese mit Durchfällen und mangelndem Gedeihen in der Kindheit. Es besteht offensichtlich eine genetische Veranlagung für Zöliakie (viele Genpolymorphismen beschrieben), wobei 10 % der erstgradigen Verwandten ebenfalls an einer Zöliakie leiden. Es besteht eine deutliche Häufung für HLA-DQ2 bzw. -DQ8 in über 95 % der Patienten, d. h. HLA-DQ2-/HLA-DQ8-negative Patienten haben ein Risiko unter 5 % für Zöliakie. Neuerdings wurde eine Entität, die sogenannt **nicht-Zöliakie bedingte Gluten-sensitivität** (NCGS), definiert. Das NCGS ist wahrscheinlich eine Untergruppe des Reizdarmsyndroms, bei der eine Zöliakie ausgeschlossen wurde, aber trotzdem eine Besserung der Beschwerden durch glutenfreie Diät zu erreichen ist. Es gibt dzt. leider keinen Test, durch den sich ein solches Ansprechen auf GFD voraussagen läßt! Die typischen Antikörper (Tissue-Transglutaminase-, endomysiale Antikörper) sind negativ.

Die **Pathogenese** der Zöliakie ist weitgehend geklärt. Bei genetisch determinierten Patienten, die auch HLA-DQ2- oder HLA-DQ8-positiv sind, kann in Zeiten erhöhter Darmpermeabilität (z. B. Infektionen, postoperativ etc.) vermehrt Gliadin durch die Dünndarmschleimhaut eindringen. Dort wird das Gliadin primär durch die Tissue-Transglutaminase deamidiert, wobei die deamidierte Form an HLA-DQ2- oder HLA-DQ8-positive Lymphzellen ankoppeln und T-Lymphozyten aktivieren kann. Dies führt einerseits zu verstärkter Ausschüttung von Zytokinen und zur Zottenatrophie, andererseits über Plasmazellen zur Produktion von Tissue-Transglutaminase-, endomysialen und Antigliadin-Antikörpern.

Im Screening werden primär die Antikörper (endomysiale und Tissue-Transglutaminase-Antikörper sind in über 95 % sensitiv und spezifisch) verwendet, Routinelaborbefunde können auch völlig unauffällig sein (gelegentlich Eisenmangelanämie, Erhöhung der GPT/ALAT oder alkalischen Phosphatase). Eher selten findet man Malabsorptionserscheinungen mit Verminderung des Normotests, der Folsäure, Vitamin B12, Vitamin D, Kalziums oder Albumins. Die **Diagnose** wird über die tiefe Duodenalbiopsie bei der Gastroskopie gestellt, wobei sich eine Zottenatrophie mit Kryptenhyperplasie mit Vermehrung der intraepithelialen Lymphozyten findet (MARSH 3a–3c je nach Ausprägung der Zottenatrophie). Bei der Gastroskopie fallen oft auch makroskopische Veränderungen der Duodenalschleimhaut mit mosaikartig veränderter Oberfläche bzw. gekerbten Falten in der Pars descendens duodeni auf. Die Bestätigung durch positive Antikörpertests (s. o.) wird heute gefordert. Bei Kindern mit sehr hohen Tissue-Transglutaminase-Antikörpern (> 10-fach erhöhter Normalwert) kann bei Bestätigung durch positive endomysiale Antikörper, HLA-DQ2 oder HLA-DQ8-Positivität und entsprechenden Symptomen auch auf die Duodenalbiopsie zur Diagnose verzichtet werden (neue ESPGHAN-Kriterien).

Die **Therapie** besteht in einer strikten glutenfreien Diät (Meiden sämtlicher üblicher Mehle bis auf Kartoffel-, Reis-, Mais- und Hirsemehl). Unter dieser Diät werden die Patienten innerhalb von wenigen Wochen beschwerdefrei, die Antikörper bilden sich innerhalb eines Jahres zurück und innerhalb von 2–5 Jahren wird auch die Dünndarmschleimhaut wieder völlig unauffällig. Kontrollbiopsien sind nur selten bei unklaren Verläufen bzw. Zweifel an der Diagnose notwendig. In weniger als 2 % stellt sich eine **therapierefraktäre Zöliakie** ein, wobei trotz strikter glutenfreier Diät weiter abdominelle Beschwerden mit Malabsorption und Zottenatrophie bestehen. Dies betrifft üblicherweise ältere (Diagnosealter > 50 Jahre) bzw. Diät-incompliante Patienten, die schlussendlich ein deutlich erhöhtes Risiko für intestinale T-Zell-Lymphome aufweisen. Diese Patienten müssen engmaschig weiterkontrolliert und auch kontrollbiopsiert werden. Bei unbehandelter Zöliakie besteht neben dem erhöhten intestinalen Lymphomrisiko weiters ein Risiko für vermehrte Aborti (bei jungen unbehandelten Frauen) und auch für Osteoporose. Überdies gibt es eine **Assoziation** mit vielen anderen Autoimmunerkrankungen, wie Diabetes mellitus, Schilddrüsenerkrankungen, Lebererkrankungen, neurologischen Erkrankungen und der Hauterkrankung Dermatitis herpetiformis Duhring (= in Gruppen stehende Bläschen an den Ellbogen, Knien und im Gesäßbereich). Diese Hauterkrankung spricht ebenso auf die glutenfreie Diät an.

Literatur

Dietel M, Suttorp N, Zeitz M (Hrsg.): Harrisons Innere Medizin 2, 13. Aufl. (oder neuer) ABW Wissenschaftsvlg, Berlin. Kap. 254: Absorptionsstörungen, 1627–1645; Kap. 255: Entzündl. Erkrankungen des Darms, 1645–1660.

Herold G et al: Innere Medizin 2004 (oder neuer). 385–410.

Chronisch entzündliche Darmerkrankungen

Harald Vogelsang

Die vier wesentlichen Vertreter der chronisch entzündlichen Darmerkrankungen sind der *Morbus Crohn*, die *Colitis ulcerosa*, die sogenannte *IBDU = IBD of unknown origin* (chronische Colitis, aber in 10 % Zuordnung zu M. Crohn bzw. Colitis ulcerosa nicht möglich) und die *mikroskopische Colitis.*

Mikroskopische Colitis

Sie stellt 10 % der chronischen Diarrhöen und ist gekennzeichnet durch chronisch wässrige Diarrhöen, eher seltener durch Bauchschmerzen oder Gewichtsabnahme. Bei der sogenannten lymphozytären Colitis ist der histologische Befund (insbesondere im C. ascendens und C. transversum) einer Vermehrung der intraepithelialen Lymphozyten pathognomisch, bei der kollagenösen Colitis das Auftreten eines subepithelialen Kollagenbandes – in beiden Fällen immer bei makroskopisch völlig unauffälligem Schleimhautbefund in der Koloskopie. Beide Erkrankungen haben eine gute Prognose ohne Risiko für Malignome bzw. andere chronisch entzündliche Darmerkrankungen. Die Therapie besteht aus einem Therapieversuch standardmäßig aus Budesonid über mindestens 12 Wochen (meist langfristige Rezidivprophylaxe nötig) oder eventuell aus Wismuth-Subsalicylat.

Colitis ulcerosa

Prävalenz

Etwa 250/100.000

Pathogenese

Ex-Raucher sind häufiger betroffen, es gibt eine geringe familiäre Häufung und eine geringe HLA-Assoziation. Verschiedene Genpolymorphismen wurden beschrieben.

Klinik

Leitsymptom der Colitis ulcerosa sind die blutigen Diarrhöen bzw. blutige, schleimig belegte Stühle. Diese sind verbunden mit Bauchschmerzen (Tenesmen). Bei Auftreten von Fieber, Anämie, Tachykardie, Erhöhung der Blutsenkungsgeschwindigkeit („Toxizitätszeichen“) und mehr als 6 blutigen Stühlen spricht man von einem schweren Schub der Colitis ulcerosa.

Extraintestinale Symptome

Arthritis-Arthralgien, primär sklerosierende Cholangitis, Iritis, Pyoderma gangraenosum, Erythema nodosum, M. Bechterew können assoziiert sein.

Diagnose

Nach Ausschluss infektiöser Ursachen (Stuhlkulturen, Stuhl auf Parasiten) erfolgt die Diagnose über die Koloskopie, wobei typischerweise ein kontinuierlicher Befall vom Rektum nach proximal aufsteigend zu finden ist und histologisch typische entzündliche Veränderungen mit Kryptenarchitektur-Zerstörung bestehen.

Befallsmuster

$^{1}/_{3}$ reine Proktitis (harmlosester Verlauf), $^{1}/_{3}$ linksseitige Colitis (bis linke Kolonflexur), $^{1}/_{3}$ extensive oder Pancolitis. Das Ileum ist nur in Ausnahmefällen („Backwash"-Ileitis) bei Pancolitis betroffen und dann ist ein M. Crohn auszuschließen.

Die Laborkontrollen umfassen insbesondere die Bestimmung des Blutbildes, Eisenspiegel und des C-reaktiven Proteins (CRP). Calprotectin im Stuhl, p- oder x-ANCA (anti-Neutrophile zytoplasmatische Antikörper) sind bei bis zu 80 % positiv, aber nicht spezifisch.

Therapie

Die Therapie erfolgt entsprechend dem Befallsmuster und der Schwere der Erkrankung. Bei distalem Befall (Proktitis) bzw. bei linksseitiger Colitis (bis zur linken Flexur) sind Suppositorien bzw. Klysmen mit 5-Aminosalicylsäure-Präparaten am wirksamsten. Bei Pancolitis ulcerosa bzw. schwerem Schub gibt man primär orale und topische (Klysmen) 5-Aminosalicylsäure. Bei schlechtem Therapieansprechen oder schwerem Schub ist eine Steroidtherapie mit 1 mg/kg/d Prednisolon (Reduktion über 8–12 Wochen auf 0) anzuwenden. Bei steroidabhängigen bzw. therapieresistenten Verläufen besteht die Möglichkeit einer zusätzlichen Therapie mit Azathioprin (2–3 mg/kg/d) bzw. Cyclosporin (i. v.) Infliximab oder Adalimumab (Anti-TNFα-Antikörpertherapie). Wichtig ist eine Rezidivprophylaxe mit oraler oder topischer 5-Aminosalicylsäure über mindestens 1–2 Jahre nach einem Schub.

Surveillance

Da nach 10 Jahren das Risiko für das Kolonkarzinom ansteigt, sind bei linksseitiger bzw. extensiver Colitis regelmäßige Koloskopien alle 1–2 Jahre mit multipler Biopsieentnahme (alle 10 cm bzw. entsprechend Färbungen = Chromoendoskopie) sinnvoll. Bei gleichzeitiger PSC ist das Karzinomrisiko weiter erhöht, weshalb hier die Surveillance-Koloskopie bereits bei der Diagnose und jährlich durchgeführt werden sollte.

Eine Operationsindikation besteht nur mehr selten: bei einer therapieresistenten Colitis ulcerosa bzw. Auftreten von Dysplasien („Carcinoma in situ" im Kolon) bzw. Karzinom oder seltenen akuten Komplikationen (Megakolon, Perforation, resistenter Blutung). Hier wird üblicherweise ein ileoanaler Pouch angelegt (Reservoir aus dem terminalen Ileum) und am Anus angeschlossen, daher werden kaum mehr Stomata gesetzt. Beim Pouch besteht zu 30 % das Risiko einer späteren Pouchitis (eigene Entität). Diese kann mit Antibiotika oder Probiotika behandelt werden.

Morbus Crohn

Prävalenz

etwa 150/100.000

Pathogenese

Bei ca. 30 % der Morbus-Crohn-Patienten ist ein Polymorphismus am NOD2/CARD15-Gen nachweisbar (Zusammenhang mit Ileumbefall und stenosierendem Verlauf), über 100 weitere Gene wurden beschrieben. Pathogenetisch dürfte hier eine Veränderung der Immunreaktion auf Bakterien im Darm bestehen. Nikotin hat einen negativen Einfluss auf den Erkrankungsverlauf.

Klinik

Typisch sind die breiig-flüssigen Diarrhöen verbunden mit Schmerzen insbesondere im rechten Unterbauch, Fieber, Gewichtsverlust und auch extraintestinale Symptome (siehe Colitis).

Diagnose

Erfolgt mit Enteroklysma (-CT oder -MR) (in 80 % aphthöse bis pflastersteinartige Entzündung des terminalen Ileums) und Koloskopie mit typischer Histologie (epitheloidzellige Granulome, fokale Lymphozytenansammlungen) nach Ausschluss infektiöser Ursachen (Stuhlkulturen). Die entzündlichen Veränderungen sind eher segmental, diskontinuierlich statt kontinuierlich (im Gegensatz zur Colitis).

Befallsmuster

Ca. 30 % nur ileozökal, 50 % ileokolonisch, 20 % nur kolonischer Befall. Gelegentlich sind auch Gastroskopien nötig, v. a. bei oberem Gastrointestinalbefall (< 10 % – bei Kindern häufiger). Typisch ist ein segmentaler Befall, d. h. entzündete und nicht entzündete Darmteile wechseln einander ab (Skip-Läsionen). Prinzipiell kann der gesamte Gastrointestinaltrakt vom Mund bis zum Anus befallen sein.

Die Laborkontrollen sollten Blutbild, Eisen, CRP, evtl. alpha 1-saures Glykoprotein und Calprotectin im Stuhl (stammt aus Zytoplasma der neutrophilen Granulozyten) umfassen.

ASCA (anti-Saccaromyces cerevisiae-Antikörper) sind bei 60 % positiv, aber nicht spezifisch.

Therapie

Die medikamentöse Therapie besteht im leichten Schub bei reinem Ileozökal-Befall aus Budesonid, bei Kolonbefall aus 5-Aminosalicylsäure, bei schwerem Schub jedoch wieder aus 1 mg/kg/d Prednisolon mit Reduktion über 8 Wochen auf 0. Beim schweren Verlauf werden zusätzlich 2–3 mg/kg/d Azathioprin (alternativ 6-Mercaptopurin)-Ersatz Methotrexat- und/oder bei weiterer Therapieresistenz bzw. Intoleranz Infliximab (i.v.) oder Adalimumab (s.c.) (monoklonale TNF-α-Antikörper) verwendet. Vor der Anti-TNF-Antikörpertherapie ist eine latente Tuberkulose wegen des erhöhten Reaktivierungsrisikos mit Mendel-Mantoux-Hauttest oder Bluttest (Quantiferontest) und Lungenröntgen auszuschließen. Nikotin ist zu vermeiden, ebenso können non-steroidale Antirheumatika (Alternative: Paracetamol) Schübe auslösen. Bei Bedarf sollte man eine psychosomatische Betreuung bzw. Entspannungstherapie anbieten. Rezidivprophylaxe kann mit 5-Aminosalicylsäure oder bei schwerem Verlauf mit Azathioprin oder auch mit Infliximab (alle 8 Wochen) oder Adalimumab (alle 2 Wochen) durchgeführt werden.

Perianale Fisteln werden mit Lokalpflege, Antibiotika oder evtl. mit Immunsuppressiva wie Azathioprin bzw. Infliximab/Adalimumab behandelt.

Komplikationen

In mehr als 50 % der M.-Crohn-Patienten treten Fistelbildungen (Verbindungen vom Darm zur Haut bzw. zu anderen Darmteilen, insbesondere im Perianalbereich, aber auch vom terminalen Ileum ausgehend) auf. Diese können zur Abszessbildung führen und chirurgische Drainagierung erfordern. Im terminalen Ileum treten häufiger Stenosen mit Gefahr von sekundären Fistelbildungen und Perforation auf. Diese Komplikationen können nur durch Kombinationen von Enteroklysma mit gleichzeitigem CT oder Magnetresonanz genauer dargestellt werden.

Indikation zur Operation sind therapieresistente Stenosen (alternativ koloskopische Ballondilatation bei kurzstreckigen ileokolonischen Stenosen), intraabdominelle Fisteln/Abszesse bzw. perianale Abszedierungen.

Surveillance

Nach 8–10 Jahren sollte wegen des ansteigenden Kolonkarzinomrisikos alle 2 Jahre eine Koloskopie mit Gewebsentnahme (bzw. Chromoendoskopie-Suche nach Dysplasien) beim Kolonbefall durchgeführt werden.

Proktologie

Andreas Salat

Einleitung

Nicht nur aufgrund der komplexen topografischen Anatomie zählt die Proktologie zu einem der unangenehmsten Gebiete der Viszeralchirurgie, sondern auch wegen der oft langwierigen, rezidivierenden und damit für Patient_innen und Ärzt_innen mühsamen Krankheitsverläufe. Unbestritten stellt der Analbereich immer noch ein Tabuthema dar. Von den häufig auftretenden proktologischen Erkrankungen können Patient_innen fast jeden Alters betroffen sein.

Neben der Anamnese stellen die Inspektion und die rektal digitale Untersuchung einfache Untersuchungsmethoden dar, die in vielen Fällen bereits eine Verdachtsdiagnose erlauben, aber auch als Screening für distale Rektumkarzinome optimal geeignet sind. Als Standardabklärung ist die Ano-, Prokto-, Rektoskopie anzusehen, die nach einem kleinen Einlauf eine meist ausreichend gute Beurteilbarkeit der letzten 20 cm bietet. Topische Therapien sollten fettbasierend sein, wobei auch Cremen durchaus effektiv sind, hingegen sind Gels im Analbereich meist nicht angezeigt.

Hämorrhoiden

Bedingt durch die Alterung der elastischen Fasern im Schließmuskelbereich kann es zu einer Ausweitung und vermehrten Beweglichkeit der physiologischen Plexus haemorrhoidales kommen, die einerseits von einem verstärkten arteriellen Zufluss, andererseits einem schlechteren venösen Abfluss begleitet sind. Treten zusätzlich Symptome auf (Nässen, Jucken, Schmerz, Blutung, Stuhlschmieren, Prolaps eines Knotens), so spricht man vom Hämorrhoidalleiden, das je nach Vorliegen eines Prolaps und dessen Reponierbarkeit in 4 Grade eingeteilt wird. Starkes Pressen bei Obstipation, aber auch Durchfälle können zu den rezidivierend auftretenden Beschwerden führen, Schwangerschaft, Übergewicht, sitzende Tätigkeiten und falsche Stuhlgewohnheiten gelten als zusätzliche Einflussfaktoren.

In der Therapie stehen uns entzündungshemmende und abschwellende Salben und Zäpfchen mit oder ohne Kortison zur Verfügung, aber auch mit Flavonoiden können geringe Symptome durchaus sehr gut behandelt werden. Höhergradige Hämorrhoiden werden hauptsächlich chirurgisch angegangen, wobei die Hämorrhoidektomie nach Milligan Morgan betreffend Langzeitergebnisse immer noch den Goldstandard darstellt. Eine neuere Therapie stellt die Operationsmethode nach Longo dar, wobei mittels eines Klammernahtgerätes im distalen Rektum eine Schleimhautmanschette reseziert wird. Alternativ kann auch eine ultraschallgezielte Hämorrhoidalarterienligatur mit oder ohne Schleimhautraffung durchgeführt werden. Rein prinzipiell dürfte die Effektivität der chirurgischen Verfahren einerseits durch die Unterbindung des Zuflusses, andererseits durch die Raffung/Resektion/Vernarbung des Anoderms bedingt sein.

Perianale Thrombose

Klar vom Hämorrhoidalleiden zu trennen ist die Thrombose der perianalen Venen, die akut auftretend massive Schmerzen mit Stuhlverhalt und evtl. Blutungen verursacht. Kleine, gering symptomatische Thrombosen können mit heparinhältigen und lokalanästhetischen Salben behandelt werden, größere bedürfen einer Exzision in Lokalanästhesie. Die Inzision und das Auspressen des Hämatoms sind vermehrt mit Rezidivthrombosen, aber auch der Ausbildung von Hautfalten (Marisken) verbunden und daher nicht zielführend.

Periproktitischer Abszess

Durch eine bakterielle Infektion des ischiorektalen Fettgewebes kann es zum Akutereignis eines periproktitischen Abszesses mit Schwellung, Schmerz und Fieber kommen, der dann mittels großzügigem Unroofing und nur gelegentlich mittels Inzision/Gegeninzision und Drainage zu behandeln ist. Diabetische und immunsupprimierte Patient_innen haben meist einen massiveren Befund. Eine eventuell ursächliche transsphinktäre Fistel kann mittels Sondierung bzw. Blaufärbung ausgeschlossen werden. Sollte eine Fistel gefunden werden, ist das Einziehen einer Endlosdrainage angezeigt. Durch eine abszedierende Infektion der im Bereich der Linea dentata mündenden und im Intersphinktärspalt liegenden rudimentären Proktodäaldrüsen oder als Folge einer Analfissur oder Operation kann es zu einem sehr schmerzhaften und von außen kaum zu erkennenden intersphinktären Abszess kommen, der durch eine weite innere Drainage und Curettage behandelt wird, oftmals aber rezidiviert. Eine Extremform eines periproktitischen Abszesses stellt die seltene Fournier'sche Gangrän dar, wobei als Folge von Operationen oder Interventionen im Analbereich eine nekrotisierende Fasciitis mit schwerer, oftmals tödlicher Sepsis auftritt. Die möglichst rasche großzügige Nekrosektomie ist angezeigt.

Analfistel

Als Folge eines Abszesses kann bei nicht kompletter bzw. nicht ausreichend großer Drainage und insuffizienter Ausheilung eine Fistel bestehen bleiben, die dann wieder Anlass für einen Abszess sein kann. Ebenso kann eine bakterielle Infektion der Proktodäaldrüsen zu einer Fistel führen oder eine Fistel als Folge von Operationen oder Verletzungen auftreten. Man unterscheidet abhängig vom Bezug zum Sphinkterapparat subkutane, intersphinktäre, transsphinktäre und supralevatorische Fisteln. Je nach Verlauf können die Fisteln gespalten, exstirpiert und die innere Fistelöffnung eventuell durch einen Schleimhaut- oder Vollwandverschiebelappen gedeckt werden. In sehr seltenen Fällen ist eine temporäre Stomaanlage notwendig, um durch die Ruhigstellung eine Abheilung der Fistel zu erzielen. Fistelklebungen und Einziehen eines Fistelplugs stellen derzeit keine Standardverfahren dar. Besondere Vorsicht und Zurückhaltung mit Lappenplastiken und Spaltungen ist bei Patient_innen mit M. Crohn walten zu lassen, da hier die Fisteln durch die Entzündungsaktivität des M. Crohn bedingt sind und daher immer wieder auftreten können. Als günstigste Option haben sich Endlosdrainage und die Antikörpertherapie mit Remicade bewährt.

Analfissur

Durch einen zu hohen Ruhedruck des Schließmuskels kann es durch Pressen im Rahmen einer Obstipation zu Einrissen des Anoderms kommen, in typischer Wiese bei 6 Uhr Steinschnittlage. Man unterscheidet die akute Analfissur (bis zu 6 Wochen nach Erstauftreten) von der chronischen Analfissur. Das therapeutische Konzept besteht primär in topischer Schmerztherapie und Sitzbad nach dem Stuhlgang, Stuhlregulation und muskelrelaxierenden Salben mit Nitraten. Neue Konzepte betreffen die chemische Muskelschwächung des M. sphincter ani internus durch die intramuskuläre Applikation des muskellähmenden Botulinumtoxins. Bei der chronischen Analfissur kann eine Fissurektomie und/oder laterale Sphinkterotomie durchgeführt werden. Vorsicht sollte man bei atypischen, nicht heilenden Fissuren walten lassen, da hier sowohl ein Karzinom als auch eine intersphinktäre Fistel mit oder ohne Abszess dahinter stecken könnten.

Feigwarzen

Fast ausschließlich im Rahmen sexueller Kontakte können mukosale Typen des humanen Papillomavirus (HPV) übertragen werden. Die Niedrigrisiko-Typen verursachen vor allem spitze Feigwarzen, die den gesamten Anogenitalbereich betreffen können. Für das Risiko einer HPV-Infektion ist die Anzahl der Sexualpartner_innen maßgeblich, die sexuelle Orientierung bzw. anale Sexualpraktiken stellen nur einen Surrogatparameter dar.

Neben der Blickdiagnose zählt die Probenentnahme zum Ausschluss einer analen intraepithelialen Neoplasie (AIN) als diagnostisches Verfahren. Sowohl die Zytologie als auch die HPV-Typisierung stellen keine Routinemethoden dar und bleiben Sonderfällen (Screening von Hochrisikopatient_innen) vorbehalten.

Neben den destruktiven Therapien mittels Elektrokaustik, Laserabtragung, Scherenexzision, ätzenden und wachstumshemmenden Tinkturen (Trichloressigsäure und Podophyllotoxin) hat sich in den letzten Jahren die Immunmodulation etabliert. Diese topische Therapie verbessert die Erkennung und Abwehr von HPV und führt dadurch zu einer spontanen Remission der Feigwarzen. Im Erfolgsfall kann den Patient_innen dadurch nicht nur ein operativer Eingriff mit all seinen Nebenwirkungen erspart bleiben, sondern die nachgebildete Haut entspricht dem originalen Anoderm und ist damit narbenlos.

Analkarzinom

Über die Vorstufen einer AIN und obligate Präkanzerosen kann sich ein Plattenepithelkarzinom des Anus entwickeln, dessen Inzidenz in den letzten Jahrzehnten stark im Ansteigen begriffen ist, wenngleich es insgesamt immer noch eine Rarität darstellt. Der Zusammenhang mit Hochrisiko-Typen des HPV wird als kausal erachtet, Kofaktoren stellen angeborene und erworbene Immunschwächen und das Zigarettenrauchen dar. Die Metastasierungswege betreffen die inguinalen, iliakalen und perirektalen Lymphknoten bzw. hämatogen die Leber und Lunge.

Man unterscheidet das Karzinom des Analrandes und des Analkanals, wobei das Karzinom des Analrandes analog eines Hauttumors behandelt (Exzision mit oder ohne plastische Deckung und Sentinel-Lymphknotenbiopsie). Das Karzinom des Analkanals wird aufgrund der besseren Ergebnisse bzgl. Kolostomiefreiheit und Überleben mittels kombinierter Radio-/Chemotherapie behandelt. Dem Chirurgen kommt hier sowohl primär als auch in der Nachsorge „nur" die Position des Diagnostikers zu. Für den Fall einer Tumorpersistenz bzw. eines Lokalrezidivs bleibt der abdominoperinealen Rektumexstirpation der Stellenwert einer Salvage-Operation vorbehalten.

Es wird angenommen, dass durch die seit kurzem erhältliche prophylaktische HPV-Impfung die Inzidenz aller HPV-verursachten Erkrankungen bei adäquater Durchimpfung in den nächsten Jahrzehnten deutlich rückläufig sein wird.

Inkontinenz

Mit steigendem Alter, Anzahl der Geburten (vor allem bei Dammriss) und stattgehabten Operationen im kleinen Becken steigt das Risiko einer Stuhlinkontinenz (Prävalenz 2–5 %), die sich je nach Schweregrad als Stuhlschmieren und Inkontinenz für Winde, flüssigen und festen Suhl bemerkbar machen kann. Ursächlich scheint neben dem Geburtstrauma mit Verletzung des muskulären Anteils des Kontinenzorgans auch eine nervale Schädigung durch Operationen, Dehnung und Diabetes beteiligt zu sein. Aufgrund der Pathophysiologie sind großteils Frauen betroffen. Zur Abklärung steht uns die anorektale Manometrie zur Verfügung, die Aussagen über die vorhandenen Reflexe (rektoanalinhibitorischer Reflex) und auch über den Ruhe- und Kneifdruck des Schließmuskels erlaubt.

Therapeutisch steht uns bei intakten Reflexbahnen mit der sakralen Nervenstimulation (S2–S4) eine zwar teure, aber sehr effektive und gut tolerierte Methode zur Verfügung, die vor allem bei jüngeren kooperativen Patient_innen eingesetzt wird. Beim Sphinkterrepair werden die unterbrochenen Muskelanteile überlappend adaptiert, mittels Grazilisplastik kann ein neuer, stimulierbarer Sphinktermuskel geformt werden. Die Implantation eines aufblasbaren Analbandes ist derzeit in Erprobung, scheint aber durch eine hohe Anzahl an Bandinfektionen kompliziert. Ein endständiger Anus praeter stellt für bettlägrige Pflegepatient_innen eine durchaus gute Alternative dar.

Reizdarmsyndrom und Obstipation

Gabriele Moser

1 Einleitung

Das Reizdarmsyndrom (RDS) und die funktionelle Obstipation zählen zu den funktionellen gastrointestinalen Störungen, die mit über 40 % die häufigsten Erkrankungen in den ärztlichen Ordinationen darstellen. Sie sind durch Symptome definiert, die nicht als Folge von strukturellen organischen Veränderungen verstanden werden können. Weltweit leiden 6–25 % der Bevölkerung an einem RDS und 5–17 % an einer Obstipation, wobei Frauen häufiger betroffen sind (60–75 %). Nur ca. 50 % der Betroffenen suchen wegen eines RDS ärztliche Hilfe. Eine Definition der funktionellen gastrointestinalen Störungen wurde in den Rom-Kriterien versucht, die durch eine internationale Expertengruppe in Rom erarbeitet wurden.

2 Definition

2.1 Reizdarmsyndrom (Rom-Kriterien)

- *Hauptkriterien*: abdominelle Schmerzen (nicht zwangsläufig durchgehend) während der letzten 6 Monate mit zumindest 2 der folgenden 3 Kennzeichen: Verminderung nach der Defäkation, Änderung der Stuhlfrequenz und/oder der Stuhlkonsistenz
- *Fakultative Kriterien*: Änderung der Stuhlform und/oder der Defäkation, Gefühl der inkompletten Entleerung, Schleimbeimengung, *Blähungen*

2.2 Obstipation (Rom-Kriterien)

2 oder mehr Symptome: $\leq$ 2 Stühle pro Woche, Gefühl der unvollständigen Stuhlentleerung, sehr harte, klumpige Stühle, schwierige Stuhlentleerung

2.3 Viszerale Hypersensitivität bei Reizdarmsyndrom

PatientInnen mit einem RDS zeigen ein gesteigertes viszerales Schmerzempfinden z. B. auf Dehnungsreize im Darm sowie verstärkte Darm-Kontraktionen auf Reize (z. B. üppige Mahlzeit). So werden auch normale Verdauungsprozesse oder Gasbildung im Darm als unangenehm oder schmerzhaft empfunden. Diese viszerale Hypersensitivität kann durch Ereignisse wie infektiöse Enteritis, psychische (Dis-)Stresssituationen, Emotionen wie Angst, Ärger oder Laktoseintoleranz ausgelöst bzw. verstärkt werden. RDS-PatientInnen leiden häufig an psychischen Störungen (bis zu 60 %) wie Depression, Angst, somatoformen Störungen, belastenden Lebenssituationen (chronischer Distress) und posttraumatischen Störungen. Sexuelle oder körperliche Gewalt in Kindheit, Adoleszenz oder später findet sich überzufällig häufig in der Anamnese der Betroffenen.

3 Diagnose

Die Diagnose wird auf Basis der Symptomatik (Rom-Kriterien) gestellt. Der gezielte Ausschluss relevanter Differentialdiagnosen bleibt auf Wesentliches begrenzt. Alarmsymptome wie Fieber, ungewollter Gewichtsverlust, Blut im Stuhl, Anämie, Beginn jenseits des 50. Lebensjahres oder Störung der Nachtruhe durch die Symptome weisen auf andere Erkrankungen hin.

Orientierende psychosomatische Abklärung ist unabdingbar und beinhaltet empathische (offene) Fragen nach psychosozialen Belastungen oder Traumata (insbesondere vor bzw. zu Beginn der Beschwerden) sowie die gezielte Frage nach Symptomen einer psychischen Störung wie z. B. einer Depression oder einer Angsterkrankung (Kanzerophobie).

Die körperliche Untersuchung schließt eine rektale Untersuchung ein; zur notwendigen Labordiagnostik zählen Blutbild, Blutsenkung, CRP und die Stuhluntersuchungen auf okkultes Blut. Vor allem bei Diarrhoe sind die Bestimmung der Elektrolyte, des Serum-Albumins, der Schilddrüsenfunktionsparameter, der Leber- und Pankreasenzyme, der endomysialen Antikörper sowie Stuhluntersuchungen auf bakterielle und parasitäre Erreger (Stuhlkulturen) wichtig. Empfehlenswert ist eine Koloskopie mit Biopsie bei PatientInnen ab dem 40. Lebensjahr, insbesondere bei positiver Familienanamnese bezüglich kolorektaler Karzinome oder chronisch entzündlicher Darmerkrankungen (Morbus Crohn, Colitis ulcerosa). Eine spezielle weiterführende Diagnostik ist nur bei Hinweisen auf andere Erkrankung sinnvoll. Bei Verdacht auf eine Laktosemalabsorption wird ein H_2-Atemtest mit Laktosebelastung empfohlen. Bei Obstipation empfiehlt sich nach einer erfolglosen Probetherapie (siehe unten) eine spezielle Abklärung bezüglich einer Beckenbodenfunktionsstörung mittels anorektaler Manometrie und Defäkographie. Die Abklärung einer Kolonträgheit erfolgt mittels Kolon-Transitzeitmessung.

4 Therapie

4.1 Reizdarmsyndrom

- *Aufklärung/Beruhigung* darüber, dass verschiedene Stimuli wie Nahrungsmittel, Hormonveränderungen (Menstruationszyklus) oder Stress zur Überreaktion des Darmes führen können.
- *Monitoring und Identifikation von „Triggern“*: Führen eines Symptomtagebuchs zur Identifikation von symptomverstärkenden oder -auslösenden Faktoren.
- *Diät- und Lebensstilmodifikation (je nach Symptomtagebuch)*: Meiden von Laktose, Koffein, fettreicher Nahrung, Alkohol, zuckerfreiem Kaugummi (Sorbitol), großer und/oder gasproduzierender Mahlzeiten, hastiger Nahrungsaufnahme sowie Essen unter psychisch belastenden Umständen.
- *Psychotherapeutische Maßnahmen* zählen zu den wirkungsvollsten Behandlungsmethoden und sind der allein symptomatisch-medikamentösen Therapie überlegen. Besonders wirksam sind Kombinationstherapien mit Entspannungsmaßnahmen und/oder (bauchgerichtete) Hypnose (siehe Literatur Moser 2013).
- *Pharmakotherapie* sollte bei Bedarf und symptomorientiert für das prädominante Symptom verordnet werden. Die Placeboansprechrate bei PatientInnen ist allgemein sehr hoch. In der Praxis werden hauptsächlich Spasmolytika und anticholinerge Substanzen, Antidiarrhoika, Laxantien, Prokinetika oder Antiemetika eingesetzt. Auch ist die Wirksamkeit von derzeit im Handel erhältlichen Phytotherapeutika in wenigen Studien belegt.
- *Antidepressiva*: werden vor allem bei PatientInnen mit mittelschweren und schweren Schmerzzuständen und bei therapierefraktären Fällen empfohlen.

4.2 Obstipation

- *Bei Kolonträgheit*: ballaststoffreiche Diät, osmotische Laxantien, Prokinetika (selten: subtotale Kolonresektion)
- *Bei anorektaler Fehlfunktion*: ballaststoffarme Diät, Verhaltensänderung, Glyzerin-Zäpfchen oder Klysmen, Bio-Feedback.

Literatur

Moser G. Die psychosomatische Dimension der funktionellen gastrointestinalen Störungen – Erfolg der Psychotherapie unter besonderer Berücksichtigung der Hypnotherapie. J Gastroenterol und Hepatol Erkr 2004;2(2): 21–26.

Moser G, Trägner S, Gajowniczek EE, Mikulits A, Michalski M, Kazemi-Shirazi L, Kulnigg-Dabsch S, Führer M, Ponocny-Seliger E, Führer M, Dejaco C, Miehsler W. Long-term success of gut-directed group hypnosis for patients with refractory irritable bowel syndrome- a randomized controlled trial. Am J Gastroenterol. 2013 Apr;108(4):602-9. doi: 10.1038/ajg.2013.19. Epub 2013 Feb 19.

Leber

Markus Peck-Radosavljevic, Maximilian Schöniger-Hekele

1 Leberwerte und deren Bedeutung

Transaminasen (= Aminotransferasen)

- Aspartat-Aminotransferase (AST) = Glutamat-Oxalazetat-Transaminase (GOT)
- Alanin-Aminotransferase (ALT) = Glutamat-Pyruvat-Transaminase (GPT)
- De-Ritis-Quotient: AST/ALT <> 1
  < 1 entspricht einer führenden ALT
  > 1 entspricht einer führenden AST

Cholestaseparameter

- Alkalische Phosphatase (AP)
- Gamma-Glutamyl-Transferase (γGT)

Lebersyntheseparameter

- Gerinnungsfaktoren (Vitamin K-abhängig)
  - Faktoren II, VII, IX, X sind zu erfassen mit: Prothrombinzeit (PT), Normotest (NT) oder Quick-Wert; diese Faktoren werden auch als Prothrombinkomplex bezeichnet.
  - Protein C und Protein S
- Albumin
- Cholinesterase (CHE)

2 Bildgebende und invasive Diagnostik

- Ultraschall (US)
- Computertomographie (CT)
- MRT, MRCP, MR-Angiographie
- Endosonographie
- Neben der Bildgebung ermöglichen die aufgezählten Verfahren auch noch gezielte Biopsien, Drainagen, eine Alkoholinstillation (Perkutane Ethanolinstillation = PEI) etc.
  - *Endoskopische retrograde Choledochopankreatikographie (ERCP)*: Papillotomie, Steinextraktion, Stent-Implantation etc.
  - *Angiographie*: Tumor-/Gefäßembolisation, Varizenembolisation
  - *Lebervenenkatheter:* (inkl. CO_2-Portographie), TIPS-Implantation
  - *Laparoskopie*: ermöglicht gezielte Biopsien bzw. auch gezielte therapeutische Interventionen

3 Rolle der Leberbiopsie

1. Bestätigung der klinischen Diagnose
2. Beurteilung der Fibrose und Nekroinflammation
3. Evaluierung möglicher begleitender Erkrankungen (z. B. alkoholische Lebererkrankung, NASH)
4. Beurteilung einer therapeutischen Intervention

4 Ikterus und Cholestase

Definitionen

Ikterus

Unter Ikterus versteht man eine Gelbfärbung der Haut und der Schleimhäute. Diese wird zuerst an den Skleren sichtbar (Kontrast). Ursache der Gelbfärbung ist eine Erhöhung des Bilirubins über 2 mg/dl (Normbereich: 0,2–1,0 mg/dl).

Anmerkung:

- direktes = konjugiertes Bilirubin
- indirektes = unkonjugiertes Bilirubin
- Bilirubin und Glukuronsäure werden mit der UDP-Glukuronyltransferase zur wasserlöslichen Form konjugiert und über die Gallenwege ausgeschieden.

Cholestase

Eine Cholestase ist definiert durch einen Anstieg der Cholestaseenzyme (AP, γGT), evtl. verbunden mit einem Ikterus und Pruritus.

Ursachen und Einteilung des Ikterus

Prähepatischer Ikterus: Hämolyse; ineffektive Erythropoese

Hepatozellulärer Ikterus (Parenchymikterus)

- familiäre Hyperbilirubinämie-Syndrome
- infektiöse Hepatitiden (Viren, Malaria etc.)
- chronische Hepatitiden und Leberzirrhose
- toxische Hepatitiden
- Alkohol, CCl_4, Amanitin etc.
- medikamentös bedingte Hepatitis
- Stauungsleber

Tab. 1

	Hämolytischer Ikterus	Verschlussikterus	Hepatischer Ikterus
Serum-Bilirubin indirekt direkt	 ++ -	 - ++	 + +
Urin Bilirubin Urobilinogen	 - ++	 ++ -	 + +
Stuhl	dunkel	hell	
Untersuchungen	LDH/HBDH < 1,3 Haptoglobin ↓ Retikulozytose	γGT, AP ↑↑	GPT ↑↑ GOT ↑

Cholestatischer Ikterus (Verschlussikterus)

Beim cholestatischen Ikterus finden sich neben dem Ikterus noch helle Stühle (acholisch), dunkler Urin und meist ein Pruritus.

a. Intrahepatische Cholestase

- Destruktion der Gallenwege
  - PBC, PSC, Vanishing Bile Duct Syndrom (OLT etc.)

- vaskuläre Erkrankungen
  - ischämische Cholangitis (z. B. nach 5-FU, OLT, Intensivcholangiopathie)
  - Budd-Chiari-Syndrom, Veno-occlusive Disease (VOD)
- Cholestase durch Transportermangel
  - Mukoviszidose, Dubin-Johnson-Syndrom, Byler-Syndrom

b. Extrahepatische Cholestase

- intrakanalikulär: Steine, Cholangitis, Parasiten etc.
- extrakanalikulär: Pankreatitis, Pankreaskarzinom, Zysten etc.

5 Lebererkrankungen in der Schwangerschaft

Häufigste Ikterus-Ursache: akute Virushepatitis

Spezifische Erkrankungen

- Idiopathischer Schwangerschaftsikterus
  - benigne für Mutter, Letalität ↑ für Kind (10 %)
- Hyperemesis gravidarum (0,3 % aller SS), u. U. mit Ikterus
  - Therapie: zumeist nicht erforderlich; supportiv
- (Prä-)Eklampsie mit HELLP-Syndrom
  - **H**ämolyse, **E**levated **L**iver Enzymes, **L**ow **P**latelets (0,5 % aller SS)
  - Therapie: Sectio, supportive Therapie
- akute Schwangerschaftsfettleber
  - nach 30. SSW, hohe Letalität (30–70 %)
  - Therapie: Sectio, u. U. auch OLT

6 Virushepatitis

Klinik

Prodromalstadium: ~ 2–7 Tage

- grippale Symptome: Fieber, Abgeschlagenheit
- gastrointestinale Symptome: Übelkeit, Appetitlosigkeit, DS rechter OB

Hepatitische Organmanifestation: 4–8 Wochen

- häufig Hepatomegalie + DS, seltener Splenomegalie und Lymphadenopathie (10–20 %)
  - anikterischer Verlauf ($^2/_3$): wie Grippe
  - ikterischer Verlauf ($^1/_3$): Ikterus, Juckreiz, acholische Stühle, dunkler Urin; mit Beginn des Ikterus geht es Patienten oft besser
  - fulminante Hepatitis: selten mit 0,2 % (HA)–3 % (HE); außer HE bei Schwangeren 20 %

Extrahepatische Manifestationen

- Arthralgien, Exanthem: durch Immunkomplexbildung

Labor

- Transaminasen ↑ auf 500 → 3000 U/L
- GPT > GOT (De-Ritis-Quotient < 1)
- Bilirubin, AP, γGT: unterschiedlich stark erhöht
- Lebersynthese ↓, γ-Globuline ↑

Übertragung, Impfung und Inkubation

Tab. 2

		A	B/D	C	E
Übertragung	fäkal-oral	+	–	–	+
	Blutprodukte	(–)	+	+	–
	sexuell	(–)	+	(+)	–
	perinatal	–	+	+	–
Impfung		+	+	–	+*
Inkubation	(in Tagen)	15–50	30–180	15–180	15–60

* noch nicht erhältlich, aber bereits publiziert

Therapie und Prävention der akuten Virushepatitis

Allgemeine therapeutische Maßnahmen

- Bettruhe
- Alkoholkarenz, keine hepatotoxischen Medikamente
- symptomatische Therapie

Prävention

- Nahrungsmittel-/Trinkwasserhygiene
- Händedesinfektion, sichere Nadelentsorgung
- Blutspenderscreening, restriktive Transfusionspolitik
- Kondome beim Geschlechtsverkehr
- kein „Needle-Sharing“ bei i.v.-Drogenkonsum (auch nicht den Löffel zum Aufkochen etc.)
- aktive Immunisierung der Bevölkerung (HA, HB/HD)

Begleithepatitiden bei Infektionskrankheiten

Neben der Hepatitis A bis E müssen differentialdiagnostisch noch Begleithepatitiden bei anderen Infektionskrankheiten beachtet werden:

- *Herpesviren*: EBV: betrifft immer die Lymphknoten, selten Hepatitis; CMV; Bei Immunsuppression: HSV, VZV
- *Coxsackie-Viren*
  - Exotische Viren: Dengue-Fieber, Gelbfieber, Lassa-Fieber, Ebola-Virus
  - Bakterielle Infektionen: Bruzellose, Leptospirose (M. Weil: Hepatitis + Nephritis)
  - Parasiten: Malaria, Amöbiasis, Echinokokkose, Schistosomiasis (Bilharziose), Clonorchis sinensis

7 Hepatitis A

Erreger

Hepatitis A-Virus (HAV); es handelt sich um ein RNA-Enterovirus. Das Virus ist sehr resistent gegen Inaktivierung (unbegrenztes Überleben in Kälte, Überleben in Trockenheit 1 Monat).

Vorkommen

Endemisches (Länder mit schlechten hygienischen Standards; in Europa findet sich ein Süd-Nord-Gefälle), epidemisches (Kindergärten, Heime ...) und sporadisches Vorkommen (Urlauber, medizinisches Personal ...).

Infektiosität

2 Wochen vor und nach Krankheitsbeginn (entspricht der Virusausscheidung im Stuhl).

Verlauf

Regelmäßige Abheilung, lebenslange Immunität, kein chronischer Verlauf, keine chronischen Virusträger; daher auch keine spezifische Therapie erforderlich. Selten fulminanter Verlauf: 0,2 % (außer HBV-Carrier bis 10 %).

Diagnostik

HAV-IgM (spricht für eine akute Infektion), HAV-IgG (zeigt eine frühere Infektion an)

8 Hepatitis B

Erreger

Hepatitis B-Virus (HBV); es handelt sich um ein DNA-Virus, das in 7 Genotypen vorkommt (A–G). Bei uns sind v. a. die Genotypen A und D relevant. Das Virus besteht aus:

- einer *Hülle* (surface; lässt sich als Surface-Antigen (HBsAg) nachweisen; dagegen ist der Anti-HBs-Ak gerichtet)
- einem *Kern* (core; wird nicht routinemäßig erfasst; in der Serologie wird aber der Anti-HBc-Ak erfasst); das Envelope Antigen (HBeAg, korrespondierender Antikörper ist der Anti-HBe-Ak) ist eine sekretorische Form des HBcAg
- der *DNA* und der DNA-Polymerase.

Vorkommen

In unterschiedlichen Weltregionen unterschiedliche Virusprävalenz; in Nordeuropa niedrige, in Südeuropa mittlere Prävalenz; z. B. in Südostasien aber hohe Prävalenz (> 8 %).

Verlauf

Die Hepatitis B verläuft oft asymptomatisch ($^{2}/_{3}$), nur $^{1}/_{3}$ verläuft symptomatisch. Eine Ausheilung findet sich in ca. 95 %, nur ca. 5% der Patienten bekommen eine chronische Form der Hepatitis B (davon sind gut $^{2}/_{3}$ gesunde HBsAg-Carrier, während $^{1}/_{3}$ eine echte chronische Hepatitis hat).

Überblick Diagnostik (Serologie)

Tab. 4

Parameter	Inkubation	Akute Hep. B	HBeAg-pos. CHB	HBeAg-neg. CHB mit TA	HBeAg-neg. CHB ohne TA = Carrier	St.p. Hep. B (geheilt)	Impfung
HBsAg	+	+	+	+	+	–	–
Anti-HBs-Ak	–	–	–	–	–	+	+
Anti-HBc-Ak	–	+	+	+	+	+	–
Anti-HBc-IgM-Ak	–	+	–(+)	–	–	–	–
HBeAg	–	+	+	–	–	–	–
Anti-HBe-Ak	–	–	–	+	+	–(+)	–
HBV-DNA	++(+)	+++	+++	+ (–)	– (+)	–	–
Transaminasen	–	↑↑	↑↑	↑	–	–	–

Therapie

Nicht jeder Patient, der HBsAg-positiv ist, benötigt eine Therapie. Eine antivirale Therapie ist grundsätzlich bei hoher Viruslast (> 10 000 Kopien/ml bzw. > 2000 IU/ml) und dokumentierter Krankheitsaktivität (Transaminasen > 2 x ULN [= upper limit of normal] oder Histologie > A1/F1) indiziert. Bei höhergradiger Leberfibrose (F3) bzw. Zirrhose (F4) sollte bei nachweisbarer HBV-DNA in jedem Fall (unabhängig von der Höhe der Viruslast) eine antivirale Therapie eingeleitet werden.

Das Ziel einer Therapie der chronischen Hepatitis B ist nicht notwendigerweise die (leider oft nicht mögliche) völlige Elimination des Hepatitis-B-Virus; die am häufigsten verwendeten *Therapie-endpunkte* sind (Überschneidungen möglich):

- Virologisches Ansprechen:
  - Serokonversion von HBsAg pos./Anti-HBs neg. zu HBsAg neg./Anti-HBs pos. („Heilung", kompletter Response)
  - Serokonversion von HBeAg pos./Anti-HBe neg. zu HBeAg neg./Anti-HBe pos. (nur bei HBeAg-pos. Patienten möglich)
  - Abfall der Viruslast: HBV-DNA < 10 000 Kopien/ml (< 2 000 IU/ml)
- Biochemisches Ansprechen: Normalisierung der Transaminasen
- Histologisches Ansprechen: Verbesserung des Entzündungs- und Fibrosegrades

Zur Therapie stehen die folgenden Medikamente zur Auswahl:

- *Interferon-α:* Zum Einsatz kommen pegylierte Interferone (Applikation nur 1 x /Woche). Interferon sollte primär zur Behandlung von Patienten im kompensierten Stadium der Lebererkrankung eingesetzt werden (noch keine Leberzirrhose vorhanden). Vor allem bei hohen Transaminasen, niedriger Viruslast und dem Vorliegen eines HBV-Genotyps A bei HBeAg+ Hepatitis B ist Interferon indiziert. Die Dauer der Therapie beträgt üblicherweise 12 Monate.
- Die *DNA-Polymerase-Hemmer* werden während der DNA-Synthese in den Strang eingebaut und führen zum Replikationsstopp. Der Wirkmechanismus der verfügbaren Medikamente ist ähnlich, sie unterscheiden sich medizinisch in der Dosierung, der Halbwertszeit und der Häufigkeit der Resistenzentwicklung. Polymerasehemmer werden in 2 Gruppen eingeteilt – *Nukleoside* und *Nukleotide*. Neben chemischen Unterschieden ist die Trennung deshalb wichtig, weil zwischen Nukleosiden und Nukleotiden keine Kreuzresistenzen bestehen:

Nukleosidanaloga	Nukleotidanaloga
Lamivudin (Zeffix®, Epivir®) – relativ altes Präparat, nicht mehr für First-line-Therapie geeignet, hohe Resistenzentwicklung, für spezielle Indikationen.	Adefovir (Hepsera®) – älteres Präparat mit abnehmender Bedeutung; nicht für First-line-Therapie geeignet.
Telbivudin (Sebivo®) – guter antiviraler Effekt; für First-line-Therapie geeignet; tlw. Probleme mit Resistenzentwicklungen	**Tenofovir** (Viread®) – sehr potente antivirale Substanz; für First-line Therapie geeignet; kaum Resistenzprobleme
Entecavir (Baraclude®) – sehr potente antivirale Substanz; für First-line-Therapie geeignet; kaum Resistenzprobleme in First-line-Therapie	

Als besondere Indikation für eine Therapie ist noch festzuhalten, dass eine immunsuppressive Therapie zur Reaktivierung einer immunologisch kontrollierten Hepatitis B führen kann und mitunter bis zu fulminanten Verläufen auftreten können. Immunsuppression kann durch immunsuppressive Medikamente (Kortikosteroide, TNF-Antikörper, CD20-Antikörper etc.), zytostatische Chemotherapeutika oder durch myeloablative Therapien im Rahmen einer Knochenmarkstransplantation erfolgen. Daher sollten HBsAg-positive Patienten prophylaktisch unabhängig von ihrer Viruslast mit Nukleosid-/Nukleotid-Analoga behandelt werden. Im Falle einer Knochenmarkstransplantation sollten auch Patienten mit einer ausgeheilten Hepatitis B ($HBsAk^+$, $HBcAk^+$) prophylaktisch behandelt werden.

9 Hepatitis C

Erreger und Vorkommen

Es handelt sich um ein RNA-Virus mit 6 Genotypen und ca. 100 Subtypen. Weltweit ca. 3 % der Bevölkerung infiziert. Unterschiedliche Prävalenz (z. B. in NW-Europa 0,2–2 % Prävalenz, in Osteuropa bis zu 10 %). In Österreich ist der Genotyp 1 mit ca. 60–65 % vorherrschend, auf den Genotyp 3 entfallen ca. 25–30 %. Der Genotyp hat große Bedeutung für den therapeutischen Erfolg.

Infektion und Verlauf

Die Infektion erfolgt vor allem über Blut und Blutprodukte (IVDA!), weiters perinatal und kaum sexuell. Oft ist der Infektionsweg unbekannt (evtl. Maniküre, Pediküre, Tätowierer und Piercinggeschäfte). Nach einer meist (85 %) asymptomatisch verlaufenden akuten Infektion kommt es in bis zu 80 % zur Entwicklung einer chronischen Hepatitis C. Ca. 20 % dieser Patienten entwickelt nach 20–30 Jahren eine Leberzirrhose, das Risiko für ein hepatozelluläres Karzinom liegt dann bei ca. 3 %/Jahr. Alkohol, Koinfektionen oder Übergewicht begünstigen die Progression.

Extrahepatische Manifestationen

Hämatologisch (gemischte Kryoglobulinämie, aplastische Anämie, Thrombozytopenie, Non-Hodgkin B-Zell-Lymphom), **dermatologisch** (Porphyria cutanea tarda, Lichen planus, kutane nekrotisierende Vaskulitis), **renal** (Glomerulonephritis, nephrotisches Syndrom), **endokrin** (Schilddrüsen-Antikörper, Diabetes mellitus), **augen** (korneale Ulzera, Uveitis), **vaskulär** (nekrotisierende Vaskulitis, Polyarteritis nodosa), **neuromuskulär** (Schwäche/Myalgie, periphere Neuropathie, Arthritis/Arthralgie), **Autoimmunphänomene** (CREST-Syndrom), **Speicheldrüsen** (Sialadenitis).

Diagnostik

Die Diagnose erfolgt durch den Nachweis von Anti-HCV-Ak (Serologie) und von HCV-RNA im Serum (PCR). Für die Therapie ist noch die Bestimmung des HCV-Genotyps und eine Virus-Quantifizierung notwendig. Ob in Zukunft auch die Bestimmung des IL28b-Genotyps (prädiktiv für Ansprechen auf antivirale Therapie) relevant sein wird, ist noch unklar.

Therapie

Therapeutischer Standard ist seit 2012 abhängig vom Genotyp des HCV und derzeit einem sehr raschen Wandel unterzogen.

Bei Genotyp 1 Infektion war der Therapiestandard von 2011 bis jetzt die Tripel-Therapie, bestehend aus pegyliertem Interferon, Ribavirin und einem der beiden derzeit registrierten Proteaseinhibitoren: entweder Boceprevir oder Telaprevir. Die Therapiedauer hängt hier einerseits von Baseline-Faktoren wie der Frage ob der Patient noch nie behandelt wurde oder ob er schon erfolglos vorbehandelt wurde bzw. ob er bereits eine Leberzirrhose hat oder noch nicht. Darüber hinaus ist das virologische Ansprechen unter Therapie ebenfalls für die Therapiedauer mitentscheidend. Die Tripeltherapie mit Boceprevir kann so zwischen 28, 36 oder 48 Wochen dauern, die Tripeltherapie mit Telaprevir dauert immer 12 Wochen, gefolgt von einer Standard-Dualtherapie mit pegylierten Interferon und Ribavirin für weitere 12 oder 36 Wochen, sodass die Gesamttherapiedauer für beide unterschiedlichen Regime wieder relativ ähnlich ist. Die Heilungsraten liegen bei nicht-vorbehandelten Patienten zwischen 69 und 75 % und somit deutlich über den 40-50 % der vorherigen Standard-Dualtherapie mit pegyliertem Interferon und Ribavirin. Der Nachteil der Tripeltherapie liegt abgesehen von der 8-stündigen Medikamenteneinnahme der Proteaseinhibitoren v. a. in der durch das dritte Medikament deutlich erhöhten Nebenwirkungsrate. Daher wird manchmal bei günstigen Ausgangsparametern (IL28-Genotyp CC, keine Zirrhose, niedrige Viruslast) auf die Tripeltherapie verzichtet bzw. bei Fehlen günstiger Ausgangsparameter die Therapie verschoben.

Seit 2014 sind in der EU nun auch der Proteaseinhibitor der zweiten Generation Simeprevir und der NS5B Inhibitor Sofosbuvir sowie der NS5A Inhibitor Daclatasvir zugelassen (wenn auch noch nicht kassenfrei verschreibbar). Diese Medikamente stellen einen Meilenstein hin zur vollständigen Heilung der chronischen Hepatitis C dar. Obwohl sie derzeit v. a. für die Tripeltherapie mit PegIFN und Ribavirin zugelassen sind, so ermöglicht doch die Kombination von jeweils 2 dieser Medikamente (egal welche Kombination) eine praktisch nebenwirkungsfreie Therapie von Patienten mit chronischer Hepatitis C mit Heilungsraten zwischen 90 und 95 % nach 12-24 wöchiger Therapiedauer. Obwohl diese Medikamentenkombinationen derzeit noch extrem teuer sind, so zeigen sie ganz klar schon den Weg in die Zukunft an: einer Interferon-freien, nebenwirkungsarmen und hocheffektiven Therapie, welche eine schwer heilbare Krankheit in eine gut behandelbare Infektion verwandeln wird.

Für Patienten mit Genotyp 2 und 3 Infektion besteht die Standartherapie weiterhin aus pegyliertem Interferon und Ribavirin. Die Ribavirin-Dosis beträgt beim Genotyp 2 und 3 generell nur 800 mg täglich, die Therapiedauer zumeist 24 Wochen, bei langsamen Ansprechen (meist GT3) kann diese aber auf 48 Wochen verlängert werden. Die Beurteilung des Therapieerfolges wird durch das Ansprechen 4 Wochen und 12 Wochen nach Therapiebeginn bestimmt (evtl. Therapieverkürzung bei sehr raschem Ansprechen, Therapieverlängerung bei verzögertem Ansprechen oder Therapieabbruch bei fehlendem Ansprechen). Beim „sustained virologic response“ (SVR) liegt die HCV-RNA auch 6 Monate nach Therapieende qualitativ unter der Nachweisgrenze. Die Heilungschance liegt beim Genotyp 3 bei ca. 70-85 %. Auch bei diesen Genotypen kann grundsätzlich Sofosbovir entweder zusammen mit Ribavirin oder mit Daclatasvir zum Einsatz kommen, wobei vor allem beim Genotyp 3 die Heilungsraten nicht über den Heilungsraten einer Interferonbasierten Therapie liegen.

Und die Entwicklung neuer Therapeutika gegen die chronische Hepatitis C ist damit noch nicht abgeschlossen. In Zukunft wird eine ganze Reihe neuer Therapeutika zu erwarten sein, ab 2015 schon werden die Fixkombination von Sofosbuvir mit dem NS5A-Inhibitor Ledipasvir in einer einzelnen Pille verfügbar sein und darüber hinaus wird die Kombination aus ABT450/r, Ombitasvir und Dasabuvir eine echte Alternative zu Sofosbuvir-basierten Regimen darstellen.

10 Fettleber, Nicht-alkoholische Fettlebererkrankung (NAFLD)

Details siehe Seite 165

Fettleber (Steatosis hepatis)

Häufigste Lebererkrankung (> 20 % der Bevölkerung); Vorkommen bei:

- toxische Stoffe: Alkohol, Medikamente
- Adipositas, Malnutrition, TPN

- DM, Hyperlipoproteinämie, Schwangerschaft

Die nicht-alkoholische Fettleber und die nicht-alkoholische Steatohepatitis (NASH) werden unter dem Begriff Nicht-alkoholische Fettlebererkrankung (NAFLD) subsummiert.

Nicht-alkoholische Steatohepatitis (NASH)
- Steatose und Entzündung
- häufig bei DM II, Adipositas; definitionsgemäß kein Alkohol

Labor
- γGT ↑; bei NASH zusätzlich auch TA ↑
- De-Ritis-Quotient bei NASH < 1, bei ASH > 1

Diagnostik
- Ultraschall; evtl. Leberbiopsie

11 Alkoholische Lebererkrankung

- 30–50 % aller Leberschäden
- Fettleber – alkoholische Steatohepatitis (ASH) – Zirrhose
- toxische Grenze: ♀ 20 g/d, ♂ 60 g/d
- alkoholische Steatohepatitis (ASH)
  - Hepatomegalie
  - Appetitlosigkeit, Übelkeit, Gewichtsverlust
  - Schmerzen im rechten Oberbauch
  - Ikterus bis Leberversagen

Diagnose
- Anamnese entscheidend
- γGT und IgA ↑; bei ASH zusätzlich Transaminasen ↑
- Leberversagen: Syntheseleistung ↓ (NT, Albumin, CHE)

Therapie
- Alkoholkarenz
- symptomatisch und supportiv

12 Medikamentös-toxische Leberschäden

Arten
- *obligate Hepatotoxine:* dosisabhängige vorhersehbare Toxizität bei allen Patienten
- *fakultative Hepatotoxine:* unvorhersehbare idiosynkratische Reaktionen

Klinik

Verschiedene Manifestationsarten: Fettleber, Cholestase, akute Hepatitis, fulminante Hepatitis

Therapie
- Absetzen der potentiellen Noxen
- allergische Reaktionen: evtl. Versuch mit Steroiden

Prognose
- zumeist gut
- bei fulminanter Hepatitis ohne OLT schlecht

13 Autoimmunhepatitis (AIH)

Vorkommen und Kennzeichen

- Vorkommen: 80 % Frauen; in 50 % beginnt die Erkrankung vor dem 30. Lebensjahr
- familiäre Disposition (HLA-DR3, -DR4, -B8 kommen gehäuft vor)
- häufig Autoimmunphänomene (Thyreoiditis, RA, Vaskulitis etc.)

Labor und Diagnose

- in über 90 % finden sich typische Autoantikörper
  Typ I (klassisch): ANA, SMA, SLA
  Typ II: LKM1
- Transaminasen ↑, IgG ↑↑; Verminderung der Lebersyntheseleistung (Albumin, NT)
- histologisches Bild

Die Diagnose erfolgt auf Basis des Labors mit den typischen Autoantikörpern und nach Ausschluss anderer Ursachen einer chronischen Hepatitis (Virusmarker negativ).

Therapie

Steroide und Azathioprin, evtl. Azathioprin-Monotherapie, als Ultima Ratio bleibt die Lebertransplantation. Neue Daten zeigen, dass auch Budesonid eine sehr effektive und nebenwirkungsarme Alternative zu konventionellen Steroiden darstellt.

Prognose

Unter immunsuppressiver Therapie beträgt das 10-Jahres-Überleben ca. 90%.

14 Cholestatische Lebererkrankungen (Details siehe Seite 182)

14.1 Primär biliäre Zirrhose (PBC)

Ca. 1 % aller Zirrhosen, > 90 % Frauen (meist > 40. LJ)

Klinik

- Pruritus (frühzeitig, oft schon vor Ikterus)
- Maldigestion, Steatorrhö, Osteoporose
- Xanthelasmen
- extrahepatisch: Autoimmunthyreoiditis (Hashimoto), RA etc.
- Overlap-Syndrome: 10 % AIH, 10 % CREST, Autoimmuncholangitis (AMA-negative PBC)

Diagnose

- Antimitochondriale AK (AMA-M2 spezifisch): > 95 %
- IgM ↑
- Cholestase: AP, γGT, Bilirubin, Cholesterin ↑

Therapie

- Ursodesoxycholsäure 10–15 mg/kg/d
- symptomatische Therapie: Juckreiz, Maldigestion
- Lebertransplantation als Ultima Ratio

14.2 Primär sklerosierende Cholangitis (PSC)

Geschlechtsverteilung: m:w = 3:1; Altersgipfel 30.–50. Lebensjahr;
80 % der Patienten mit PSC haben eine Colitis ulcerosa (CU), 5 % der CU-Patienten haben PSC

Klinik

- Ikterus, Juckreiz
- Cholangitiden

Als Komplikation entwickelt sich in ca. 8 % ein Cholangiokarzinom

Labor

Cholestasezeichen: AP, γGT und evtl. Bilirubin ↑

pANCA oder x-ANCA in 80% positiv

Therapie

- Ursodesoxycholsäure (wenig effektiv)
- bei Cholangitis: Antibiotika
- bei dominanten Gangstenosen: ERCP, Dilatation, Stent
- Lebertransplantation als Ultima Ratio

14.3 Overlap-Syndrome

(Autoimmuncholangitis etc.)

15 Leberzirrhose (LZ)

Definition

Zerstörung der normalen Leberarchitektur mit entzündlicher Fibrose und Ausbildung von bindegewebigen Septen und Regeneratknoten.

Ätiologie

Vor allem chronischer Alkoholabusus, (NASH) und chronische Hepatitis B und C (zusammen ca. 90 % in Europa). Daneben finden sich cholestatische Lebererkrankungen (PBC und PSC), die Autoimmunhepatitis (AIH), metabolische Lebererkrankungen (Hämochromatose, M. Wilson, ...) medikamentös-toxische Leberschäden oder z. B. das Budd-Chiari-Syndrom.

Klinik

Allgemein

Leistungsminderung, Müdigkeit, Appetitlosigkeit, evtl. Druckschmerz im rechten Oberbauch, Gewichtsabnahme

Leberhautzeichen und andere Befunde

Ikterus, Lackzunge, Lacklippen, Palmar-/Plantarerythem, Spider naevi (Gefäßneubildung mit zentralem Gefäß und sternförmig abgehenden Ästen; vor allem am Stamm und im Gesicht), Juckreiz (evtl. mit Kratzspuren), Weißnägel, Dupuytren'sche Kontraktur, Hepato-(Spleno-)megalie, dunkle Hautfärbung bei der Hämochromatose („Bronzediabetes") und neurologische Störungen beim M. Wilson (Tremor, Rigor, Sprechstörungen [Dysarthrie], psychiatrische Störungen)

Auf hormonelle Störungen zurückführbare Befunde

Zyklusstörungen bei der Frau; Gynäkomastie (auch als Folge einer Therapie mit einem Aldosteronantagonisten), Hodenatrophie und Bauchglatze beim Mann

Zeichen der fortgeschrittenen Leberzirrhose bzw. von Komplikationen

Gerinnungsstörungen mit Blutungszeichen (Petechien, Suffusionen, Hämatome), Katabolismus (Kachexie); Ösophagusvarizen(-blutungen), Aszites und Beinödeme als Zeichen der portalen Hypertension; Auftreten einer hepatischen Enzephalopathie (von beginnender Schläfrigkeit, Störung des Biorhythmus, Verwirrtheit, Flapping Tremor bis hin zum Koma)

Diagnose

Anamnese

Alkoholkonsum (Menge, Dauer); chronische Virushepatitis als Folge des Erhalts von Blut und Blutprodukten, IVDA, Nadelstichverletzungen, Sexualanamnese; Frage nach Hämatemesis und Melaena

Labor

Lebersyntheseleistung deutlich reduziert (CHE, NT, Albumin), exkretorische Funktion vermindert

a. *Bildgebung* – Ultraschall; unregelmäßige Oberfläche, Lebervenen vermindert, Portalfluss
b. *Histologie* – direkter Nachweis der Fibrose
c. *Stadieneinteilung* (Achtung: dient nicht der Diagnose, sondern lediglich der Einteilung)

- Child-Pugh-Kriterien
- MELD: 10 {0.957 Ln(Krea) + 0.378 Ln(Bili) + 1.12 Ln(INR) + 0.643

Tab. 5

Child-Pugh-Kriterien	1 Punkt	2 Punkte	3 Punkte
Serum-Bilirubin (mg/dl)	< 2	2–3	> 3
Normotest (%)	> 70	40–70	< 40
Albumin (g/l)	> 3,5	2,8–3,5	< 2,8
Enzephalopathie (Raitan-Test)	Keine (60 sec.)	I-II (60–120 sec.)	III–IV (> 120 sec.)
Aszites	kein	gering (rasch ausschwemmbar)	ausgeprägt (therapierefraktär)
Child Pugh A: 5–6 B: 7–9, C: 10–15			

Komplikationen

Varizenblutung, Aszites, spontan bakterielle Peritonitis, hepatorenales Syndrom, hepatische Enzephalopathie, hepatopulmonales Syndrom, hepatozelluläres Karzinom

Therapie

Behandlung der ursächlichen Krankheit (Viruselimination bei chronischer Hepatitis B oder C, Aderlasstherapie bei Hämochromatose…) bzw. Weglassen der auslösenden Noxe (Alkohol, Medikamente); Behandlung der Komplikationen (Varizenblutungen, Aszites…; siehe diesbezüglich weiter unten); Früherkennungsprogramm für das HCC; Lebertransplantation als Ultima ratio

16 Portale Hypertension

Definition

Normaler Hepatovenöser Druckgradient (HVPG): 1–5 mmHg; ab einer Erhöhung des HVPG auf > 10 mmHg können Varizen oder Aszites auftreten („klinisch signifikante portale Hypertension"), ab > 12 mmHg muss man mit Komplikationen rechnen (Ösophagusvarizenruptur/-blutung). Man unterscheidet eine statische Komponente (Architektur) und eine dynamische Komponente (ca. 20–30 % des Widerstandes; diese ist medikamentös beeinflussbar).

Einteilung und Ursachen

- prähepatisch – Pfortaderthrombose
- intrahepatisch – Leberzirrhose, Lebermetastasen, Veno-occlusive Disease (VOD)
- posthepatisch – Budd-Chiari-Syndrom (BCS): Verschluss der Lebervenen; in ~ 70 % ist eine Gerinnungsstörung bzw. myeloproliferative Erkrankung nachweisbar; alleine die Polyzythämie

ist in bis zu 40 % der Fälle Ursache; 87 % der idiopathischen BCS haben erythroide Stammzellhyperproliferation → myeloproliferative Genese wahrscheinlich

Diagnostik

Ultraschall

- Zirrhose (höckrige Oberfläche)
- evtl. hepatofugaler Flow Pfortader
- Splenomegalie
- rekanalisierte Umbilikalvene

Gastroskopie

- Varizen (Ösophagus, Fundus)
- Hypertensive Gastropathie

Lebervenendruckmessung

- indirekte Portographie mit Ballonkatheter: HVPG

Komplikationen

Ösophagus- und Fundusvarizen (mit Blutung); Aszites (siehe unten Abschnitt „Aszites"), Spontanbakterielle Peritonitis, hepatorenales Syndrom, hepatische Enzephalopathie, hepatopulmonales Syndrom, hepatozelluläres Karzinom

17 Ösophagus- und Fundusvarizen

Blutungsinzidenz aus Varizen

Inzidenz (Zirrhotiker allgemein):	5 %/Jahr
Varizen vorhanden:	10–15 %/Jahr
Große Varizen:	20–30 %/Jahr
Rezidivblutungsinzidenz:	~ 70 %/2 Jahre
Effektive präventive HVPG-Senkung:	20 % vom Ausgangswert vor Therapie

Therapieoptionen

Pharmakologische Therapie

a. Primärprophylaxe einer Varizenblutung

- Nicht-selektive β-Blocker (z. B. Proranolol 60–80 mg/d, Carvedilol 12,5 mg/d)
- Bei β-Blocker-Unverträglichkeit + Varizen > 5 mm DM: evtl. Ligatur

b. Sekundärprophylaxe einer Varizenblutung; Ziel: HVPG-Reduktion > 20 % oder auf < 12 mmHg

- β-Blocker: HVPG-Reduktion ~ 15 % (β2-Blockade, unbehinderte α-Aktivierung)
- β-Blocker + Isosorbidmononitrat (ISMN)

TIPS-Implantation (TIPS = Transjugulärer Intrahepatischer Portosystemischer Shunt)

Es handelt sich um eine von interventionellen Radiologen angelegte Verbindung zwischen Pfortader und Vena cava, die den Druck im Pfortadergebiet entsprechend senkt. Komplikation: verstärkt teilweise hepatische Enzephalopathien.

TIPS ist jedoch die neue Standardtherapie bei akuter Varizenblutung + Hochrisikosituation: bei allen Child C-Patienten und bei Child B-Patienten mit aktiver Blutung bei der Endoskopie trotz vorheriger Gabe von vasoaktiven Medikamenten (Somatostatin, Terlipressin) und Antibiotika sollte innerhalb von 24 h (max. 3 Tage) ein TIPS angelegt werden. Dadurch werden nicht nur Rezidivblutungen verhindert, sondern auch das Patientenüberleben dramatisch verbessert.

18 Aszites

Definition

Ursachen der Aszitesbildung sind vor allem die portale Hypertension und der verminderte kolloidosmotische Druck, daneben auch die vermehrte Lymphproduktion und die gesteigerte Natriumrückresorption im prox. Tubulus (sek. Hyperaldosteronismus).

Diagnostik

- *Klinisch-physikalische Untersuchung* (Nachweis ab ca. 1 Liter)
- *Bildgebung* (vor allem Sonographie: Nachweis ab ca. 50 ml; CT oder MRT nicht in der Routinediagnostik)
- *Aszitespunktion* mit biochemischer Untersuchung (Leukozyten bzw. neutrophile Granulozyten, Protein, Albumin, LDH, Pankreasenzyme, Triglyceride und Cholesterin), Zytologie sowie Kultur

Komplikationen

Spontan bakterielle Peritonitis (SBP) und hepatorenales Syndrom (HRS)

Einteilung und Differentialdiagnose

Tab. 6

Unterscheidungsmerkmale	Transsudat	Exsudat
- Spezifisches Gewicht - Eiweißgehalt - Serum-/Aszites-Albumin-Quotient	< 1,016 g/l < 30 g/l > 1,1	> 1,016 g/l > 30 g/l < 1,1
DD		
1. Portaler und kardialer Aszites (80 % d.F.)	Leberzirrhose Rechtsherzinsuffizienz Budd-Chiari-Syndrom Pericarditis constrictiva	
2. Maligner Aszites		Tumoren: Aszites oft hämorrhagisch, LDH > 500 U/L, Fibronektin > 75 mg/l, Zytologie
3. Entzündlicher Aszites		bakterielle Peritonitis, Leukozyten ↑, positive Kultur (Bakterien, Tbc)
4. Pankreatogener Aszites		Pankreatitis: Amylase, Lipase ↑
5. Hypalbuminämischer Aszites	Nephrotisches Syndrom, exsudative Enteropathie	

Schweregrade des Aszites

Unkomplizierter Aszites

Grad 1: nur im US erkennbar

Grad 2: mäßiggradige symmetrische Distension des Abdomens

Grad 3: massiver Aszites mit deutlicher abdomineller Distension

Therapierefraktärer Aszites *(5–10 % aller Aszitesfälle)*

Es handelt sich um einen Aszites, der medikamentös nicht mobilisierbar ist oder dessen Frührezidiv medikamentös nicht verhindert werden kann (diuretikaresistenter Aszites, diuretikaunverträglicher Aszites).

Therapie

Standardprozedere

Grad I: keine Therapie oder Kochsalzrestriktion

Grad II: Kochsalzrestriktion (5,2 g bzw. 90 mmol/d)
+ Diuretika: primär Spironolacton, falls unzureichend Furosemid zusätzlich nach 2 Wochen
Grad III: Parazentese + Volumenexpansion (8 g Humanalbumin i.v./L Aszites, der abpunktiert wurde) + Diuretika + Kochsalzrestriktion

Refraktärer Aszites: Kriterien

- Behandlungsdauer: mindestens 1 Woche
- Kochsalzrestriktion < 90 mEq/d (~ 2 g Salz/d)
- intensive diuretische Therapie (max. Spironolacton 400 mg/d + Furosemid 160 mg/d)
- kein Ansprechen: < 0,8 kg Gewichtsverlust in 4 Tagen + Na^+-Ausscheidung < Na^+-Aufnahme
- frühes Aszitesrezidiv: Auftreten von Grad-2/3-Aszites < 4 Wochen nach Aszitesmobilisierung

Optionen bei therapierefraktärem Aszites

a. Regelmäßige Aszitespunktionen

Verbunden mit Albuminsubstitution, Kochsalzrestriktion < 90 mmol/d (~ 5,2 g Salz/d) und intensiver diuretischer Therapie (max. Spironolacton 400 mg/d + Furosemid 160 mg/d); ist nur Notlösung, keine akzeptable Dauertherapie

b. Transjugulärer intrahepatischer portosystemischer Shunt (TIPS)-Implantation

Intraktabler Aszites ist die häufigste Indikation für eine TIPS-Implantation. Überlegen, wenn Aszitespunktion > 1 x/4 Wochen oder diuretikainduzierte Komplikationen (Nierenversagen, Hyponatriämie) auftreten. Der Child-Pugh-Score darf nicht > 11 sein, es dürfen keine Hinweise auf eine SBP (Neutrophile im Aszites < 250/µL) vorhanden sein und keine rezidivierenden spontanen HE-Episoden vorliegen.

c. Lebertransplantation (OLT): falls KI gegen TIPS und keine KI gegen OLT

Diuretikainduzierte Komplikationen der Aszitestherapie

- hepatische Enzephalopathie (ohne andere Ursache)
- Nierenversagen (Krea-Anstieg > 100 % auf > 2 mg/dl)
- Hyponatriämie (Na^+-Abfall > 10 mmol/l auf < 125 mmol/l)
- K^+-Entgleisung (< 3 mmol/l oder > 6 mmol/l)

19 Spontan-bakterielle Peritonitis (SBP)

Definition

Die SBP ist eine schwere Komplikation der Leberzirrhose mit Aszites und betrifft ca. 20 % der stationären Zirrhotiker mit Aszites (50 % schon bei der Aufnahme, 50 % während des Aufenthaltes).

Symptomatik

Die SBP verläuft oft asymptomatisch oder oligosymptomatisch. Gelegentlich findet man Fieber, Bauchschmerzen, eine Leberfunktionsverschlechterung, eine hepatische Enzephalopathie und Nierenversagen.

Diagnose

Aszitespunktion – eine Granulozytenzahl von > 250/µl ist diagnostisch für das Vorliegen einer SBP. Es wird auch eine Kultur angelegt, wobei aber die Therapie sofort bei einer Granulozytenzahl von > 250/µl begonnen wird. Gleichzeitig auch Abnahme von Blutkulturen.

Aszitespunktion bei Aufnahme bei jedem Patienten mit Leberzirrhose und Aszites bzw. während des Aufenthaltes bei lokalen Symptomen, systemischen Infektzeichen, Enzephalopathie oder Nierenversagen und bei einer GI-Blutung vor der prophylaktischen AB-Therapie.

Prognose

1-Jahres-Überleben 30–50 %; 2-Jahres-Überleben 25–30 %

Therapie

Antibiotika werden bei Neutrophile > 250/µl empirisch gegeben. In 50 % der Fälle finden sich Coli-Bakterien, in 30 % der Fälle grampositive Kokken und selten andere Keime.

Die Therapie der Wahl sind daher Cephalosporine (3. Gen.; Cefotaxim) oder Amoxicillin/Clavulansäure (90 % Heilung). Evtl. Punktion nach 2 Tagen Therapie zur Verlaufskontrolle: Ein Absinken der neutrophilen Granulozyten um weniger als 25 % vom Ausgangswert entspricht einem Therapieversagen.

Prophylaxe

- Primärprophylaxe: noch nicht Standard, aber durch Studien bei Child C-Patienten unterstützt
- Sekundärprophylaxe: Chinolone oral langfristig bei Zirrhose nach einer SBP-Episode
- Ausnahme: Aszitesprotein > 10 g/l

20 Hepatorenales Syndrom (HRS)

Einleitung

Beim hepatorenalen Syndrom handelt es sich um ein funktionelles Nierenversagen und damit potentiell reversibles Syndrom, das vor allem bei Patienten mit Leberzirrhose und Aszites einerseits und viel seltener andererseits auch bei Patienten mit akutem Leberversagen oder alkoholischer Steatohepatitis (ASH) auftreten kann. Am Anfang stehen hämodynamische Veränderungen bzw. zirkulatorische Dysregulationen im Sinne von portaler Hypertension, *peripherer Vasodilatation* (insbes. im Splanchnicusgebiet), einem (relativ) zu niedrigen kardialen Output und einem reduzierten effektiven Blutvolumen. Als Folge kommt es zur Aktivierung des RAAS (*R*enin-*A*ngiotensin-*A*ldosteron-*S*ystems) und des sympathischen Nervensystems. Als Konsequenz finden sich Effekte auf die Nierenfunktion im Sinne einer *renalen Vasokonstriktion* sowie Na^+- und H_2O-Retention, die oft zur Entstehung von Aszites führen. Entweder spontan oder durch bakterielle Infekte, eine SBP (*S*pontan *b*akterielle *P*eritonitis), eine gastrointestinale Blutung oder eine Paracentese (Aszitespunktion) ohne Albuminsubstitution kann ein hepatorenales Syndom entstehen. Man unterscheidet:

Hepatorenales Syndrom Typ I

Es kommt zum raschen, progressiven Nierenversagen mit einer Verdoppelung des initialen Kreatinins auf > 2,5 mg/dl innerhalb von zwei Wochen. Das HRS Typ I kann spontan auftreten, findet sich aber häufig nach einer SBP (*s*pontan *b*akterielle *P*eritonitis). Das HRS schreitet rasch bis zur Dialysepflichtigkeit fort und ist mit einer extrem hohen Mortalität (90 % innerhalb von 3 Monaten ohne Lebertransplantation) vergesellschaftet. Durch konservative Maßnahmen kann vorübergehend eine Stabilisierung erreicht werden, ohne rasche Lebertransplantation versterben jedoch fast alle Patienten.

Hepatorenales Syndrom Typ II

Das HRS Typ II ist durch ein moderates Nierenversagen mit einem Serumkreatinin zwischen 1,5 und 2,5 mg/dl gekennzeichnet. Das Serumkreatinin zeigt einen gleichbleibenden oder langsam progressiven Verlauf (nicht rasch fortschreitendes Nierenversagen). Klinisch findet sich vor allen Dingen ein therapierefraktärer Aszites. Die Prognose ist besser als beim hepatorenalen Syndrom Typ I, jedoch ebenfalls mittelfristig ohne Lebertransplantation sehr schlecht (1-Jahres-Überleben zwischen 20–30 %).

Für das Vorliegen eines hepatorenalen Syndroms müssen typische Diagnosekriterien erfüllt sein.

Diagnose

Am Anfang steht der Ausschluss anderer Ursachen für ein Nierenversagen. Diagnostische Kriterien für das hepatorenale Syndrom sind:

- Leberzirrhose (mit Aszites); selten ASH, akutes Leberversagen
- Serumkreatinin:
  > 1,5–2,5 mg/dl = HRS Typ II
  > 2,5 mg/dl = HRS Typ I
- Keine Verbesserung des Serumkreatinins (auf einen Wert ≤ 1,5 mg/dl) nach Volumenexpansion mit Albumin und Absetzen von Diuretika
- Fehlen eines Schockzustandes
- Keine (rezente) Therapie mit nephrotoxischen Medikamenten
- Keine parenchymale Nierenerkrankung angezeigt durch Proteinurie > 500 mg/Tag, Mikrohämaturie und/oder abnormalen Nierenultraschall.

Therapie

- Suche nach Infektionsquellen + aggressive Therapie derselben
- Diuretika (K^+-sparende) pausieren
- Prophylaktische Albumin-Substitution kann das Auftreten eines hepatorenalen Syndroms bei Patienten mit SBP verhindern.
- Vasokonstriktoren und Albumininfusionen werden als First-line-Therapie für das HRS Typ I empfohlen. Als Vasokonstriktoren werden Noradrenalin und Terlipressin am häufigsten verwendet (z. B. Terlipressin (Glycylpressin®), Argipressin (Pitressin®), Noradrenalin, Midodrin (Gutron®)).
- Die Implantation eines TIPS stellt eine Alternative in einer bestimmten Patientengruppe dar (HRS Typ II).
- Die orthotope Lebertransplantation (manchmal eine kombinierte NTX/OLT) ist die einzige therapeutische Maßnahme, mit der ein Langzeitüberleben erzielt werden kann. Die pharmakologische Therapie und die TIPS-Implantation können dabei helfen, den Zeitraum bis zur Lebertransplantation zu überbrücken. Die Verwendung von einem Vasokonstriktor zusammen mit Albumin kann in ca. 60 % zu einer Verbesserung der Nierenfunktion führen.
- Cave Dialyse: schlechte Toleranz, wenig Benefit (nur bei Lungenödem, Hyperkaliämie oder Azidose); die kontinuierliche Hämofiltration wäre als extrakorporales Verfahren vorzuziehen

21 Hepatopulmonales Syndrom (Valentin Fuhrmann)

Einleitung

Das hepatopulmonale Syndrom (HPS) ist die häufigste Ursache von respiratorischer Insuffizienz bei Patienten mit Leberzirrhose mit einer Prävalenz von 20–30 %. Es tritt jedoch nicht als Komplikation von Leberzirrhose auf, sondern ist auch bei anderen akuten und chronischen Lebererkrankungen beschrieben.

Patienten mit Leberzirrhose und HPS haben ein 2,5-fach erhöhtes Risiko zu versterben. Daher stellt es in mehreren Ländern (u. a. USA) eine Indikation zur Lebertransplantation (vergleichbar mit dem hepatozellulären Karzinom) dar.

Definition

Das HPS ist definiert als eine Gasaustauschstörung ($AaDO_2$ > 15 mmHg bei Patienten unter 65 Jahren bzw. $AaDO_2$ > 20 mmHg ab dem 65. Lebensjahr) infolge einer intrapulmonalen Gefäßweitstellung bei zugrunde liegender Lebererkrankung.

Pathophysiologie

Die pathophysiologischen Veränderungen, die zu den intrapulmonalen Veränderungen führen, sind nicht zur Gänze geklärt, jedoch scheint eine gesteigerte intrapulmonale Stickstoffmonoxid (NO)-Produktion eine zentrale Rolle bei der Entwicklung des HPS zu spielen.

Klinik

In vielen Fällen findet sich die Klinik der zugrunde liegenden Lebererkrankung bzw. der portalen Hypertension (z. B. Spider naevi). In den fortgeschrittenen Stadien kommt es zu den typischen Zeichen der chronischen Hypoxämie (z. B. Uhrglasnägel). Obwohl die Dyspnoe ein typisches Zeichen des HPS darstellt, ist anzumerken, dass ein beträchtlicher Anteil der Patienten trotz ausgeprägter Gasaustauschstörung subjektiv keine Dyspnoe empfindet. Daher ist bei Verdacht auf HPS immer ein aktives Screening erforderlich (siehe nächster Punkt).

Diagnose

Zur Diagnosestellung soll bei jedem Patienten mit respiratorischer Insuffizienz eine Blutgasanalyse sowie eine Echokardiographie mit einem nicht lungengängigen Kontrastmittel durchgeführt werden. Kommt es hierbei zu einem verzögerten Kontrastmittelübertritt in den linken Vorhof bzw. Ventrikel (nach mehr als 3 Herzschlägen), ist eine intrapulmonale Gefäßweitstellung bzw. ein intrapulmonaler Shunt nachgewiesen. Zur Quantifizierung des intrapulmonalen Shunts können weiterführende Untersuchungen wie eine szintigraphische Shuntquantifikation bzw. eine Rechtsherzkatheteruntersuchung hilfreich sein.

Therapie

Die bisher einzige etablierte Therapie ist die Lebertransplantation. Kommt es zu einer Normalisierung der Leberdysfunktion, bildet sich auch das HPS zurück. Als Alternative bleibt bei schweren Formen des HPS lediglich die Langzeitsauerstofftherapie. Medikamentöse Therapien des HPS sind derzeit noch nicht etabliert.

22 Hepatische Enzephalopathie (HE)

Reversible Komplikation der Leberzirrhose bedingt durch Ansammlung neurotoxischer Substanzen im Blut (z. B. Ammoniak, γ-Aminobuttersäure ...). Auslösend bzw. für eine Verschlechterung verantwortlich können sein: GI-Blutungen, eiweißreiche Ernährung oder Infekte und Therapie mit Benzodiazepinen und anderen Medikamenten.

Stadieneinteilung (New Haven-Klassifikation)

Stadium 0: Asymptomatische Patienten
Stadium I: Beginnende Müdigkeit, gestörter Biorhythmus (Tag-Nacht-Rhythmus), Verwirrtheit, Konzentrationsschwäche, Verlangsamung, Flapping Tremor
Stadium II: Stärkere Schläfrigkeit, Apathie
Stadium III: Patient schläft fast stets (aber aufzuwecken), Flapping Tremor noch vorhanden
Stadium IV: Leberkoma mit tiefem Schlaf, keine Reaktion auf Schmerzreize, Kornealreflex fehlt

Therapie

Beseitigung bzw. Behandlung auslösender Ursachen (Infekte, Blutungen...). Überdenken von Diuretika- und Sedativatherapien; Evaluation der Flüssigkeitstherapie, Korrektur des Elektrolythaushaltes. Medikamentöse Therapie (z. B. Laktulose, L-Ornithin-L-Aspartat, Rifaximin)

23 Lebertransplantation (OLT)

Indikationen zur OLT-Listung

- unerträgliche Lebensqualität wegen einer Lebererkrankung oder
- Lebenserwartung von < 12 Monate wegen eines Leberversagens
- aber: erwartetes 5-Jahres-Überleben nach OLT > 50 % mit akzeptabler Lebensqualität

Am häufigsten wurde die Indikation zur OLT in Wien bei alkoholischer Leberzirrhose, bei Tumoren der Leber, cholestatischen Lebererkrankungen sowie chronischer Hepatitis B und C gestellt (Reihenfolge wie aufgelistet).

Entscheidungsgrundlagen

Krankheitsspezifische Faktoren

- verschiedene Prognose-Scores
- klinische Einschätzung
- nicht-hepatale Risikoabschätzung

Psychologische Faktoren

- allgemeine Lebensperspektive
- spezifische Probleme (Compliance)

Therapie, Prognose und Komplikationen

Das 5-Jahres-Überleben liegt bei ca. 80 %. Nach der Lebertransplantation ist eine lebenslange immunsuppressive Therapie notwendig. Dafür werden folgende Medikamente häufig verwendet: Cyclosporin (CYA), Tacrolimus (FK506), MMF, Kortikosteroide, Azathioprin.

Folgende Komplikationen (vor allem auch durch die immunsuppressive Therapie) finden sich:
a. Kardiale Komplikationen: Herzinsuffizienz, Arrhythmie, Myokardinfarkt, CMP, KHK
b. Niereninsuffizienz

24 Gastrointestinale Blutungen und Akuttherapie der Varizenblutung

Einteilung

Die gastrointestinale Blutung (GI-Blutung) wird in eine obere und eine untere GI-Blutung eingeteilt (proximal und distal des Treitz'schen Bandes).

Obere GI-Blutung (80–90 %)

Blutungsquellen sind in 50 % Ulzerationen (Bulbus duodeni, Magen, distaler Ösophagus, Anastomosenblutung nach Resektion), weiters Erosionen (35 %), Varizen im Ösophagus/Magen (10 %), ein Mallory-Weiss-Syndrom (Schleimhautrisse bei starkem Erbrechen), Magenkarzinome und seltene Ursachen.

Untere GI-Blutung (10–20 %)

Dünndarmblutungen sind sehr selten (Tumore, chronisch entzündliche Darmerkrankungen …)
Kolonblutungen (ca. 20 %):

a. Personen < 25 Jahre: Colitis ulcerosa (CU), M. Crohn, Polypen

b. Personen < 60 Jahre: Divertikulose, CU und M. Crohn, Polypen, Karzinome, eine infektiöse Colitis und Angiodysplasien
c. Personen > 60 Jahre: Angiodysplasie, Divertikulose, Karzinome, Polypen, ischämische Colitis

Rektumblutungen: Hämorrhoiden (80%), Karzinome, Verletzungen; selten Endometriose

Klinik

Tab. 7

Blutverlust	Leicht (< 250 ml/24 h)	Mittelschwer (bis 1000 ml/24 h)	Schwer (> 1000 ml/24 h)
Klinik	oft unauffällig	Blässe, Schwäche, Schwindel (Orthostasereaktion)	Schocksymptomatik
Kreislauf	stabil	Puls ↑ RR/ZVD ↓	Puls ⇑ RR/ZVD ⇓
Hb-Abfall	gering	mittelstark (Hb > 9 g/dL)	stark (Hb < 9 g/dlL)

Eventuell positiver Schockindex (Puls höher als systolischer Blutdruck)

Melaena (Teerstuhl)

- Blutung von mehr als 100–200 ml + langsame Darmpassage (> 8 h)
- deutet nicht unbedingt auf obere GI-Blutung hin, auch Blutungen aus dem Colon ascendens oder Colon transversum können Melaena verursachen
- schwarze Farbe entsteht durch bakteriellen Abbau des Blutes
- Intervall-Blutung – Auftreten von Melaena: 8–10 h
- kann noch bis 5 Tage nach Blutungsstopp weiter bestehen

Hämatochezie

Spricht für eine untere GI-Blutung, kann aber bei rascher Darmpassage auch aus dem oberen GI-Trakt kommen.

Hämatemesis

Darunter versteht man Bluterbrechen; dieses kann durch die Salzsäure des Magens kaffeesatzartig verfärbt sein. Hämatemesis ist nicht obligat bei der oberen GI-Blutung, umgekehrt kann aber auch bei Blutungen aus dem Nasopharynx Hämatemesis auftreten.

Diagnostik und interventionelle Therapie der GI-Blutung

- verschiedene Formen der **Endoskopie**, nämlich in erster Linie Gastroskopie und Koloskopie
- weiters eventuell Endosonographie, Enteroskopie, ERCP und Kapselendoskopie bei Dünndarm-Blutungen. Gerade die Gastroskopie und die Koloskopie ermöglichen auch gleich die interventionelle Therapie des Blutungsgeschehens z. B. mit Ligaturtherapie bei Ösophagusvarizenblutung, APC-Therapie von Angiodysplasien, Clipsapplikation z. B. bei Gefäßstümpfen, Unterspritzung mit verdünnter Adrenalinlösung…; Die endoskopische Therapie hat bei der Nicht-Varizenblutung die größte Bedeutung, es gibt aber keine spezifische medikamentöse Therapie, Allgemeinmaßnahmen (z. B. Volumenersatz) werden genauso wie bei der Varizenblutung durchgeführt. Natürlich kann aber eine Therapie mit einem PPI (Protonenpumpeninhibitor) oder eine Eradikationstherapie bei einer Helicobacter-pylori-assoziierten Ulkusblutung indiziert sein. Letztere Therapie hat nur Auswirkung auf die Rezidivblutung.
- Radionukleidszintigraphie (99Tc-markierte Erythrozyten)
- selektive Arteriographie (u. U. mit Provokation; evtl. Embolisationstherapie)
- Ultima Ratio: chirurgische Exploration; kann mit intraoperativer Endoskopie kombiniert werden

Akuttherapie der Varizenblutung

Luftwege schützen

Hohe Aspirationsgefahr (Blut, Mageninhalt) vor allem bei Enzephalopathie, während der Endoskopie und bei einer Ballontamponade. Daher Schutzintubation bei Aspirationsgefahr.

Hämodynamische Stabilisierung (Volumenersatz und Transfusion)

- Volumenersatz zur Schockprävention wichtig (Nierenversagen, Infektion) mit Albumin oder Gelatin basierten Lösungen (keine Dextrane: Koagulopathie!); Volumenersatz nach ZVD (4–10 cm H_2O).
- Keine Übertransfusionen, Ziel: Hb 9–10 g/dL (Hk 24 %)
- Bei großvolumigen Transfusion evtl. FFP und Thrombozyten ersetzen

Medikamentöse Therapie

Bei der Varizenblutung ist im Gegensatz zur Nicht-Varizenblutung die medikamentöse Therapie der primäre therapeutische Ansatzpunkt und entscheidet über das Überleben der Patienten. Man sollte initial bereits bei Verdacht auf eine Varizenblutung eine vasoaktive Therapie mit Vasopressin-Analoga (Terlipressin) oder Somatostatin-Perfusor beginnen, weiters sollte bereits zu diesem Zeitpunkt (also sehr frühzeitig) mit einer prophylaktischen Antibiotikatherapie begonnen werden. Die AB-Therapie hat den größten positiven Einfluss auf die Mortalität von Patienten mit Varizenblutung.

Gastroskopie

Bei der Ösophagusvarizenblutung wird in erster Linie die *Gummibandligatur* durchgeführt, nur mehr in wenigen Fällen ist die *Sklerotherapie* eine Alternative (bei mangelnder Übersicht). Bei einer Fundusvarizenblutung stellt die *Histoacryl-Injektion* die Therapie der Wahl dar. Als neue Option steht auch ein wieder entfernbarer *Stent* (Blutungsstent) zur Verfügung, für den kein Endoskop zur Applikation benötigt wird.

Jedenfalls muss eine *Sekundärprophylaxe* zur Rezidivblutungsprophylaxe durchgeführt werden, welche aus einer medikamentösen Prophylaxe mit einem nicht-selektiven Betablocker (Propranolol) und Nitraten bestehen sollte, zusätzlich kann je nach Situation auch die wiederholte Gummibandligatur indiziert sein. Im Falle eines Versagens der Sekundärprophylaxe mit Medikamenten oder Gummibandligatur ist die TIPS-Implantation die Therapie der Wahl. Neue Daten beweisen, dass in Hochrisikosituationen (Child C-Patient, akute Blutung bei der Endoskopie trotz adäquater medikamentöser Begleittherapie) die TIPS-Implantation sofort als erste Sekundärprophylaxe durchgeführt werden soll, da diese das Patientenleben signifikant verbessert.

In seltenen Fällen kann (z. B. wenn primär keine Endoskopie zur Verfügung steht) eine Blutstillung mittels Senkstaken-Blakemore- oder Linton-Nachlass-Sonde erfolgen; diese Maßnahme stellt aber nur eine zeitlich beschränkte Lösung dar (Auftreten von Drucknekrosen) und sollte seit der Einführung des Blutungsstents kaum mehr gebraucht werden.

25 Lebertumore

Benigne Tumore

- Hämangiom
- Fokal noduläre Hyperplasie (FNH): Betroffen sind vorwiegend Frauen. Es besteht evtl. eine Assoziation mit Östrogenpräparaten
- Adenom

Maligne Tumore

- Hepatozelluläres Karzinom (HCC)
- Cholangiozelluläres Karzinom (CCC)
- Hämangioendotheliom
- Lebermetastasen

Hepatozelluläres Karzinom (HCC)

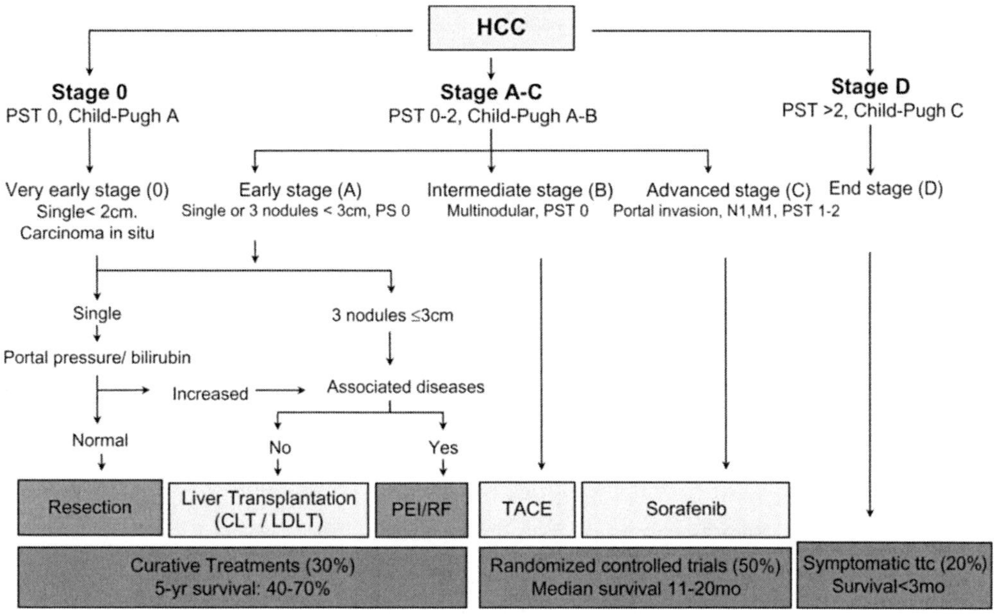

Abb. 1: JNCI, Vol. 100, Issue 10, 5/2008

Ätiologie

Ca. 90 % der Patienten, die ein Hepatozelluläres Karzinom (HCC) entwickeln, haben eine Leberzirrhose (LZ). Jedes Jahr entwickeln 5 % der Patienten mit einer Leberzirrhose ein HCC. Die Leberzirrhose stellt somit eine Präkanzerose dar. Erkrankungen, die mit der Entstehung einer LZ bzw. eines HCC assoziiert sind:

a. Chronische Hepatitis B (CHB)
   Die chronische Hepatitis B spielt in Österreich bei der Entstehung der LZ und des HCC eine kleinere Rolle (ca. 10 %); die Bedeutung ist abnehmend (Impfung); anders ist die Situation diesbezüglich in anderen Teilen der Welt (z. B. Südostasien).
   - Carrier: 0,5 %
   - aktive Hepatitis B: 5 %
   - Leberzirrhose: bis 50 % (3 %/Jahr)
b. Chronische Hepatitis C (CHC)
   - 1–7 %/Jahr
   - in Österreich haben ca. ein Drittel der Patienten mit HCC eine chronische Hepatitis C
   - HBV und HCV sind Karzinogene für die Leber
c. Hämochromatose und andere Lebererkrankungen
d. Alkoholische Zirrhose
   - bis 5 %/Jahr
   - in Österreich haben ca. ein Drittel der Patienten mit HCC eine alkoholische Zirrhose

Labor

Die Laborbefunde werden vor allem durch die zumeist vorhandene Leberzirrhose bestimmt. Erwähnenswert ist aber das AFP (Alpha-Fetoprotein), ein embryonales Tumorantigen, dessen Konzentration beim Erwachsenen normalerweise bei unter 8,5 kU/l liegt. Das AFP ist beim HCC nur in ca. 50 % erhöht. Die Spezifität ist abhängig von der Höhe und kann bis zu 95 % betragen. Nach den Guidelines der AASLD hat das AFP keine Bedeutung für Screening-Untersuchungen.

Diagnose

Zum Screening wird in gefährdeten Patientengruppen laut aktuellen Guidelines alle 6 Monate eine Ultraschalluntersuchung der Leber durchgeführt. Die Diagnose erfolgt mittels eines typischen bildgebenden Verfahrens (dreiphasische CT mittels Kontrastmittel, dynamische Kontrastmittel-MRT) und u. U. mit einer Feinnadelbiopsie.

Therapie

In Zusammenhang mit der Therapie sollte die BCLC-Klassifikation (*B*arcelona *C*linic *L*iver *C*ancer) erwähnt werden, die 5 Stadien (0, A, B, C, D) mit Prognose und Therapie verknüpft. Dementsprechend stehen potentiell kurative therapeutische Maßnahmen lebensverlängernden Optionen gegenüber. Bei einer Subgruppe von Patienten stehen nur mehr symptomatische Therapien zur Verfügung (palliative Behandlung).

a. Potentiell kurativ – BCLC-Stadium 0 oder A
   5-Jahres-Überleben bei 40–70 %.
   - Orthotope Lebertransplantation (OLT): möglich bei einer Raumforderung (RF) bis 5 cm oder bis zu 3 RF mit jeweils maximal 3 cm im größten DM.
   - Resektion: Prinzipiell nur möglich, wenn keine Leberzirrhose oder eine noch nicht weit fortgeschrittene Leberzirrhose (Child-Pugh-Stadium A) vorliegt.
   - Lokal ablative therapeutische Maßnahmen (je nach Tumorgröße gibt es bei dieser Therapieform einen kurativen oder doch nur mehr lebensverlängernden Therapieerfolg)
     - Äthanolinstillation (PEI/IOEI)
     - RF-(Radiofrequenz-) Ablation
     - Kryotherapie etc.

b. Lebensverlängernde Maßnahmen – BCLC-Stadium B oder C (ohne kurativen Therapieansatz)
   Die Lebenserwartung dieser Patientengruppe liegt ca. bei 11–20 Monaten.
   - TAE/TACE (*T*rans*a*rterielle *C*hemo*e*mbolisation)
   - Sorafenib (Nexavar®), dabei handelt es sich um einen oralen Multi-Kinase-Inhibitor, der Angiogenese und Tumorzellwachstum hemmt.
   - Experimentelle Therapien

c. Symptomatische Therapie – BCLC-Stadium D
   Das Überleben dieser Patientengruppe liegt bei weniger als 3 Monaten.

Prognose

Häufig verwendete und bekannte Prognosemodelle sind die OKUDA-Klassifikation, die CLIP-Klassifikation und die BCLC-Klassifikation, wobei die BCLC-Klassifikation in Europa und weltweit mittlerweile die Standardklassifikation ist. Alle Klassifikationssysteme enthalten einerseits Parameter, die von der Lebererkrankung (Leberzirrhose) selbst abhängig sind (z. B. Aszites oder Lebersyntheseparameter: NT, Albumin etc.), andererseits Tumor-assoziierte Parameter (z. B. Tumorgröße oder Gefäßeinbruch etc.). Die Prognose ist insgesamt schlecht, das mediane Überleben liegt bei ca. 8 Monaten.

Nicht-alkoholische Fettlebererkrankung

Christian Kienbacher*, Stefan Traussnigg*, Michael Trauner
Lernbehelf für die Vorlesung: Michael Trauner

Klein gedruckter Text stellt zusätzliche Information und Gegenstand wissenschaftlicher Forschung für Interessierte dar, nicht jedoch prüfungsrelevanten Stoff. Er soll dem besseren Verständnis dienen.

1 Definition und Grundlagen

Das **Spektrum** der nicht-alkoholischen Fettlebererkrankung (NAFLE bzw. NAFLD im angloamerikanischen Raum) ist als hepatische Manifestation des Metabolischen Syndroms anzusehen und reicht von der nicht-alkoholischen, „reinen" (blanden) Fettleber über die Steatohepatitis (NASH), die Leberzirrhose bis hin zum hepatozellulären Karzinom (HCC). Eine Fettleber bzw. Steatosis hepatis ist durch eine Akkumulation von Triglyzeriden in den Hepatozyten gekennzeichnet. Die Balance von Fettzufuhr, -verstoffwechslung und -export bestimmt die Menge der intrahepatischen Lipidansammlung. Es ist wichtig zu berücksichtigen, dass bei der NASH nicht bloß eine vermehrte Akkumulation von Fett vorliegt, sondern – im Gegensatz zur reinen Fettleber – auch entzündliche Veränderungen sowie eine Ballonierung der Leberzellen mit zytoplasmatischen Einschlusskörpern in Form von Mallory-Denk-Körpern beobachtet werden. Weiters führt die NASH – ebenfalls im Gegensatz zur reinen Fettleber – zu einer Fibrose mit möglicher Entwicklung einer Leberzirrhose.[1]

Die Differenzierung zwischen NAFL und NASH ist derzeit nur mittels Leberbiopsie (Histologie) verlässlich möglich. Die NAFLD kann somit in zumindest drei Stadien unterteilt werden (nach Ausschluss anderer Hepatopathien und übermäßigen Alkoholgenusses).

1. reine Fettleber (Steatosis hepatis, NAFL)
2. nicht-alkoholische Fettleberhepatitis (Steatohepatitis, NASH)
3. fortgeschrittene Leberfibrose und/oder -zirrhose
4. hepatozelluläres Karzinom (HCC), wobei dies bei NASH auch bereits in bis zu 50 % der Falle in präzirrhotischen Stadien auftritt.

Der Cut-off zwischen alkoholischer und nicht-alkoholischer Genese liegt bei **20–30 g Alkohol pro Tag**, dies entspricht etwas weniger als einem halben Liter Bier plus einem Achtel Rotwein. Oberhalb dieser Schwellendosis kann nicht mehr von einer nicht-alkoholischen Fettleber im Sinne einer NAFLD oder NASH gesprochen werden.

Die derzeitige Diskussion geht in Richtung der möglichen positiven Effekte niedriger Alkoholmengen im Bereich von 10 g/d (etwa ein Achtel Rotwein) – zusätzlich zu den kardioprotektiven Effekten – auch hinsichtlich Schutz vor einer Fettleber (positive metabolische Effekte auf die Insulinresistenz), wobei dies nicht unumstritten ist (möglicherweise erhöhte Alkoholtoxizität bei präexistenter Hepatopathie).

In der klinischen Praxis liegt oft die Kombination einer alkoholischen und einer nicht-alkoholischen Genese vor („wer gut isst, trinkt oft auch ganz gerne etwas"). Dies führt zu einer

* Christian Kienbacher und Stefan Traussnigg haben in gleichem Ausmaß beigetragen (1.-3. CK, 4.-5. ST).

entsprechenden Risikopotenzierung, im angloamerikanischen Raum wurde bereits der Begriff der BAFL bzw. BASH im Sinne einer ‚both alcoholic and non-alcoholic fatty liver' bzw. ‚steatohepatitis' geprägt.

Exkurs: Alkohol – Harmlosigkeits- und Gefährdungsgrenzen
Die Angabe von Harmlosigkeits- und Gefährdungsgrenzen stellt einen Versuch dar, eine Leitlinie für den Umgang mit Alkohol mit Vermeidung internistischer Folgeschäden zu geben. Die **Harmlosigkeitsgrenze** (Konsum als unbedenklich eingestuft) für Männer beträgt derzeit 24 g reinen Alkohols/Tag (entspricht etwa 0,6 l Bier bzw. 0,3 l Wein) und Frauen bis 16 g/d (0,4 l Bier oder 0,2 l Wein). Darüber hinaus wird empfohlen, an 2–3 Tagen in der Woche keinen Alkohol zu trinken. Die **Gefährdungsgrenzen** (Konsum als gesundheitsgefährdend eingestuft, mit Folgeerkrankungen ist zu rechnen) liegen bei Männern bei 60 g/d (1,5 l Bier oder 0,75 l Wein) und bei 40 g (1 l Bier oder 0,5 l Wein) für Frauen. Unter Experten liegen zwei durchaus unterschiedliche Vorstellungen über Gefährdungsgrenzen vor: Die höhere Variante bei Männern mit 60 g/d, bei Frauen 40 g/d, die niedrigere Variante bei Männern mit 40 g/d und bei Frauen 20 g/d. Diese unterschiedlichen Grenzen sind in die derzeit geläufigen Schwellendosen für NAFLD eingeflossen.

Die NAFLD ist letztendlich eine klinische Diagnose (Tabelle 1) und beruht neben dem Ausschluss eines täglichen Alkoholkonsums von > 20 (Frauen) bis 30 g (Männer) auch auf der Exklusion anderer Hepatopathien (siehe auch Differentialdiagnose), zumal auch andere Lebererkrankungen mit einer Fettakkumulation einhergehen können (Tabelle 2) bzw. zufällige Assoziationen im Sinne einer Komorbidität vorliegen können.

Tab. 1: klinische Diagnose der NAFLD

Diagnose der NAFLD
1) Steatosis hepatis in Bildgebung (Ultraschall, CT oder MRT *[oder Magnetresonanzspektroskopie]*) oder Biopsie (bei unklarer Diagnose oder zur Abschätzung der Schwere der hepatischen Schädigung)
2) Ausschluss erhöhten Alkoholkonsums < 20 (Frauen) bis 30 g (Männer) täglich
3) Ausschluss anderer Hepatopathien (Tabelle 4)
4) Ausschluss anderer Ursachen, die zur Fetteinlagerung in der Leber führen können (Tabelle 2)

Tab. 2: Ursachen für hepatische Lipidakkumulation

Weitere Ursachen für hepatische Lipidakkumulation
1) **Medikamente**, die bekannterweise zu intrahepatischer Fetteinlagerung führen (siehe unten)
2) Akute **Schwangerschaftsfettleber, HELLP-Syndrom** (hemolytic anemia, elevated liver enzymes, low platelet count)
3) **Ernährung**: massives Fasten bzw. sehr rasche Gewichtsabnahme bzw. bariatrische Intervention (z. B. jejunoileale Bypass-OP), Proteindefizienz (Kwashiorkor), Cholindefizienz
4) **Totale parenterale Ernährung** (durch rasche Energie/Lipidzufuhr) und ausgeprägte Propofol/Diprivan®-Anwendung als Hypnotikum (hoher Lipidanteil durch Sojamilchemulsion) auf Intensivstationen
5) **Lipodystrophie**
6) **Abetalipoproteinämie**
7) Weitere **angeborene metabolische Störungen** (LCAT-Defizienz, Cholesterol-Ester-Speichererkrankung, Wolman Disease, Niemann-Pick Disease [Gruppe der Sphingolipidosen])
8) **Hepatitis C** (speziell Genotyp 3)
9) **Polyzystisches Ovar-Syndrom** (PCOS)

2 Epidemiologie und Prognose

Die NAFLD ist für etwa 25 % der Transaminasenerhöhungen und 10–20 % der Zirrhosen und hepatozellulären Karzinom-(HCC-)Formen in unseren Breiten verantwortlich; mit einer weiteren Zunahme parallel zur Adipositas, v. a. auch beunruhigenderweise bei Jugendlichen und jüngeren Patienten, ist zu rechnen. Chronische Lebererkrankungen sind für 1,4 Millionen Todesfälle verantwortlich und liegen damit an vierter Stelle der Todesursachen in Europa. Die **NAFLD ist die häufigste Lebererkrankung in (westlichen) Industrieländern**, in denen gleichzeitig auch die Prävalenz von Adipositas, Typ-II-Diabetes, Dyslipidämie und Metabolischem Syndrom hoch sind. In Europa hat die NAFLD mit einer Prävalenz von bis zu 44 % *(USA: 10–46 %; Asien und pazifischer Raum: 5–30 %)* und der daraus resultierenden Mortalität[2] bereits epidemische Ausmaße im Sinne einer „Volkserkrankung" erreicht. Diese hohe Prävalenz steht im direkten Zusammenhang mit der weltweiten Diabetes-Epidemie durch Überernährung. Darüber hinaus ist die Prävalenz der NAFLD in den letzten Jahrzehnten im Steigen begriffen und steigt auch weiterhin an. Weiters stellt die NASH heute die führende Ursache/Erklärung für die früher als kryptogen bezeichnete Leberzirrhose dar.

Neueste Daten lassen befürchten, dass die NAFLD in den kommenden Jahren die Indikation Nummer 1 für Lebertransplantationen werden könnte, im Gegensatz zu den meisten anderen Indikationen ist die Tendenz hier klar steigend.

So liegt eine nicht-alkoholische reine Fettleber in 15–20 % der Normalbevölkerung vor, eine NASH wird bei 2–3 % beobachtet. Bei Adipositas und Diabetes liegen die Zahlen entsprechend höher: 50–75 % weisen eine Fettleber, 20–50 % eine NASH, 2–3 % bereits eine Leberzirrhose auf.

Diese beeindruckenden Zahlen zeigen einerseits eine massive Prävalenz der NAFLD bei Kindern und Jugendlichen, außerdem den bereits erwähnten deutlichen Zusammenhang mit Adipositas und Typ-II-Diabetes sowie auch geographische Unterschiede. Hinsichtlich ethnischer Unterschiede wurden unterschiedliche Prävalenzen in der US-Bevölkerung festgestellt. Die hispanische Bevölkerung ist hier mehr als die weiße und diese mehr als die afro-amerikanische Bevölkerung von hepatischer Steatose betroffen.

Das Auftreten einer NAFLD steigt massiv mit dem Vorhandensein von Komorbiditäten oder weiteren Komponenten des **Metabolischen Syndroms**. Patienten mit NAFLD, speziell mit NASH, zeigen häufig (ca. 53–67 %) zumindest eine weitere Komponente des Metabolischen Syndroms wie Adipositas, Hypertonie, Dyslipidämie sowie Insulinresistenz und/oder Diabetes (Tabelle 3). Das Metabolische Syndrom erhöht die Wahrscheinlichkeit für ein Fortschreiten einer bestehenden NAFLD zur Fibrose um eine Odds-Ratio von 3,5 (CI: 1.1–11.2). Mittlerweile konnte die NAFLD jedoch auch als eigenständiger Risikofaktor für Herz-Kreislauf-Erkrankungen nachgewiesen werden.[3] Dies macht sowohl die Abklärung eines kardiovaskulären Risikoprofils (Erfassung von klinischen Scores, z. B. Framingham Risk Score) als auch die Primär- und Sekundärprophylaxe bzw. Therapie in der NAFLD notwendig.

Tab. 3: Definition/Diagnose des Metabolischen Syndroms

Vergleich Definition/Kriterien des Metabolischen Syndroms			
	NCEP-ATP III, 2005	**IDF, 2006**	**WHO, 1999**
Mindestens	-	*Adipositas*	*Insulinresistenz*
Weitere Kriterien	≥ 3 der folgenden:	*≥ 2 der folgenden:*	*≥ 2 der folgenden:*
Glukose [nüchtern]	≥ 5.6 mmol/L (100 mg/dL)[¥]	*≥ 5.6 mmol/L (100 mg/dL) oder Typ-II-Diabetes*	*≥ 6.1 mmol/L (110 mg/dL) oGTT: 2h Glukose ≥ 7.8 mmol/L (140 mg/dL) Clamp: obere 25 %*
HDL-Cholesterin	< 1.0 mmol/L (40 mg/dL) (m); < 1.3 mmol/L (50 mg/dL) (w)[¥]	*< 1.0 mmol/L (40 mg/dL) (m); < 1.3 mmol/L (50 mg/dL) (w)[¥]*	*< 0.9 mmol/L (35 mg/dL) (m); < 1.0 mmol/L (40 mg/dL) (w)*
Triglyzeride	≥ 1.7 mmol/L (150 mg/dL)[¥]	*≥ 1.7 mmol/L (150 mg/dL)[¥]*	*oder ≥ 1.7 mmol/L (150 mg/dL)*
Adipositas	Taillenumfang ≥ 102 cm (m) ≥ 88 cm (w)	*Taillenumfang > 94 cm (m) > 80 cm (w)**	*Waist/hip ratio > 0.9 (m) oder > 0.85 (w) oder BMI ≥ 30 kg/m²*
Hypertonie	> 130/85[¥]	*> 130/85[¥]*	*≥ 140/90 mmHg[¥]*
	* Grenzwerte gelten für Europäer [¥] oder unter Therapie		
Anm.: Die grau hinterlegten Kriterien finden die breiteste Anwendung und gelten daher als prüfungsrelevant			

Verlauf und Risiko

Die Progression der simplen (relativ benignen) Steatose zur NASH beträgt in etwa 20–25 %. Progression einer NASH zu Fibrose und Zirrhose besteht in etwa 10–20 % mit inhärentem Risiko für ein hepatozelluläres Karzinom (HCC). Progression einer Zirrhose zum HCC besteht in etwa 2–7 %. Aus einer reinen Fettleber entwickelt sich in etwa bei 5 % pro 10 Jahren eine Zirrhose.

Die Progression zur NASH-Fibrose und -Zirrhose und gegebenenfalls Dekompensation der zirrhotischen Leber bringt alle **Komplikationen einer Leberzirrhose** jeglicher Ätiologie mit sich:

- gestörte **Syntheseleitung**: gestörte Blutgerinnung, Hypalbuminämie, Aszites
- gestörte **Detoxifikationsfunktion**: hepatische Enzephalopathie durch erhöhtes Ammoniak im Blut
- **Cholestase** mit Hyperbilirubinämie: Ikterus, Juckreiz, Fettstoffwechselstörung, Fettstühle
- erhöhtes **Risiko für ein HCC**

Da die NAFLD eng mit der Adipositas und dem Metabolischen Syndrom in Verbindung steht, birgt die metabolische Konstellation auch alle Risiken für Adipositas assoziierte maligne Tumoren (Pankreaskarzinom, kolorektales Karzinom, Ösophagus- und Magenkarzinom).

Die Faktoren, die für die Progredienz einer Fettleber zur NASH und Zirrhose bzw. HCC führen, sind nicht ganz geklärt (siehe unten). Es ist auch nicht eindeutig geklärt, ob hier tatsächlich ein kontinuierliches Erkrankungsspektrum im Sinne einer kontinuierlichen Progression über die unterschiedlichen NAFLD-Stadien hinweg vorliegt, oder ob PatientInnen von vornherein eher in Richtung NAFL oder NASH prädisponiert sind. Die überwiegende Zahl der PatientInnen mit Fettleber scheinen aus hepatologischer Sicht eine relativ „gute Leberprognose" aufzuweisen, haben jedoch ein erhöhtes kardiovaskuläres und metabolisches Risiko. Die Zahl der PatientInnen mit „ernster Leberprognose" schient in der Minderheit zu sein. Die ernste Prognose trifft vor allem auf PatientInnen mit NASH zu, welche in bis zu 25 % zur Zirrhose fortschreiten, während dies bei der reinen (nicht-alkoholischen) Fettleber mit 1–3 % je 10 Jahre eher selten beobachtet wird (bei alkoholischer Fettleber liegen die Zahlen mit 20 % je 10 Jahre durchaus höher). Bei NASH liegt eine leberbezogene Mortalität von 11 % innerhalb von 8 Jahren vor, welche durch Komplikationen der Leberzirrhose und des HCC bedingt sind. So weisen Diabetiker ein 3- bis 4-fach erhöhtes HCC-Risiko auf. Angeschuldigte bzw. vermutete Faktoren für die Progression sind der Fruktosekonsum, der eindeutig mit dem Fibrosegrad korreliert, Varianten in PNPLA3, einem Gen aus der Familie der Patatin-ähnlichen metabolischen Lipasen, welches initial mittels Genome Wide Association Scans (GWAS) als reines Fettlebergen identifiziert wurde und in weiterer Folge als Progressionsfaktor bei NAFLD, aber auch bei alkoholischer Steatohepatitis und Hepatitis C identifiziert wurde (siehe unten). Weitere Risikofaktoren stellen das Alter, und somit die Erkrankungsdauer, wie auch das „metabolische Risiko" selbst dar. Je mehr und stärker ausgeprägt die Einzel-Komponenten eines metabolischen Syndroms sind, desto höher ist die Wahrscheinlichkeit für eine Progression zur NASH.

Die Lebenserwartung ist bei nicht-alkoholischer Fettlebererkrankung insgesamt gegenüber der Normalbevölkerung vermindert, wobei dies in erster Linie **Malignome**, in zweiter Linie den kardiovaskulären Erkrankungen und erst in dritter Linie der Leberzirrhose zuzuschreiben ist. In großen epidemiologischen Studien liegt die Leberzirrhoserate bei 1,7–2,8 % und ist im Vergleich zu den Malignomen und der kardiovaskulären Risikokomponente mit jeweils 15,5 bzw. 5,6 % als geringer einzustufen. Das Malignomrisiko bei nicht-alkoholischer Fettleber betrifft nicht nur das Risiko eines hepatozellulären Karzinoms, welches zunehmend auch in nicht-zirrhotischen Lebern beobachtet wird, sondern auch das kolorektale Karzinom. Bei Fettleber treten v. a. im rechten Kolon lokalisierte Läsionen im Sinne von serratierten Adenomen und fortgeschrittenen Adenomen auf, was die Frage aufwirft, ob PatientInnen mit Fettleber nicht bereits im 40. bzw. 45 Lebensjahr statt entsprechend den bisherigen Empfehlungen mit 50 Jahren komplett koloskopiert werden sollten. Da es sich um rechtsseitige Läsionen handelt, ist eine Rekto-Sigmoidoskopie nicht ausreichend. Bezüglich Mammakarzinom gibt es auch hier Hinweise, dass die Fettleber einen unabhängigen Risikofaktor darstellt.

Das **kardiovaskuläre Risiko** ist bei nicht-alkoholischer Fettleber ebenso erhöht, wobei es sich um einen unabhängigen Risikofaktor im Sinne eines Zusatzrisikos unabhängig von den Risikofaktoren des metabolischen Syndroms handelt. Die entsprechenden Krankheitsmechanismen sind noch wenig verstanden, dürften aber in der zentralen Rolle der Leber in der Blutgerinnung und des Lipoproteinstoffwechsels zu suchen sein. Hier ist es wichtig anzumerken, dass Statine nicht nur sicher sind, sondern sogar zu einer Verbesserung der Leberwerte führen. Initiale Studien mit Statinen bei Fettleber waren zwar eher enttäuschend, die rezente GREACE-Studie[4] zeigte aber einen Benefit bezüglich einer Verbesserung der Leberwerte unter Statinen, welche jedoch noch histologisch abgesichert bzw. bestätigt werden müssen.

3 Pathogenese

Die NAFLD kann als die hepatische Manifestation des metabolischen Syndroms angesehen werden. Sie ist mit Insulinresistenz/Diabetes, Hyperlipidämie, Hypertonie oder kardiovaskulären Erkrankungen eng verbunden (siehe Epidemiologie). Im ersten Schritt entsteht über eine vermehrte hepatische Lipideinlagerung eine Fettleber (NAFL). Es wird derzeit von weiteren „Hits" (z. B. Endotoxinämie, Ischämie, Medikamente etc.) im Sinne einer „multiple parallel hit"-Hypothese ausgegangen.[5]

Ganz allgemein können folgende potentielle pathogenetische Mechanismen skizziert werden:

- metabolisch bedingte vermehrte Fetteinlagerung im Kontext der Adipositas, des metabolischen Syndroms und der Insulinresistenz
- erhöhter Fettsäureflux zur Leber (vermehrte Lipolyse im peripheren Fettgewebe als Folge der Insulinresistenz)
- erhöhte endogene (*de novo*) Synthese von Fettsäuren
- reduzierte/gestörte mitochondrielle β-Oxidation von Fettsäuren
- verminderter Export von Triglyzeriden in VLDL
- unzureichende intrahepatische Speicherung/Verarbeitung von zu wenig toxischen Triglyzeriden (Lipotoxizität)
- Bildung von reaktiven Sauerstoffradikalen (ROS) und damit verbundener Antioxidantienverbrauch

Vermehrte Fetteinlagerung in der Leber – Metabolisches Syndrom:
Adipositas, Dyslipidämie und Typ-II-Diabetes

Am weitesten verbreitet ist die Hypothese, dass Insulinresistenz zu hepatischer Steatose führt. Die Insulinresistenz kann über Mechanismen wie eine erhöhte Lipolyse im Fettgewebe (Resultat: vermehrt freie Fettsäuren im Serum und den Hepatozyten) und reduzierte Glukoseaufnahme in den Muskel (= periphere Insulinresistenz; Resultat: Steatose durch vermehrte Glukose im Blut und den Hepatozyten) ausgelöst werden. Diese Prozesse betreffen das subkutane und viszerale Fettgewebe, wie eben auch Leber, Herzmuskel, Niere und Pankreas.

Neben Überernährung und Bewegungsmangel können auch noch seltene angeborenen Lipidstoffwechselstörungen vorliegen (Mb. Gaucher, Mb. Niemann-Pick, Abetalipoproteinämie, Mb. Tangier, Mb. Fabry).

Neben der **Lipolyse aus dem Fettgewebe** als Folge der **Insulinresistenz** (60 % der „Lipidbelastung")[6] können durch eine gesteigerte **hepatische *de novo* Lipogenese** (25 %) vermehrt Fettsäuren in der Leber synthetisiert und in Form von Triglyzeriden eingelagert werden.

Allen voran führt **Fruktose** in Form von Saccharose oder high-fructose corn syrup in Soft-Drinks, industriell gefertigter Fertignahrung und Fastfood (siehe weiter unten „Fruktose") zur hepatischen *de novo* Lipogenese. Zugesetzte Zucker wie Saccharose und Einzelzucker wie Glukose und Fruktose, speziell in hyperkalorischen Getränken (aber auch in Fertigprodukten), wurden überzeugend mit NAFLD, NASH, hepatischer Fibrose, Adipositas und Typ-II-Diabetes assoziiert.[7] Gründe für einen pathogenetischen Einfluss von Fruktosekonsum auf die Fettlebererkrankung werden in vermehrter hepatischer *de novo* Lipogenese mit Fetteinlagerung in Form von Triglyzeriden, gestörter β-Oxidation, Fruktosilierung von Proteinen und dem Entstehen von freien Sauerstoffradikalen (ROS) gesehen.[7] Fruktose aus Früchten in normalem/durchschnittlichem Ausmaß konsumiert hat dabei keine pathologische Auswirkungen auf die intrahepatische Lipidmenge und/oder -zusammensetzung. Ein täglicher Fruktosekonsum von etwa 50 g wird derzeit als unbedenklich eingestuft.

Die **reduzierte Synthese von VLDL** kann aus dem Krankheitsbild der Abetalipoproteinämie und/oder mangelnder Zufuhr von Proteinen oder Cholin resultieren. Die VLDL-Synthese ist bei NASH-Patienten deutlicher verringert als bei jenen mit reiner Fettleber, was möglicherweise zu vermehrter Oxidation von Fettsäuren und konsekutiv oxidativen Schäden von Hepatozyten führt.

Medikamente

Amiodaron, Steroide/**Glukokortikoide** (cave: scheinbar gesunde Bodybilder mit Anabolika-Abusus), Nifedipin, Diltiazem, Tamoxifen, synthetische Östrogene, HIV-Therapie (highly active antiretroviral therapy – HAART), Tetrazyklin, Minozyklin, Valproinsäure oder Methotrexat können zu vermehrter Fetteinlagerung in der Leber führen.

Genetik

Polymorphismen im **PNPLA3** (Patatin-like phospholipase domain-containing protein 3 oder Adiponutrin) Gen auf Chromosom 22q13.31 wurden mit dem Vorhandensein und dem Voranschreiten der NAFLD in Genom-weiten Studien (GWAS) in Verbindung gebracht. Das Genprodukt hat wahrscheinlich die Funktion einer Lipase. Pathophysiologisch weist eine Funktionsveränderung auf einen gestörten intrazellulären Lipidmetabolismus hin.

Darm-Mikrobiom (Darmflora)

Derzeit diskutierte Konzepte über den Einfluss der Darmflora auf die NAFLD und metabolische Erkrankungen wie den Typ-II-Diabetes:

- Das Genom des Mikrobioms und damit dessen funktionelle Eigenschaften ergänzen und erweitern das humane Genom. Verschiebungen in der mikrobiellen Zusammensetzung tragen sowohl zu vermehrter Energieextraktion aus der Nahrung und somit Fettakkumulation in den Geweben wie auch zur Bildung von (hepato)toxischen Metaboliten bei.
- Metabolische „Endotoxinämie" – durch bakteriellen Überwuchs und Schädigung der Darmintegrität kommt es zum Übertritt von Bakterien(bestandteilen) in die Blutbahn, die Insulinresistenz, Adipositas und ektope Fetteinlagerung in Organe wie Leber, Herz und Pankreas mitbedingen.

Mechanismen der Progression einer Fettleber zur NASH

Hepatozellulärer Schaden durch Lipotoxizität und freie Sauerstoffradikale (ROS)

Freie Fettsäuren können Enzyme wie die Lipoxygenase des CYP-450-Systems induzieren, die freie Sauerstoffradikale bilden. Diese Radikale können weiter eine **Lipidperoxidation** induzieren.

Diese Prozesse lassen vermehrt freie Sauerstoffradikale entstehen, die antioxidative Enzyme (wie Vitamin C, E, β-Carotin, Glutathion) verbrauchen. Insgesamt führen diese Prozesse zu oxidativen Schäden der Leberzellen und Fibrose. Vitamin-C- und E-Gabe verringerte in Studien erhöhte Transaminasen und verbesserte die Leberhistologie.

Darüber hinaus wird über verschiedene Mechanismen eine direkte Toxizität von Lipiden (gesättigte Fettsäuren, Ceramid, Diacylglycerol, Cholesterin) im Sinne einer direkten Lipotoxizität diskutiert.[10]

Intrahepatische Eisenüberladung (dysmetabolische Siderose)

In der Pathogenese der NASH dürfte eine sekundäre Eisenüberladung eine wichtige Rolle spielen. Primäre Eisenüberladungen sind bei der Hämochromatose von Relevanz. Auch bei NAFLD wird die mögliche Rolle eines heterozygoten Trägerstatus für eine HFE-Mutation (in homozygoter Form verantwortlich für die hereditäre Hämochromatose mit primärer Eisenüberladung) diskutiert. Die Reduktion des dreiwertigen Eisens zu Fe^{++} und entsprechende Bildung von freien Sauerstoff-Radikalen (ROS; engl. reactive oxygen species) trägt zur Leberzellschädigung und Nekroinflammation bei. Je höher die Eisenkonzentration in der Leber ist, desto schwerer ist die histopathologische Ausprägung der NAFLD mit Fibrose und zellulärem Schaden. Auch die Insulinresistenz ist mit vermehrtem intrahepatischen Eisen assoziiert.

Bei pathologisch erhöhtem Ferritin können kontrollierte Aderlässe (in größeren zeitlichen Abständen als bei der Hämochromatose durchgeführt) erhöhte Transaminasen bei NAFLD/NASH-PatientInnen signifikant reduzieren. Hier ist heute die klinische Relevanz hinsichtlich Mortalitätsreduktion als entscheidender Endpunkt noch unklar, in einzelnen Studien wurde eine (sekundäre) Eisenüberladung auch mit einem erhöhten kardiovaskulären Risiko in Zusammenhang gebracht. Die Korrelation von erhöhtem Ferritin bei NASH wurde lange Zeit als „Entzündungsmarker" aus dem Retikuloendothelialen System (RES) angesehen, dürfte jedoch nach neueren Erkenntnissen durch eine Dysregulation der Eisenresorption (mit pathologisch erhöhtem Hepcidinspiegel) in Zusammenhang stehen.

Entstehung der Fibrose

Die Entstehung der Fibrose im Sinne eines narbigen Parenchym-Umbaus lässt sich primär auf den chronischen Entzündungsreiz mit Aktivierung von Stellatzellen zurückführen. Dies führt neben einer Maschendrahtfibrose auch zu einer portalen Fibrose.

Histologische Charakterisierung

Eine **reine Fettleber (Steatosis hepatis)** kann grob nach folgender Graduierung (histologisches Grading) eingeteilt werden:

- milde Fettleber (Grad 1): < 1/3 Fetteinlagerung in den Hepatozyten
- mäßige Fettleber (Grad 2): < 2/3 Fetteinlagerung in den Hepatozyten
- schwere Fettleber (Grad 3): > 2/3 Fetteinlagerung in den Hepatozyten

Die **NASH** weist zusätzlich Komponenten des Leberzellschadens und Inflammation auf:

- Zellballonierung
- entzündliche Zellinfiltrate (neutrophile Granulozyten)
- Apoptosen (Zelltod)
- +/- (Maschendraht) Fibrose
- Mallory-Denk-Körper

Bei der Krankheitsprogression wird histologisch eine **mikronoduläre Leberzirrhose** beschrieben.

Merke: Die NASH ist von der alkoholischen Steatohepatitis (ASH) histologisch/morphologisch nicht eindeutig unterscheidbar. Bei der ASH kann die entzündliche Aktivität stärker ausgeprägt sein und Mallory-Denk-Körper (= intrazelluläre Hyalinablagerungen) können häufiger vorkommen. Zum histologischen Grading wird der Nicht-alkoholische Aktivitäts-Score nach Kleiner[11] angewandt.

Die **histologische Differenzierung** zwischen einer reinen Fettleber, Borderline-NASH und einer NASH mit ≥ 5 Punkten im NAS-Score ist insofern wichtig, als Letztere eine höhere Progressionstendenz zur Fibrose und Zirrhose mit sich bringt. Damit ist diese als „aggressiver" einzustufen und Kontrollintervalle sowie die Ausschöpfung der Therapieoptionen sind zu intensivieren. Zum Staging einer manifesten NASH anhand der Ausprägung der Fibrose wird ebenfalls ein Staging-System nach Kleiner angewandt. Dieses schließt letztlich die Diagnose der Zirrhose mit ein. Ein neuer SAF-Score nach Bedossa[12] (S: Steatose, A: Aktivität = Ballonierung und Inflammation, F: Fibrose) erleichtert die histopathologische Diagnostik und dürfte demnächst Einzug in den klinischen Alltag halten. **Klinisch** wichtig zu berücksichtigen ist, dass die Höhe der Transaminasen das Ausmaß der histologischen Veränderung schlecht vorhersagt. Darüber hinaus schließt eine normale ALT klinisch relevante histologische Schädigungen nicht aus.

Zusammenfassung

Die nicht-alkoholische Fettlebererkrankung beschreibt ein Krankheitsspektrum (von einer relativ benignen Fettleber bis hin zur Zirrhose). Dabei ist sie die häufigste Lebererkrankung in der industriellen westlichen Welt. Sie stellt einerseits ein Risiko für Malignome, andererseits für metabolische und kardiovaskuläre Komplikationen dar. Die Mechanismen der Pathogenese sind noch nicht endgültig erforscht. Die Akkumulation von Fett in entsprechenden Geweben, metabolische (Insulinresistenz-)Störungen und Entzündung spielen bei der Entstehung und Progression eine entscheidende Rolle, weswegen die NAFLD auch als hepatische Komplikation im Metabolischen Syndrom angesehen wird. Histologisch werden eine Fetteinlagerung in den Hepatozyten (Steatose), Inflammation (Steatohepatitis), verschiedene Fibroseformen und eine Zirrhose beschrieben. Sie ist histologisch nicht von einer alkoholischen Fettleber zu unterscheiden, was mitunter die Bedeutung der klinischen Diagnostik hervorstreicht (Anamnese, klinische Krankenuntersuchung, Laborwerte). Das metabolische Risikoprofil (Hyperlipidämie, Insulinresistenz etc.) führt zu kardiovaskulärer Morbidität und Mortalität. Die Progression der Lebererkrankung bringt alle Komplikationen einer (dekompensierten) Zirrhose mit sich und resultiert in „leberbezogenen“ Erkrankungs- und Sterberaten.

4 Diagnostik

Symptome

Die meisten PatientInnen mit NAFLD sind **asymptomatisch**, weshalb die Diagnose bzw. der Verdacht meist im Rahmen von Gesundenuntersuchungen bzw. Durchuntersuchungen auftritt. Dies erfolgt häufig auch als **Zufallsbefund** im Rahmen eines Krankenhausaufenthaltes aus anderem Grund. Im Anamnesegespräch fallen in bis zu 50 % der Fälle allgemeine Symptome wie *Müdigkeit*, Lethargie sowie ein *dumpfes Druck- bzw. Schmerzgefühl im rechten oberen Quadranten* auf. Schon im Kindesalter kann die Fettlebererkrankung mit einer vermehrten Müdigkeit und einer verminderten Lebensqualität einhergehen, was sich auch bei erwachsenen PatientInnen feststellen lässt.

Deshalb ist auch eine Abklärung der Schilddrüsenfunktion (Screening) und damit des TSH-Werts anzudenken. Die mögliche Bedeutung einer (latenten) Hypothyreose wird neuerdings wieder in der Pathogenese der NAFLD diskutiert. Die häufigsten Gründe, die zu einer weiteren hepatologischen Abklärung führen, sind erhöhte Transaminasen, GGT und/oder eine erhöhte Echogenität (als Ausdruck der Steatose) im abdominellen Ultraschall (US). In über 60 % des Zufallsbefundes „erhöhte Transaminasen“ steckt die Diagnose Fettleber-Erkrankung dahinter.

Laborwerte

Patienten mit NAFLD werden häufig mit mild bis **mäßig erhöhten Transaminasen** vorstellig, wobei auch **normale Werte** eine NAFLD und selbst die NASH nicht ausschließen können.

Generell gilt, dass klassische Leberwerte wie Transaminasen die Prävalenz einer NASH unterschätzen. Die endgültige Diagnose einer NASH kann somit derzeit nur mittels Leberbiopsie verlässlich gestellt werden.

Die Alanin Aminotransferase (ALT) ist häufig führend gegenüber der Aspartat Aminotransferase (AST), was sich in einer **AST/ALT-Ratio von < 1** abbildet. Dies ist besonders in der Abgrenzung zur alkoholischen Steatohepatitis (ASH) hilfreich, deren AST/ALT-Ratio häufig > 2 liegt. Eine mögliche versteckte Gefahr ist hierbei die Tatsache, dass die Ratio auch bei Leberzirrhose typischerweise erhöht ist. Der Grad der Transaminasenerhöhung lässt meist nicht auf die Schwere der Lebererkrankung rückschließen, speziell wenn andere Manifestationen des metabolischen Syndroms wie Insulinresistenz oder Diabetes mellitus vorliegen. Die Gamma-Glutamyl-Transferase (GGT) spielt als Frühmarker in der Klinik eine wichtige Rolle, wobei auch hier meist nur mäßig erhöhte Werte beobachtet werden. Ein zusätzlich häufig erhöhter Laborparameter ist das Serum-Ferritin, wobei hierbei auch die Differentialdiagnose Hämochromatose nicht übersehen werden darf.

Zahlreiche Studien haben ihre mögliche Bedeutung als ein Biomarker für ein erhöhtes kardiovaskuläres Risiko aufgezeigt, was angesichts der engen Assoziation zwischen NAFLD und kardiovaskulärer Mortalität von großer klinischer Relevanz ist.

Differentialdiagnose

Eine meist im Abdomen-Ultraschall diagnostizierte Steatose kann neben der alkoholischen und vor allem der nicht-alkoholischen Fettlebererkrankung viele Ursachen haben, welche vor der endgültigen Diagnose abgeklärt werden müssen. Neben der üblichen Alkoholgrenze von 20–30 g pro Tag werden zum **Ausschluss einer alkoholischen Genese** vor allem CDT, MCV, GGT und spezielle Fragebögen (AUDIT) herangezogen. Bei der BAFL oder BASH (*both alcoholic and non-alcoholic fatty liver disease*) ist eine oftmals ohnehin schon schwierige Unterscheidung in der Genese nicht möglich. Im Fokus der Differentialdiagnose stehen die viralen Hepatitiden (vor allem die chronische Hepatitis C, Genotyp 3), die Speichererkrankungen wie Hämochromatose, Alpha-1-Antitrypsin-Mangel und Morbus Wilson sowie eine medikamentös-toxische Genese, wobei grundsätzlich auch alle anderen Hepatopathien ausgeschlossen werden sollten (siehe Tabelle 4). Die genetischen Speichererkrankungen wie **Mb. Wilson und Hämochromatose** sind ohne weiterführende Diagnostik oft schwierig von einer NASH abzugrenzen.

Tabelle 4: Differentialdiagnose der Nicht-alkoholischen Fettlebererkrankung

Differentialdiagnose der Nicht-alkoholischen Fettlebererkrankung	
Ätiologie	***Klinische Charakteristika/Abklärung***
1) *Ausschluss alkoholische Steatohepatitis (ASH)*	Alkoholkonsum < 20 (Frauen) bis 30 g (Männer) täglich
2) *Andere Hepatopathien*	
Autoimmunhepatitis	Gesamt-IgG-Erhöhung; Autoantikörper: SMA, ANA, LKM1, SLA ; Leber-Biopsie
primär billiäre Zirrhose	Autoantikörper: AMA, IgM-Erhöhung, Juckreiz (Ikterus als Spätsymptom!) und laborchemische Cholestase (Alkalische Phosphatase, GGT), eventuell Leber-Biopsie (AMA-negative PBC, falls PBC-spezifische ANA wie anti-Sp100, -gp210 nicht aussagekräftig)
primär sklerosierende Cholangitis	Cholestase, Bildgebung (MRCP; selten ERCP)
virale Hepatididen (A, B, C, D, E)	Hepatitisserologie (Antikörper: HCV-AK, HBs-Ag, HBe-Ag, HAV-AK, HEV-AK) im Serum, PCR
3) *Genetische/hereditäre Hepatopathien*	
Hämochromatose (pathologische Eisenablagerung in der Leber)	Serum-Ferritin und Transferrinsättigung, Genetik (HFE-Gen), Leber-Biopsie (quantitatives Eisen (Fe), Hepatic Iron Index > 1,8), ((MR))
Alpha-1-Antitrypsinmangel	Alpha-1-Antitrypsin im Serum (erniedrigt), isoelektrische Fokussierung (Pi-Phänotyp), Genetik
Morbus Wilson (pathologische Kupferablagerung/-speicherung in der Leber)	erniedrigtes Coeruloplasmin im Serum, Kupfer im Serum und 24h-Harn, Leber-Biopsie (quantitatives Kupfer), Kayser-Fleischer-Kornealring, Genetik, ZNS-Symptome (Tremor, Ataxie, Störungen der Feinmotorik)

Leberbiopsie

Die **Erstdiagnose** wird häufig im **Abdomen-Ultraschall** gestellt, der gute Ergebnisse in der *Vorselektion* liefert. Studien zeigen allerdings, dass anhand normaler Transaminasen eine NASH und selbst eine beginnende Fibrose nicht ausgeschlossen werden kann und somit eine definitive

Unterscheidung zwischen reiner Fettleber und NASH erst mittels **Leberbiopsie** möglich ist, welche derzeit den „Goldstandard" darstellt, allerdings durch die Invasivität ein erhöhtes Komplikationsrisiko birgt und angesichts der Häufigkeit auch nur eingeschränkt praktikabel ist. Sie ermöglicht außerdem den Ausschluss anderer Ätiologien und die Unterscheidung zwischen Fibrose und Zirrhose, um ein optimales Management der PatientInnen zu gewährleisten. Eine Unterscheidung zwischen alkoholischer und nicht-alkoholischer Genese ist jedoch in der Histologie nicht möglich, weshalb hier weiter auf die Anamnese und oben genannte Parameter geachtet werden muss. Gerade die Unterscheidung zwischen reiner Fettleber und progressiver Lebererkrankung mit Fibrose ist wichtig, um der Schlüsselfrage näherzukommen: **Progression ja oder nein**.

Eine hohe intra- sowie interobserve Variabilität des bisher am meisten benutzten Scoringsystems, des NAFLD Activity Score (NAS) (siehe auch Histologische Charakterisierung), führte zur Entwicklung eines neuen Scoringsystems, dem **SAF-Score** nach Bedossa[12]. Hierbei werden zwei schon bisher etablierte Parameter zur Darstellung des Aktivitätsgrades herangezogen, die Ballonierung von Hepatozyten sowie Zeichen der lobulären Inflammation. Hieraus wird ein Aktivitätsscore errechnet.

Nicht-invasive Diagnostik

Serum-Parameter

Zur Abschätzung des NAFLD/NASH-Risikos (z. B. Steato-Test, Nash-Test) oder des Fibrosegrades werden derzeit viele verschiedene Bluttests und Scores in Studien evaluiert (z. B. Fibrose: ELF™-Test, FibroTest, FIB-4, NAFLD Fibrosis Score, FibroMeter NAFLD), wobei sich bisher kein Verfahren eindeutig durchsetzen konnte.

Transiente Elastographie

Mittels der transienten Elastographie (Fibroscan®), einem Verfahren zur Messung der Ausbreitungsgeschwindigkeit eines Ultraschallimpulses, lässt sich in der Klinik der Fibrosegrad grob einschätzen, wobei vor allem zwischen leicht- und höhergradiger Fibrose unterschieden werden kann.

CAP-Fibroscan

Erste Ergebnisse zur zusätzlichen Einschätzung des Steatosegrades durch den neuen quantitativen Parameter CAP™ (Controlled Attenuation Parameter), basierend auf der transienten Elastographie, sind vielversprechend, müssen aber in weiteren Studien bestätigt werden. Bisherige Daten konnten vor allem eine Unterscheidung zwischen niedriger und höhergradiger Steatose zeigen.

Computertomographie (CT)/Magnetresonanztomographie (MRT)

Sowohl mittels CT als auch MRT lässt sich Steatose identifizieren. Die MR-Elastographie zur Messung von Fibrosegraden ist hierbei vielversprechend.

Die MR-Spektroskopie als In-vivo-Methode zur Bestimmung verschiedenster Metaboliten im Gewebe könnte in Zukunft eine wichtigere Rolle als virtuelle metabolische Leberbiopsie speziell im Forschungsbereich spielen.

Zusammenfassung

Die Leberbiopsie stellt weiterhin den Goldstandard in der Diagnose der NASH dar, wobei neue nicht-invasive Methoden vielversprechende Alternativen bieten. Wichtig ist die Unterscheidung zwischen der reinen Fettleber und der potentiell progressiven NASH mit Fibrose, womit auch das Risiko der Progression zu Zirrhose und HCC besser abgeschätzt werden kann. Aufgrund der derzeit limitierten Konsequenzen für die klinische Praxis wird eine Leberbiopsie in erster Linie zur differentialdiagnostischen Abklärung von anderen Hepatopathien durchgeführt, falls dies aufgrund der Laborparameter nicht möglich ist.

5 Therapie

Lebensstiländerung

Die wichtigste Säule des Managements der NAFLD ist die Lebensstiländerung. Die **Gewichtsreduktion** durch verschiedene diätologische Maßnahmen sowie durch erhöhte physische Aktivität kann zu einer anhaltenden Verbesserung von Transaminasen (TA) und Histologie führen[13]. Hierbei variieren die Methoden stark: Kalorienrestriktion, kohlenhydratarme vs. kohlenhydratreiche, fettarme vs. fettreiche Diäten u. v. m. wurden in verschiedensten Studien getestet und zeigten in einer Metaanalyse zumeist gute Resultate bzgl. Steatose- und Transaminasenreduktion. Auch neuere Daten zur mediterranen Diät sind vielversprechend. Die positiven Effekte zeigen sich häufig schon ab einem Gewichtsverlust von **5–10 % des Körpergewichts** (KG), **unabhängig von der Art der Diät** (> 5 % Reduktion Steatose, > 10 % Reduktion Inflammation).

Bariatrische Chirurgie

Bei NASH-PatientInnen mit **morbider Adipositas** (BMI > 40 oder > 35 mit Komplikationen wie Diabetes) konnte nach bariatrischen Eingriffen eine Verbesserung der Transaminasen sowie der Histologie gezeigt werden[14]. In einigen Fällen folgte ein zusätzlicher positiver Langzeiteffekt auf Fibrose, wobei auch gegenteilige Berichte publiziert wurden, in denen es zu einer kurzfristigen Verschlechterung der histologischen Parameter (inklusive Fibrose) kam.

Insulin Sensitizer

Die Therapie mit Insulin-Sensitizern basiert auf der pathomechanistischen Schlüsselrolle der Insulinresistenz und der Entwicklung der NAFLD bzw. NASH. Trotz positiver Effekte auf Diabetes mellitus Typ II und anderer metabolischer Effekte kam es weder unter **Glitazonen** noch unter **Metformin** gegenüber Placebo zu einer nachhaltigen Verbesserung der Fibrose in der Histologie bei NAFLD/NASH-PatientInnen, sodass der Einsatz aus rein hepatologischer Sicht kritisch gesehen werden muss. Bisher gibt es noch keine klinischen Daten zu GLP-1-Analoga oder DPP-4-Inhibitoren bei NASH, wobei erste Studien durchgeführt werden. Aufgrund möglicher Nebenwirkungen wie schmerzhaft geschwollener Beine bei Glitazonen und einem eventuell erhöhten Risiko von Herzinsuffizienz und Herzinfarkten, das v. a. bei Rosiglitazon beschrieben wurde, ist eine Therapie mit Pioglitazon wahrscheinlich nur bei bereits vorliegender diabetischer Indikation sinnvoll.

Unter Metformin konnte bisher keine histologische Verbesserung gezeigt werden. Bei diabetischen Patienten ist Metformin jedoch sicherlich weiterhin Mittel der Wahl, falls keine Kontraindikationen bestehen. Der zusätzliche Effekt auf Gewichtsabnahme und eine mögliche Risikoreduktion bei HCC unterstützen diese Rolle.

Statine

Für eine Empfehlung zur alleinigen Behandlung der NASH mittels Statinen fehlen derzeit die Daten. Zur **Behandlung der Dyslipidämie** bei NAFLD-PatientInnen kommen Statine selbst bei leicht erhöhten Transaminasen/GGT (< 3 x ULN) zum Einsatz, um das kardiovaskuläre Risiko zu senken. Dies wird in den aktuellen Leitlinien ausdrücklich empfohlen[15]. Bei Langzeitbeobachtungen kam es in weiterer Folge sogar zur Reduktion der Transaminasen, im Sinne einer Besserung der NAFLD mit positiven Auswirkungen auf die kardiovaskuläre Morbidität[4] und möglicherweise auch auf die Entstehung des HCC.

Vitamin E

Vitamin E ist weiter umstritten, da es zwar zu einer Verbesserung der Histologie kam (Vitamin E 800 IU täglich über 96 Wochen)[16], Bedenken zu möglichen Nebenwirkungen, speziell in hohen Dosen (> 400 IU/Tag) mit fraglich erhöhter Gesamtmortalität und erhöhtem Prostatakrebsrisiko aber bisher nicht endgültig ausgeräumt wurden.

Omega-3-Fettsäuren

Das Design von Studien zu Omega-3-Fettsäuren ist sehr heterogen, weshalb bisher keine Empfehlung ausgesprochen wurde. Eine rezente Metaanalyse der bisherigen Daten zeigte einen Trend zur Verbesserung der ALT und des Steatosegrades, neuere Studien konnten allerdings keine Vorteile zu Placebo darstellen.

Pentoxifyllin

Pentoxifyllin könnte – analog zu den Therapieversuchen bei ASH – durch die Inhibition vom Tumor-Nekrose-Faktor Alpha eine Verbesserung der Entzündung bewirken. Einige Pilotstudien sowie eine rezente Meta-Analyse konnten Verbesserungen der Transaminasen sowie lobulärer Inflammation in der Histologie zeigen, wobei Nebenwirkungen (v. a. Nausea) oftmals zu einer Medikamentenreduktion oder zu einem Abbruch führten und keine Reduktion von Steatose oder Fibrose erzielt werden konnte. .

Ursodesoxycholsäure

Ursodesoxycholsäure (UDCA) wird derzeit nicht empfohlen, da auch hierbei keine positiven Effekte auf die Histologie gezeigt werden konnten.

Phlebotomie

Die Phlebotomie zur Reduktion des Serum-Ferritin, wie sie prinzipiell bei Hämochromatose angewendet wird (siehe oben: Pathogenese – intrahepatische Eisenablagerungen), könnte auch bei NASH-PatientInnen mit erhöhten Serum-Ferritin-Werten eine sinnvolle Therapiemöglichkeit darstellen. Erste Studien zeigen positive Effekte auf Transaminasen, Insulinresistenz und teilweise auch auf die Histologie, wobei größere prospektive Studien abgewartet werden müssen.

Neue Gallensäuren (GS)-Derivate und Kernrezeptor-Liganden

Erste Ergebnisse zu neuen GS-Rezeptor-Agonisten (z. B. Farnesoid-X-Rezeptor-Liganden) in Mäusen sind vielversprechend und haben in der klinischen Erprobung bereits erste vielversprechende Ergebnisse gezeigt.[8]

Probiotika

Einen weiteren Therapieansatz könnte die derzeitige Erforschung des intestinalen Mikrobioms mit sich bringen. Erste Proof-of-Concept-Studien konnten eine Reduktion von Steatose und ALT zeigen, wobei hier auf weitere prospektive Daten gewartet werden muss. Neueste Daten zur Rolle des Darm-Mikrobioms und therapeutische Ansätze mittels Stuhltransplantation bei Metabolischem Syndrom weisen möglicherweise auf zukünftige Therapieansätze hin.

AT-II-Blocker

Bei PatientInnen mit arterieller Hypertonie sind Angiotensin-Rezeptorblocker (ARB) nach neuester Datenlage eine möglicherweise zu bevorzugende Therapiemethode, da sie in ersten Studien einen positiven Effekt auf Fibrose zeigen konnten.

Dieser Effekt beruht wahrscheinlich darauf, dass das Renin-Angiotensin-System in der Leber eine Rolle bei chronischer Entzündung und Fibroseentstehung spielt.

Zusammenfassung

Die wichtigste Säule der Therapie ist weiterhin die Lebensstil-Intervention mittels verschiedener Diätmaßnahmen und physischer Aktivität, um eine Reduktion des Körpergewichts zu erreichen. Zielgerichtete medikamentöse Therapieoptionen sind derzeit limitiert. Die Auswahl der Therapie beruht daher auf den metabolischen „Begleiterkrankungen“ und dem möglichen/wahrscheinlichen positiven Effekt auf die Leber (z. B. Statine, Insulin-Sensitizer, AT-II-Blocker).[15]

Verwendete und weiterführende Literatur

Nicht speziell mit Literaturverweisen gekennzeichnete Textstellen beruhen auf Angaben aus:

UpToDate®, © 2013 UpToDate, Inc. All rights reserved, Release: 21.4–C21.60; Licensed to: Universitätsklinik für Innere Medizin 3

Harrison's Principles of Internal Medicine, 17th Edition. McGraw-Hill Companies, Inc. All rights reserved

iLiver, Non-Alcoholic Steatohepatitis. European Association fort he Study of the Liver (EASL), Application version: 1.0.6; Content Version: 7.01

Schlüsselreferenzen

1. Cohen JC, Horton JD, Hobbs HH: Human fatty liver disease: old questions and new insights. Science. 2011; 332(6037): 1519–23.
2. Blachier M, Leleu H, Peck-Radosavljevic M, Valla DC, Roudot-Thoraval F: The burden of liver disease in Europe: a review of available epidemiological data. Journal of Hepatology. 2013; 58(3): 593–608.
3. Anstee QM, Targher G, Day CP: Progression of NAFLD to diabetes mellitus, cardiovascular disease or cirrhosis. Nature reviews Gastroenterology & hepatology. 2013; 10(6): 330–44.
4. Athyros VG, Tziomalos K, Gossios TD, Griva T, Anagnostis P, Kargiotis K et al: Safety and efficacy of long-term statin treatment for cardiovascular events in patients with coronary heart disease and abnormal liver tests in the Greek Atorvastatin and Coronary Heart Disease Evaluation (GREACE) Study: a post-hoc analysis. Lancet. 2010; 376(9756): 1916–22.
5. Tilg H, Moschen AR: Evolution of inflammation in nonalcoholic fatty liver disease: the multiple parallel hits hypothesis. Hepatology. 2010; 52(5): 1836–46.
6. Donnelly KL, Smith CI, Schwarzenberg SJ, Jessurun J, Boldt MD, Parks EJ: Sources of fatty acids stored in liver and secreted via lipoproteins in patients with nonalcoholic fatty liver disease. The Journal of Clinical investigation. 2005; 115(5): 1343–51.
7. Lim JS, Mietus-Snyder M, Valente A, Schwarz JM, Lustig RH: The role of fructose in the pathogenesis of NAFLD and the metabolic syndrome. Nature Reviews Gastroenterology & hepatology. 2010; 7(5): 251–64.
8. Halilbasic E, Claudel T, Trauner M: Bile acid transporters and regulatory nuclear receptors in the liver and beyond. Journal of Hepatology. 2013; 58(1): 155–68.
9. Abu-Shanab A, Quigley EM: The role of the gut microbiota in nonalcoholic fatty liver disease. Nature Reviews Gastroenterology & Hepatology. 2010; 7(12): 691–701.
10. Trauner M, Arrese M, Wagner M: Fatty liver and lipotoxicity. Biochimica et Biophysica Acta. 2010; 1801(3): 299–310.
11. Kleiner DE, Brunt EM, Van Natta M, Behling C, Contos MJ, Cummings OW et al: Design and validation of a histological scoring system for nonalcoholic fatty liver disease. Hepatology. 2005; 41(6): 1313–21.
12. Bedossa P, Poitou C, Veyrie N, Bouillot JL, Basdevant A, Paradis V et al: Histopathological algorithm and scoring system for evaluation of liver lesions in morbidly obese patients. Hepatology. 2012; 56(5): 1751–9.
13. Promrat K, Kleiner DE, Niemeier HM, Jackvony E, Kearns M, Wands JR et al: Randomized controlled trial testing the effects of weight loss on nonalcoholic steatohepatitis. Hepatology; 2010. 121–9.
14. Burza MA, Romeo S, Kotronen A, Svensson P-A, Sjöholm K, Torgerson JS, et al. Long-Term Effect of Bariatric Surgery on Liver Enzymes in the Swedish Obese Subjects (SOS) Study. PLoS ONE; 2013. e60495.
15. Chalasani N, Younossi Z, Lavine JE, Diehl AM, Brunt EM, Cusi K et al: The diagnosis and management of non-alcoholic fatty liver disease: Practice guideline by the American Association for the Study of Liver Diseases, American College of Gastroenterology, and the American Gastroenterological Association. Hepatology; 2012.
16. Sanyal AJ, Chalasani N, Kowdley KV, McCullough A, Diehl AM, Bass NM et al: Pioglitazone, vitamin E, or placebo for nonalcoholic steatohepatitis. N Engl J Med; 2010. 1675–85.

Ikterus, Cholestase und immunologische Lebererkrankungen

Michael Trauner und Emina Halilbasic

Klein gedruckte Textpassagen stellen zusätzliche Informationen für Interessierte dar, nicht jedoch prüfungsrelevanten Stoff. Er soll jedenfalls dem besseren Verständnis dienen.

1 Definitionen

Ein **Ikterus** ist durch eine Gelbfärbung der Skleren und der Haut durch vermehrte Bildung oder verminderte hepatische Ausscheidung von Bilirubin definiert[1]. Bilirubin ist ein Hämoglobinabbauprodukt, das zum Großteil über die Galle in der glukuronidierten Form eliminiert wird. Die glukuronidierte Form entspricht dem „direkten" Bilirubin (mit Ehrlich-Reagenz „direkt" reagierende Form), die unkonjugierte Form dem „indirekten" Bilirubin (reagiert mit Ehrlich-Reagenz erst nach dem Zusatz von Alkohol).

Pathophysiologisch unterscheidet man zwischen prähepatischen, hepatischen und posthepatischen Ikterus (siehe auch Kapitel Leber – M. Peck-Radosavljevic). Bei **prähepatischen** Hyperbilirubinämien wird das vermehrt gebildete Bilirubin nicht genügend von der Leber in die Galle ausgeschieden, weswegen es zu Akkumulation des unkonjugierten Bilirubins kommt (Hämolyse, Hämatom, Transfusion). In Gegensatz dazu ist beim **posthepatischen** Ikterus die Ausscheidung über die Gallenwege vermindert oder unterbrochen (Verschluss der Gallenwege durch Tumor, Gallenstein, Gallengangstenosen), sodass es zu Akkumulation von konjugiertem Bilirubin kommt. Beim Ikterus **hepatischer** Genese findet sich, je nach Ursache der verminderten hepatischen Bilirubin-Clereances, eine unkonjugierte (Crigler-Najjar-Syndrom Typ I und II, Morbus Gilbert – Störungen der Bilirubin-Glukuronidierung) oder konjugierte (Rotor-Syndrom, Dubin-Johnson-Syndrom – Störungen des Bilirubintransports aus den Hepatozyten in die Galle; Funktionseinschränkungen bei Hepatitis). Aus klinischer Sicht wegweisend ist die **differentialdiagnostische** Unterteilung im Zusammenhang mit den Parametern der Leberzellschädigung (Alanin-Aminotransferase, ALT, Aspartat-Aminotransferase, AST und Gamma-Glutamyltransferase, GGT, alkalische Phosphatase, ALP) hilfreich (Abbildung 1). Man unterscheidet:

1. isolierte Hyperbilirubinämien (Bilirubin erhöht, ALT, AST, GGT und ALP normal)
2. primär cholestatische Zustände (GGT, ALP, Bilirubin > AST, ALT)
3. primär hepatitische Zustandsbilder mit cholestatischer Komponente (AST, ALT > GGT, ALP, Bilirubin) und
4. Ausschluss oder Bestätigung einer mechanischen Cholestase durch die Ultraschalluntersuchung der Leber und der ableitenden Gallenwege mit gleichzeitigem Ausschluss einer Pfortader- oder Lebervenenthrombose (Budd-Chiari-Syndrom).

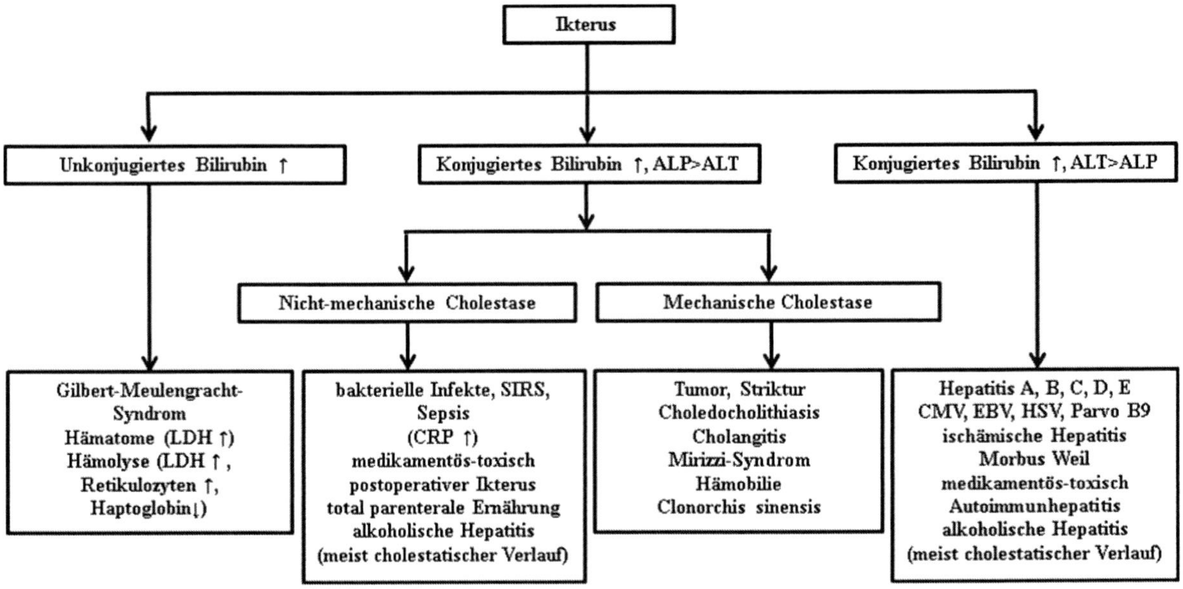

Abb. 1: Differentialdiagnosen bei Ikterus

Cholestatische Lebererkrankungen sind durch eine **Störung der Gallesekretion oder des Galleabflusses** charakterisiert, welche zur Retention von gallepflichtigen Substanzen (z. B. Gallensäuren, konjugiertem Bilirubin, Cholesterin) führen. Die Akkumulation von Gallensäuren ist hepatotoxisch und kann langfristig eine biliäre Leberzirrhose verursachen. Histologisch ist eine Cholestase durch Gallethromben bzw. die Akkumulation von Gallepigment („Bilirubino-Stase"), sowie als fedrige Degeneration der Hepatozyten infolge der Detergentienwirkung toxischer Gallensäuren („Cholat-Stase") sichtbar. Zudem führt die Akkumulation von Galle/Gallensäuren – indirekt über die Aktivierung von Autotaxin und Freisetzung der Lysophosphatidsäure und weiteren Änderungen in Neurotransmittersystemen – zum Pruritus. Da Gallensäuren im Dünndarm wichtige Funktionen bei der Emulgierung von Fetten und Aktivierung von Pankreaslipasen haben, führt die verminderte Gallensäureexkretion zu Fettmalabsorption, Steatorrhoe und Mangel an fettlöslichen Vitaminen.

Man unterscheidet zwischen intra- und extrahepatischen Cholestasen. Bei der **intrahepatischen Cholestase** ist die Ursache ein Gallerückstau innerhalb der Leber. Sie umfasst eine sehr heterogene Erkrankungsgruppe mit unterschiedlicher Ätiologie, deren gemeinsamer Nenner erschwerte oder fehlende Galleausscheidung aus den Hepatozyten in die Gallenwege bzw. ein gestörter Galleabfluss über die intrahepatischen Gallenwege ist (siehe Tabelle 1). Für das pathophysiologische und klinische Verständnis der Cholestase ist die Subklassifizierung der intrahepatischen Cholestase in *hepatozelluläre* Cholestase und *duktuläre* Cholestase sinnvoll (Tabelle 1).

Mechanisch-obstruktive (extrahepatische) Cholestaseformen sind durch Obstruktion oder Kompression der größeren Gallenwege (Ductus choledochus, hepaticus, große intrahepatische Gallengänge) und konsekutive Verminderung des Galleflusses definiert. Die Ursachen für intra- und extrahepatische Cholestase sind in den Tabellen 1 und 2 zusammengefasst.

Tab. 1: Ursachen einer intrahepatischen Cholestase

Intrahepatische Cholestase	
Hepatozelluläre Ursachen	
„Blande" Cholestase (ALP erhöht, ALT normal, GGT oft normal)	Medikamentös (z. B. Sexualhormone, Cyclosporin)
	Schwangerschaftscholestase
	Benigne rekurrente intrahepatische Cholestase (BRIC)
	Bakterielle Infekte (+/- Sepsis), postoperativ, totale parenterale Ernährung
	Paraneoplastisch ohne Leberinfiltration (Stauffer-Syndrom): Lymphome (T-Zell-Lymphom, Hodgkin-Lymphom), Nierenzell-karzinom, seltener andere Malignome
„Inflammatorische" Cholestase („cholestatische Hepatitis") (kombinierte Erhöhung von ALT und ALP/GGT mit Überwiegen der Cholesta-seenzyme (ALT/ALP-Ratio < 2))	Akute Virushepatitis: A, B, C, E
	Begleithepatitis bei Zytomegalie (CMV) und Ebstein-Barr-Virus-(EBV-)Infektion
	Fibrocholestatische Hepatitis B oder C (bei immunsupprimierten Patienten)
	Alkoholische Hepatitis
	Medikamente (z. B. Antibiotika, Psychopharmaka)
	Autoimmunhepatitis
Duktuläre Ursachen	
Vanishing Bile Duct Syndrome (ALP und GGT erhöht, ALT normal bis geringgradig erhöht)	PBC, PSC ('small duct'-Varainte)
	Idiopathic Adulthood Ductopenia
	Chronische Lebertransplantat-Abstoßung
	Graft-vs.-Host Disease
	Medikamente: Antibiotika, Psychopharmaka
	CMV, EBV
	Rezidivierende bakterielle Cholangitiden
	Sarkoidose, granulomatöse Vaskulitiden
	Lymphome, Histiozytose
	Zystische Fibrose
	Alagille-Syndrom

Tab. 2: Ursachen einer obstruktiven Cholestase

Obstruktive Cholestase	
Extrahepatische Cholestase	Choledocholithiasis
	Cholangiozelluläres Karzinom (CCC)
	Kompression des Ductus choledochus (Pankreastumor, Lymphknoten)
	Cholangitis
	Pankreatitis, Pankreaszyste
	Parasiteninfektionen (Fasciola hepatica, Askariden)
	Choledochuszyste
	Duodenaldivertikel
	Mirizzi-Syndrom
Intrahepatische Obstruktion	Lebermetastasen, intrahepatische Tumore
	Intrahepatische Gallensteine
	Primär sklerosierende Cholangitis (Large-duct-PSC, meist intra- und extrahepatisch)

Immunologische Lebererkrankungen umfassen neben der Autoimmunhepatitis (AIH) als klassische Autoimmunerkrankung auch cholestatische Lebererkrankungen wie die primär biliäre Zirrhose (PBC) und die primär sklerosierende Cholangitis (PSC) als immun-mediierte Erkrankungen sowie das neu definierte Krankheitsbild der IgG4-assoziierten Cholangitis (IAC), weshalb diese Erkrankungen in einem Kapitel gemeinsam abgehandelt werden (zusätzlicher gemeinsamer Nenner „immunologische Diagnostik"). Weiters gibt es – wie bei anderen immunologischen (z. B. rheumatologischen) Erkrankungen Überlappungen (Overlapsyndrome) zwischen den verschiedenen Krankheitsbildern. Immunologische Lebererkrankungen sind zwar im Vergleich zur Virushepatitis und Fettlebererkrankung relativ selten (Prävalenzen für AIH, PBC, PSC sind 17, 15 und 9 pro 100.000 Einwohner), spielen aber durch ihre großen diagnostischen und therapeutischen Herausforderungen in der Hepatologie eine wichtige Rolle. Im speziellen klinischen Kontext kann die Prävalenz in bestimmten Zielgruppen durchaus höher sein: Betrachtet man z. B. die Rate der PBC bei Frauen in der klassischen Zielgruppe zwischen dem 40. und 50. Lebensjahr, so ist immerhin eine von 1.500–2.000 Frauen von diesem insgesamt eher seltenen Krankheitsbild betroffen. Gemeinsam machen die AIH, PBC und PSC ca. 25 % der Zirrhose-Indikationen für die Lebertransplantation aus (PBC 12 %, PSC 8 %, AIH 4 %), was ihren klinischen Stellenwert als chronische Lebererkrankungen unterstreicht.

2 Differentialdiagnostik bei Cholestase und Ikterus

Die **Differentialdiagnostik** bei Cholestase beinhaltet eine exakte Anamnese (Alkoholkonsum, Medikamente, Familienanamnese, Farbe von Harn und Stuhl, Vorliegen von Oberbauchschmerzen oder eines Pruritus), Status (Leberhautzeichen, Ikterus, Xanthome und Xanthelasmen) sowie ein Routinelabor (Transaminasen, ALP, GGT, Bilirubin, Blutbild, Prothrombinzeit (Quick-Wert), evtl. Cholesterin, C-reaktives Protein)[2]. Auch eine akute Virushepatitis, eine chronische fibrocholestatische Hepatitis B oder C bei immunsupprimierten Patienten, eine alkoholische Hepatitis, Autoimmunhepatitis oder medikamentös-toxische Hepatitis, die sonst eher ein hepatitisches Schädigungsmuster verursachen, können sich initial mit Cholestase und Ikterus präsentieren. Hier sind zur weiteren Abklärung eine exakte Medikamenten- und Alkoholanamnese sowie eine Bestimmung der Hepatitisserologie nötig. Bei cholestatischen Lebererkrankungen findet sich typischerweise eine Erhöhung der Cholestaseenzyme (ALP und GGT), während die Transaminasen (AST, ALT) zumeist nicht oder nur gering erhöht sind. Eine isolierte Erhöhung der ALP oder GGT kann lange die alleinige Abnormität bei Patienten mit Erkrankungen der Gallenwege sowie primär biliärer Zirrhose (PBC) oder primär sklerosierender Cholangitis (PSC) sein. Wichtig ist zu bedenken, dass eine Erhöhung der ALP nicht immer automatisch für eine Lebererkrankung spricht. So kann sie auch während der Schwangerschaft (plazentare Isoform) sowie bei Knochenerkrankungen (Knochen-Isoform) vorkommen. Eine Differenzierung ist mittels Bestimmung der ALP-Isoenzyme möglich. Praktikabler ist die Bestimmung weiterer Cholestaseindikatoren wie der GGT oder der Leucin-Aminopeptidase (LAP). Eine gleichzeitige Erhöhung von GGT und/oder LAP sprechen für den hepatischen Ursprung der ALP. Die Bestimmung der GGT dient somit in erster Linie der Bestätigung des hepatischen Ursprungs einer erhöhten ALP. GGT ist im Gegensatz zur ALP und LAP in der Schwangerschaft nicht erhöht. Eine isolierte GGT-Erhöhung oder eine GGT-Erhöhung, die nicht in Relation mit dem Anstieg der anderen Leberwerte steht, kann insbesondere bei stark fluktuierendem Verlauf ein Indikator für Alkoholkonsum sein.

Bei hepatischer ALP-Erhöhung muss zwischen einer intrahepatischen und einer extrahepatischen Ursache der Cholestase differenziert werden, die Unterscheidung erfolgt zumeist durch die sonographische Evaluation bzw. Darstellung erweiterter Gallenwege. Eine Dilatation der Gallenwege kann jedoch bei gleichzeitigem Vorliegen einer Leberzirrhose, bei bereits abgegangenem Stein oder bei nur intermittierend vorliegendem Verschluss (z. B. Ventilstein) fehlen (5–10 % der mechanischen Ikterusfälle). Bei sonographisch erweiterten Gallenwegen sollte eine Magnetresonanz-Cholangiopankreatikographie (MRCP) zur weiteren Abklärung durchgeführt werden. Die endoskopische retrograde Cholangiopankreatikographie (ERCP) sollte zu rein diagnostischen Zwecken als primäre Untersuchung nicht mehr bzw. nur in ausgewählten Problemfällen eingesetzt werden. Sie bietet die Möglichkeit einer therapeutischen Intervention und stellt die Methode der Wahl zur Steinextraktion und Stentimplantation zur Überbrückung eines Abflusshindernisses dar. Der endoskopische Ultraschall ist eine der MR gleichwertige diagnostische Alternative.

Wurde eine mechanische Obstruktion ausgeschlossen, sollten bei chronisch erhöhten Cholestasefermenten die anti-mitochondrialen Antikörper (AMA) bestimmt werden. Positive AMA (ev. mit Nachweis der M2 Subfraktion) bei Vorliegen einer Cholestase sind für die Diagnose einer PBC ausreichend, die Leberbiopsie ist selten diagnostisch. Da vielen cholestatischen und infiltrativen Lebererkrankungen (PBC, PSC, Sarkoidose, etc.) oft eine asymptomatische Phase mit nur geringer Erhöhung der ALP vorausgeht, sollte jede länger als 6 Monate persistierende ALP Erhöhung weiter abgeklärt werden (Darstellung des Gallengangssystems mit MRCP/ERCP, weiterführende Bildgebung mit CT/MRT v. a. bei infiltrierenden Lebererkrankungen oder Leberbiopsie)[3].

In der Differenzierung einer **Hyperbilirubinämie** wegweisend ist die oben genannte Unterteilung in (i) isolierte Hyperbilirubinämien, (ii) primär cholestatische Zustände, (iii) primär hepatitische Zustandsbilder mit cholestatischer Komponente und (iv) der Ausschluss oder die Bestätigung einer mechanisch-obstruktiven Cholestase. Zu den häufigsten Ursachen einer Hyperbilirubinämie/eines Ikterus im Spitalssetting zählen maligne Obstruktion, Sepsis, dekompensierte Leberzirrhose (als Ausdruck eines akut-auf-chronischen Leberversagens) und Cholelithiasis. Mit noch größerer Häufigkeit (5–10 % der Bevölkerung) findet sich allerdings ein Gilbert-Meulengracht-Syndrom als Ursache einer banalen, nicht weiter abklärungsbedürftigen Bilirubinerhöhung (3–4 mg/dl; im Gegensatz zur Cholestase Erhöhung des unkonjugierten Bilirubins). Im Rahmen dieser Konjugationsschwäche wird der Ikterus charakteristischerweise durch Fasten, Stress und Fieber ausgelöst. Differentialdiagnostisch muss lediglich eine Hämolyse ausgeschlossen werden. Die Oberbauch-Sonographie erlaubt bereits eine gute Differenzierung (Raumforderung, Stein). Leberstruktur, Milzgröße und Aszites geben Hinweise auf eine Zirrhose. Ursachen eines Ikterus, die keinen unmittelbaren Anlass zur Sorge geben, müssen von kritischen Situationen abgegrenzt werden. Im Gegensatz zum unkonjugierten Bilirubin (Kernikterus bei Neugeborenen) ist das bei Cholestase vorliegende konjugierte Bilirubin auch bei hohen Werten wenig zytotoxisch und in erster Linie als Marker bedeutsam, die Höhe des Werts muss jedoch immer in Bezug zur Ursache gesetzt werden (z. B. ernste Prognose bei Sepsis, PBC etc.). Eine **isolierte Hyperbilirubinämie** findet sich häufig, impliziert jedoch nicht automatisch das Vorliegen einer Lebererkrankung und hat oft „triviale“ Ursachen wie ein Gilbert-Meulengracht-Syndrom (Tabelle 3). Die initiale Abklärung einer Hyperbilirubinämie beinhaltet die Bestimmung des direkten und indirekten Bilirubins und weiterer Leberfermente (ALP, ALT). Das Gilbert-Meulengracht Syndrom ist eine häufige Ursache. Die Prävalenz dieses per se harmlosen Syndroms liegt bei 5 % der Bevölkerung und ist durch eine genetisch bedingte Störung der Bilirubin-Glukuronidierung bedingt. Während dem geringfügig erhöhten Bilirubin beim Gilbert-Syndrom auch protektive (z. B. antioxidative Effekte, Reduktion des kardiovaskulären Risikos) zugeschrieben werden, wurde auch über ein erhöhtes Risiko für Arzneimitteltoxizität (z. B. Irinotecan) berichtet. Die Hyperbilirubinämie wird durch Stress, langes Fasten und durch andere Erkrankungen (v. a. Infekte) verstärkt, insgesamt also eine Konstellation, wie sie sehr häufig bei Patienten vorliegt. Die Bilirubinspiegel liegen zumeist unter 4 mg/dL. Die

Diagnose wird durch Ausschluss einer Hämolyse (erhöhtes LDH, vermindertes Haptoglobin, Retikulozytose, positiver Coombs-Test) bei gleichzeitig normalen Transaminasen und GGT-Werten gesichert. Weitere Ursachen einer isolierten unkonjugierten Hyperbilirubinämie sind in Tabelle 3 angeführt.

Tab. 3: Ursachen einer isolierten Erhöhung des unkonjugierten Bilirubins

- Gilbert-Meulengracht-Syndrom
- Resorption großer Hämatome
- Hämolyse
- Bluttransfusionen (Hämolyse)
- Neonataler Ikterus
- Ineffektive Erythropoese
- Crigler-Najjar-Syndrom

Eine **Erhöhung des konjugierten** Bilirubins findet sich nicht ausschließlich bei cholestatischen, sondern auch bei primär hepatozellulären/hepatitischen Lebererkrankungen. Abgesehen von der durch das Galleabflusshindernis (Gallensteine, Tumor) verursachten Hyperbilirubinämie ist eine Erhöhung des konjugierten Bilirubins zumeist Zeichen einer schwerwiegenden Leberschädigung, die sekundär eine gestörte Gallensekretion zur Folge hat (inflammatorische Cholestase – „cholestastische Hepatitis“, Hyperbilirubinämie bei fortgeschrittener Leberzirrhose). Bei chronischen cholestatischen Lebererkrankungen wie der PBC und PSC tritt eine Hyperbilirubinämie gewöhnlich erst im späten Krankheitsverlauf auf und ist dann auch meist Ausdruck eines bevorstehenden Leberversagens oder koinzidenten Malignoms (cholangiozelluläres Karzinom bei PSC). Bei einer Bilirubinerhöhung über 6–8 mg/dl sollte eine Indikation zur Lebertransplantation in Betracht gezogen werden. Tabelle 4 fasst die häufigsten Ursachen eines Ikterus beim hospitalisierten Patienten zusammen.

Tab. 4: Differentialdiagnose des Ikterus beim Intensiv- und hospitalisierten Patienten.

Krankheitsbild	Klinische Charakteristika
Sepsis-induzierte Cholestase	Ikterus 2–7 Tage nach Auftreten der Bakteriämie (oft schon vor positiver Blutkultur); konjugierte Hyperbilirubinämie (typischerweise bis 10 mg/dL bei relativ geringem ALP-Anstieg (2–3-Faches der Norm))
Ischämische Hepatitis, Schockleber	Perakuter, massiver Anstieg der Transaminasen
Medikamentös-toxische Cholestase	Auftreten mit einer Latenz von meist 3 Wochen, meist cholestatische Hepatitis
TPE-induzierte Cholestase	Cholestase 2–3 Wochen nach Einleiten der TPE, reversibel
Postoperativer Ikterus	Ikterus 2–10 Tage nach kompliziert verlaufenden Operationen (Blutdruckabfälle, multiple Bluttransfusionen)
Progressive sklerosierende Cholangitis des Intensivpatienten (= SC-CIP)	progressive Cholestase, lange maschinelle Beatmung, langer Aufenthalt auf Intensivstation, Einsatz von Katecholaminen, betrifft v. a. Patienten mit septischem Schock, Polytrauma, Verbrennungen

3 Spezielle cholestatische Krankheitsbilder

Für das pathophysiologische und klinische Verständnis der Cholestase ist die Subklassifizierung der intrahepatischen Cholestase in *hepatozelluläre* Cholestase einerseits und *duktuläre* Cholestase andererseits von Bedeutung (Tabelle 1). Die hepatozelluläre Cholestase entsteht auf Ebene der Hepatozyten durch eine funktionell gestörte Gallesekretion. Diese Formen werden als „blande Cholestasen" bezeichnet, da eine Erhöhung der Transaminasen fehlt, die GGT bleibt oft auch normal. Eine „inflammatorische" hepatozelluläre Cholestase mit sekundär gestörter Gallesekretion als Folge der Entzündung im Rahmen einer Hepatitis („cholestatische Hepatitis") kann bei einer akuten viralen Hepatitis, bei der alkoholischen Hepatitis, Autoimmunhepatitis oder medikamentös-toxischen Hepatitis beobachtet werden (Tabelle 1). Eine duktuläre Cholestase wird durch eine Zerstörung der mikroskopisch kleinen intrahepatischen Gallenwege verursacht („Vanishing Bile Duct Syndrome", VBDS). Wichtigste Beispiele sind hier die PBC und PSC (Tabelle 1). Differentialdiagnostisch sind neben der PSC auch verschiedene Ursachen der sekundär sklerosierenden Cholagitis (SSC) von Bedeutung (siehe Tabelle 5).

Tab. 5: Ursachen einer sekundär sklerosierenden Cholangitis (SSC)

- Cholelithiasis/Choledocholithiasis
- bakterielle Cholangitis
- IgG4-assoziierte Erkrankung/Cholangitis
- Immunodefizienz (Immunsuppressiva, AIDS, congenital)
- toxisch (Medikamente, intraarterielle Chemotherapie)
- ischämisch
- posttraumatisch/postoperativ
- Zystische Fibrose
- SSC in critically ill patients – SSC-CIP

3.1 Primär biliäre Zirrhose (PBC)

Die PBC wird durch eine granulomatöse Entzündung mit Zerstörung der mikroskopisch kleinen, intrahepatischen (interlobulären und septalen) Gallenwege verursacht[4]. Die Erkrankung betrifft überwiegend Frauen (90 %) zwischen dem 40. und 60. Lebensjahr und zeichnet sich unbehandelt durch einen langsamen Verlauf über durchschnittlich 20 Jahre aus.

Im Einzelfall kann der Verlauf äußerst variabel sein, es gibt auch rapid progressive, duktopenische Verläufe. Eine Leberzirrhose liegt erst im Endstadium der Erkrankung vor, insofern ist die Krankheitsbezeichnung etwas irreführend; die korrekte Bezeichnung „nicht eitrige destruierende Cholangitis" hat sich allerdings in der Praxis nicht durchgesetzt.

Diagnose

Die Diagnose kann serologisch mittels Bestimmung anti-mitochondrialer Antikörper (AMA) bzw. deren PBC-spezifischer M2-Subfraktion bei einem cholestatischen Leberenzymprofil mit Erhöhung der ALP und GGT bei sonographisch unauffälligen Gallenwegen gestellt werden. 95 % aller PBC PatientInnen sind AMA positiv, nur 5 % weisen eine AMA-negative PBC auf.

Anti-nukleäre Antikörper (ANA) finden sich in 40 % der Fälle und häufiger bei fehlendem AMA Nachweis. In Einzelfällen kann die Bestimmung PBC-spezifischer ANA (anti-Sp100, -gp210, -p62) hilfreich sein, wobei der Nachweis dieser Marker auch mit einer schnelleren Krankheitsprogression assoziiert ist.

Biochemisch findet sich typischerweise auch eine Erhöhung von Cholesterin und Immunglobulin M. Eine Leberbiopsie ist zur Diagnose der PBC in der Regel nicht erforderlich, kann jedoch zur weiteren Abklärung einer Cholestase bei Fehlen von AMA hilfreich sein. Die Histologie ist auch zur Abgrenzung von Overlap-Syndromen von PBC mit Autoimmunhepatitis hilfreich (siehe unten) und erlaubt weiters ein histologisches Staging, wobei der Fibrosegrad auch bei PBC (ähnlich wie bei anderen Hepatopathien) meist mittels Fibroelastographie (Fibroscan®) erfasst wird.

Medikamentöse Therapie

Die lebenslange Therapie mit **Ursodeoxycholsäure** (**UDCA**, 13–15 mg/kg/Tag) stellt die einzige etablierte medikamentöse Therapie der PBC dar. UDCA verlängert bei Einsatz in frühen Krankheitsstadien das Überleben (ohne Lebertransplantation), verzögert die Progredienz der Leberfibrose mit Ausbildung einer Leberzirrhose und Ösophagusvarizen und verbessert die biochemischen Parameter (mit Ausnahme der AMA).

Ein biochemisches Ansprechen (definiert als Normalisierung der ALP oder Reduktion der ALP um 40 % des Ausgangswertes) ist bei einem bis zwei Drittel der Patienten zu beobachten und mit einem der Normalbevölkerung ähnlichem Überleben verbunden. Patienten mit einem suboptimalen biochemischen Ansprechen auf UDCA (inkomplette Responder) weisen ein deutlich höheres Zirrhose-Risiko auf.

Die Therapie dieser Patienten stellt eine grosse Herausforderung dar, wobei sich interssante neue Entwicklungen mit Kernrezeptor agonsiten anzeichnen. Die Kombination von UDCA mit **Obeticholsäure**, einem Liganden des Gallensäuren-Kernrezeptors / Farnesoid X Rezeptor (FXR), hat in rezenten Phase II und III Studien vielversprechende Ergebnisse bei UDCA Non-Respondern gezeigt Die Aktivierung von FXR resultiert in einer Supression der Gallensäuresynthese und verbessert deren Ausscheidung über die Galle. Weitere Effekte wie antientzündliche und anti-fibrotische Eigenschaften könnten ebenfalls bei PBC (und anderen cholestatischen Lebererkankungne von Vorteil sein. Eine weitere Therapieoption für diese Patientengruppen stehen stellen **Fibrate** (Bezafibrat, Fenofibrat) als Liganden des Peroxisomen Proliferator aktivierten Rezeptors (PPAR) dar, die neben ihrer lipidsenkenden Wirkung (wie FXR) auch positiv in den Gallensäurensoffwechsel und die Gallezusammensetzung eingreifen. Bisher liegen erst Daten aus unkontrollierten Fallserien vor, eine kontrollierte Studie ist derzeit noch im Laufen.

Angesichts der postulierten Immunpathogenese der PBC ist ein immunsuppressiver Therapieansatz naheliegend, obwohl der klinische Vorteil von klassischen Immunsuppressiva mit Ausnahme von **Budesonid** aufgrund des ungünstigen Nebenwirkungsprofils enttäuschend ist. Verglichen mit Prednisolon hat Budesonid eine 15- bis 20-fach höhere Rezeptorbindungsaffinität, aber aufgrund seines hohen hepatischen First-Pass-Metabolismus (90 %) eine geringere systemische Nebenwirkungsrate. Die Kombination von UDCA und Budesonid (6 oder 9 mg/d) ist der UDCA-Monotherapie hinsichtlich einer Verbesserung der Laborparameter und der Leberhistologie überlegen, ein möglicher Effekt auf das Überleben wurde nicht untersucht. Budesonid ist bei Patienten mit Leberzirrhose und portaler Hypertension kontraindiziert, da bei Umgehung des hepatischen First-Pass-Metabolismus aufgrund der höheren Rezeptoraffinität von Budesonid sogar mit einer höheren Nebenwirkungsraten als bei der konventionellen Steroidtherapie zu rechnen ist.

Lebertransplantation

Bei Versagen der medikamentösen Therapie stellt die **Lebertransplantation** eine etablierte Therapie mit hervorragenden Ergebnissen dar (80 % 15-Jahres-Überleben). Ein Rezidiv der PBC ist in ca. 20 % zu beobachten, stellt aber aufgrund des langsamen Verlaufes der Grundkrankheit keinen prognostisch relevanten Faktor dar. Als „Faustregel" sollte bei Anstieg des Serumbilirubins über 6–8 mg/dL nach Ausschluss anderer Ursachen (bakterielle Infekte, mechanische Cholestase, Hypothyreose) die Evaluation zur Lebertransplantation erfolgen. Zur exakten Risikoeinschätzung von Patienten mit PBC kann der Mayo Risk Score ohne größeren Aufwand mithilfe eines Internet-unterstützten Computerprogramms berechnet werden (http://www.mayoclinic.org/gi-rst/models.html).

Assoziierte Erkrankungen und Komplikationen
Die PBC ist häufig mit anderen **Autoimmunerkrankungen** (Hashimoto-Thyreoiditis, Zöliakie, CREST-Syndrom, Sjögren-Syndrom) assoziiert, nach denen gezielt gesucht werden sollte. In 10–35 % liegt eine **Osteoporose** vor, das Frakturrisiko ist doppelt so hoch wie das der Normalbevölkerung. Ob die Osteoporose eine Folge der Cholestase oder einer fortgeschrittenen Lebererkrankung selbst ist, ist umstritten. Die Pathogenese der Osteoporose bei PBC ist nicht vollständig geklärt, eine durch die Cholestase verminderte Vitamin-D-Resorption spielt keine wesentliche Rolle. Bei der Erstdiagnose einer PBC und in zweijährigen Abständen sollte eine Osteodensitometrie erfolgen. Zur Prophylaxe einer Osteoporose werden körperliche Aktivität und eine ausgewogene mineral- und vitaminreiche Ernährung empfohlen. Weiters wird Vitamin D- (400–1.000 IU/d) und Kalziumsubstitution (1.000–1.500 mg/d) empfohlen. Bei Vorliegen einer Osteoporose sollte eine Therapie mit Bisphosphonaten eingeleitet werden. Eine Hormonersatztherapie kann ebenfalls die Knochendichte bei PBC erhöhen und ist aus hepatologischer Sicht als sicher zu betrachten.

Zur Behandlung des **Pruritus** kann (generell bei allen cholestatischen Krankheitsbildern) als erster Schritt der Gallensäurebinder **Cholestyramin** *(Beginn mit 4 g/Tag als Einmalgabe morgens, Steigerung bis 16 g/Tag in 4 Einzelgaben)* verabreicht werden. Wichtig ist ein zeitlicher Abstand von mindestens 1–2 Stunden zur restlichen Medikation *(insbesondere zu UDCA – hier sollte der Abstand 4 Stunden betragen)*, der Wirkungseintritt ist innerhalb einiger Tage zu erwarten. Alternativ können Opiat-Antagonisten wie **Naloxon** *(0,4–1,2 mg/Tag s.c. oder 0,2 µg/kg KG/min i.v.)* und **Naltrexon** *(initial 2 x 12,5 mg, Steigerung bis auf 50 mg/Tag p .o.)* eingesetzt werden, sie müssen aufgrund einer möglichen Entzugssymptomatik vorsichtig und einschleichend dosiert werden. Die Wirkung tritt im Gegensatz zu Austauschharzen sofort ein. Sollten diese Maßnahmen nicht ausreichen, kann als zweiter Schritt **Rifampicin** *(150 mg 1- bis 2 x tgl.)* verabreicht werden. Patienten unter Rifampicin sollten aufgrund möglicher hepatotoxischer Nebenwirkungen (in ca. 10 % der Fälle) engmaschig kontrolliert werden. Der Wirkungseintritt ist verzögert (1 Monat). Bei Versagen dieser Maßnahmen können *extrakorporale Leberersatzverfahren* (z. B. MARS®), sofern verfügbar, eingesetzt werden. Quälender therapierefraktärer Pruritus kann auch bei ansonsten noch gewahrter Leberfunktion eine Indikation zur Lebertransplantation sein. Neben Opiatantagonisten haben auch des Serotonin Re-uptake Hemmer (SSRI) wie **Sertralin** einen positiven Effekt auf den Pruritus, da Veränderungen des zentralnervösen Neurotransmittertonus in der Pathogenese des Pruritus eine wichtige Rolle spielen. Antihistaminika haben außer einer zentralnervös dämpfenden Wirkung keinen Nutzen.

Die **Müdigkeit** ist bei PBC-Patienten in über 50 % das subjektiv schwerwiegendste Symptom und wird unabhängig vom Krankheitsstadium (also auch bereits in Frühstadien) in 75 % der Patienten beobachtet. Eine etablierte Therapie existiert bisher noch nicht.

In einer rezenten Pilotstudie wurde eine Verbesserung der Müdigkeit durch den Einsatz von Modafinil beobachtet. Wichtig ist die Abgrenzung von assoziierter autonomer Dysfunktion (z. B. orthostatische Hypotonie und Schlafstörungen), die durch eine entsprechende Therapie und ausreichende Flüssigkeitszufuhr behandelt werden kann.

3.2 Primär sklerosierende Cholangitis (PSC)

Die PSC betrifft hauptsächlich Männer im Alter zwischen 30 und 40 Jahren, wobei zu 95 % die größeren Gallenwege (Large Duct PSC) befallen sind, eine Small Duct PSC liegt in 5 % der Fälle vor und kann in 22 % der Fälle über etwa 7 Jahre zu einer Large Duct PSC fortschreiten[5]. In 75–80 % der Fälle besteht eine Assoziation mit einer chronisch entzündlichen Darmerkrankung (CED, typischerweise Colitis ulcerosa), welche meistens oligo- bis asymptomatisch und atypisch (rechtsseitig, erhöhte Inzidenz einer Backwash-Ileitis und von rektaler Aussparung) lokalisiert ist. Obwohl ein pathogenetischer Zusammenhang zwischen CED und PSC vermutet wird (bakterielle Translokation, Homing von im Darm geprimten Lymphozyten), korreliert der Aktivitätsgrad der CED nicht mit der PSC. Während die Small Duct PSC mit einer nur leicht verminderten Lebenserwartung aufwarten kann, beträgt die mittlere Überlebenszeit bei Large Duct PSC nach Diagnosestellung durchschnittlich nur 12 Jahre. Die Patienten sterben zu über 50 % an Malignomen (vor allem erhöhtes Risiko für cholangiozelluläres und Kolon-Karzinom)[3].

Diagnose

50 % der Patienten mit PSC sind bei der Diagnose asymptomatisch. Die andere Hälfte präsentiert sich mit Pruritus, Schmerzen im rechten Oberbauch, Müdigkeit, Gewichtverlust oder Fieberschüben. Symptome der Leberzirrhose (Splenomegalie, Aszites, Ösophagusvarizen) und Osteopenie sind selten zum Zeitpunkt der Diagnose vorhanden und sind Zeichen für eine weit fortgeschrittene Erkrankung. Die Erhöhung der ALP ist bei den meisten Patienten mit PSC vorhanden und oft in Kombination mit einer Erhöhung der Transaminasen ALT und AST (2- bis 3-fache Norm) zu beobachten. Das Bilirubin ist bei 70 % der PSC-Patienten bei der Diagnosestellung noch normal. Auch verschiedene Autoantikörper können bei PSC-Patienten positiv sein: atypische perinukleäre antineutrophile zytoplasmatische Antikörper (pANCA), in geringerem Ausmaß auch antinukleäre Antikörper (ANA) und antiglatte Muskulatur-Antikörper (ASMA), diese sind aber nicht spezifisch für die Diagnose der PSC.

Die Diagnose der PSC wird mittels Bildgebung gestellt, wenn bei Patienten mit sonst nicht erklärbarer Erhöhung der ALP und GGT in der Magnetresonanz-Cholangiopankreatographie (MRCP) oder in der endoskopischen Cholangiopankreatograhie (ERCP) die charakteristischen Gallengangsveränderungen mit Strikturen und segmentalen Dilatationen, die perlschnurartig imponieren können, festzustellen sind. In den meisten Fällen sind die intra- und extrahepatischen Gallengänge betroffen.

Isolierte, oft subtile, intrahepatische Gallengangsveränderungen sind bei der Erstdiagnose manchmal (< 25 %) der einzige Hinweis auf eine PSC und sollten nicht übersehen werden. Obwohl MRCP mit hoher Spezifität und Sensitivität als Goldstandard in der PSC-Diagnostik einzusehen ist, gilt eine diagnostische ERCP trotz möglicher Komplikationen (post-ERCP-Pankreatitis) in einzelnen Fällen mit diskreter Gallengangsschädigung ohne Dilatation der Gallenwege als Methode der Wahl.

Die Hauptanwendung der ERCP liegt jedoch in der zytologischer Probengewinnung aus den dominanten Stenosen der Gallenwege (Tumorausschluss) und in der therapeutischen Dilatation. In der Primärdiagnostik ist der häufig angewandte Leberultraschall bei PSC-Patienen oft normal, allerdings können geübte Untersucher häufig eine Gallengangswandverdickung, fokale Dilatationen der Gallenwege und Gallenblasenalterationen (Gallensteine, Zeichen der Cholezystitis; Gallenblasenpolypen) erkennen. Patienten mit klinischen, biochemischen Zeichen der PSC, aber normalem Cholangiogramm sollten leberbiopsiert werden. Falls histologische Zeichen einer PSC (ohne Veränderungen der großen Gänge in der Cholangiographie) vorhanden sind, spricht man bei diesen Patienten von einer Small Duct PSC. Da die CED meist oligo- oder asymptomatisch ist und mit einem hohen Risiko für ein kolorektales Karzinom assoziiert ist, sollten bei allen Patienten im Rahmen der Abklärung eine Koloskopie mit Biopsien (einschließlich terminalem Ileum) zum Ausschluss einer CED durchgeführt werden.

Therapie

Auch in der Therapie der PSC kommt UDCA zum Einsatz, allerdings in etwas höherer Dosierung (15–20 mg/kg/d) als bei der PBC.

Die bisherigen Studien konnten keinen Überlebensbenefit zeigen, bei höherer UDCA-Dosierung von 28–30 mg/kg/d wurde sogar ein vermindertes Überleben (ohne Lebertransplantation) berichtet, sodass von hohen Dosierungen abzusehen ist. Weiters erhöhen hohe UDCA-Dosen – im Gegensatz zu wahrscheinlich positiven Effekten in der Standarddosierung – sogar das Dysplasie-Risiko im Kolon.

Ein Großteil der Patienten (10–50 %) entwickeln im Laufe der Zeit dominante Strikturen mit nachfolgendem Ikterus, welche endoskopisch (ERC) mit Dilatation (evtl. in Kombination mit Kurzzeit-Stenting) angegangen werden. Eine Überwachung sollte in Hinblick auf das kolorektale Karzinom (hohes Risiko durch Kombination von CED und PSC; Koloskopie alle 1–2 Jahre) und das cholangiozelluläre Karzinom erfolgen (jährlich MRCP, CA19-9), bei Entwicklung dominanter Gallengangs-Strikturen sollte die weitere zytologische/histologische (ERCP-) Abklärung erfolgen [3].

Bei Versagen der medikamentösen Therapie liefert die Lebertransplantation bei chronisch cholestatischen Lebererkrankungen wie der PSC ausgezeichnete Langzeitergebnisse (70–80 % 10- bis 15-Jahres-Überleben), wobei in 20 % der Fälle Rezidive nach einer Transplantation beobachtet werden.

Differentialdiagnostisch sind Overlap-Syndrome zwischen PSC und Autoimmunhepatitis und – ganz selten – auch PBC in Erwägung zu ziehen (siehe unten), zumal diese Patienten von einer Kombination von UDCA und Steroiden profitieren. Die IgG4-positive Cholangitis stellt ein eigenes Krankheitsbild dar, sie spricht im Gegensatz zur PSC sehr gut auf Steroide an. Überlappungen mit PSC kommen vor und in ca. 10 % der als PSC diagnostizierten Fälle liegt ein erhöhtes Serum-IgG4 vor, was mit einer rascheren Erkrankungsprogredienz einhergeht (siehe unten).

3.3 IgG4-positive Cholangitis (IAC)

Die IgG4-positive Cholangitis (IAC) ist typischerweise mit einer Autoimmunpankreatitis assoziiert und kann mit dem Bild einer (sekundär) sklerosierenden Cholangitis einhergehen, spricht aber im Gegensatz zur PSC sehr gut auf Steroide an[6]. Die Diagnose wird anhand des erhöhten Serum-IgG4, des Erscheinungsbildes in der Bildgebung und des histologischen Nachweises von IgG4-positiven Plasmazellen im Biopsat (Papille, Pankreas Gallenwege, Leber) gestellt. Die IAC kann sich auch mit entzündlichen Pseudotumoren im Pankreas und – seltener – an der Leberpforte manifestieren, was die Abgrenzung von Malignomen oft schwierig macht (Histologie: IgG4-positive lymphoplasmazelluläre Infiltrate). Als Systemerkrankung weist die IAC eine hohe Rezidivneigung (bis zu 50 %) auf.

Bei therapierefraktären Verläufen mit Rezidiven unter Steroiden und Azathioprin wurden Mycophenolat-Mofetil oder Rituximab erfolgreich eingesetzt.

3.4 Cholestase und Ikterus bei hospitalisierten und kritisch kranken Patienten

Die Cholestase bei hospitalisierten und kritisch kranken Patienten kann vielfältige Ursachen haben und stellt eine große differentialdiagnostische Herausforderung dar. Die wichtigsten Differentialdiagnosen beim Intensivpatienten bzw. hospitalisierten Patienten sind in Tabelle 4 angeführt. Die Sepsis-induzierte Cholestase ist nach der mechanisch obstruktiven Form infolge eines Tumors die häufigste Ursache einer Cholestase beim hospitalisierten Patienten[7]. Die Häufigkeit der Cholestase nimmt mit dem Schweregrad der Sepsis zu. Bei bis zu zwei Drittel aller Patienten mit schwerer Sepsis auf chirurgischen Intensivstationen liegt eine Cholestase vor.

Meist liegt die Sepsisquelle intraabdominell (z. B. Appendizitis, Divertikulitis, Peritonitis, Anastomosendehiszenz). Typischerweise ist das Serum-Bilirubin bis zu 10 mg/dL (75–80 % konjugiertes Bilirubin) erhöht, massive Erhöhungen bis 50 mg/mL sind eine Seltenheit. Die Cholestasefermente sind dabei typischerweise nur geringgradig erhöht. Der Ikterus tritt meist in den ersten Tagen nach Beginn der Bakteriämie auf und sollte sich bei erfolgreicher antibiotischer Therapie nach 2–30 Tagen normalisieren. Die Diagnose ist eine Ausschlussdiagnose und wird aufgrund der klinischen Konstellation von Fieber und konjugierter Hyperbilirubinämie bei niedrigen Transaminasen und gewahrter Lebersyntheseleistung gestellt. Die Therapie besteht in der antibiotischen bzw. chirurgischen Herdsanierung. Für den Einsatz von UDCA gibt es noch keine Evidenz. Durch Sepsis-induzierte Cholestase komplizierte Krankheitsbilder haben eine schlechte Prognose, wobei die Prognose nicht durch die Cholestase selbst, sondern durch den Schweregrad der zugrunde liegenden Sepsis bestimmt wird.

Bei prolongiertem Verlauf ist an die Möglichkeit einer rapid progressiven sklerosierenden Cholangitis (SSC-CIP – Tabelle 5) als Folge einer Sepsis (insbesondere auch bei Verbrennungen, Polytrauma) zu denken, dieses Krankheitsbild hat (ohne Lebertransplantation – sofern diese klinisch in Frage kommt) eine schlechte Prognose.

3.5 Schwangerschaftscholestase (ICP)

Die ICP tritt im 2. oder 3. Trimenenon in ca. 1–1,5 % der Schwangerschaften auf[8]. Sie manifestiert sich klinisch zumeist mit Pruritus (v. a. an Handflächen und Fußsohlen). Im Labor finden sich erhöhte ALP-Spiegel, welche in der Schwangerschaft jedoch aufgrund des Plazenta-ALP-Isoenzyms nicht spezifisch sind, manchmal sind auch die Transaminasen als Ausdruck der Gallensäurentoxizität erhöht (DD Hepatitis), die GGT bleiben in ca. zwei Drittel der Fälle normal. Die Diagnose wird aufgrund der Klinik und der erhöhten Serum-Gallensäuren gestellt, wobei andere Lebererkrankungen ausgeschlossen werden müssen (Sonographie, Hepatitismarker, Leberimmunologie). Eine weitere wichtige Differentialdiagnose der ICP ist eine bisher unerkannte und/ oder subklinisch verlaufende cholestatische Lebererkrankung (z. B. PBC), die erst in der Schwangerschaft manifest wird. Eine Leberbiopsie zur Diagnosestellung ist nicht erforderlich und sollte in der Schwangerschaft auch vermieden werden. Die Prognose der Mutter ist trotz des oft quälenden Juckreizes generell gut, die ICP sistiert spontan mit der Geburt des Kindes. Die Rezidivrate bei weiteren Schwangerschaften beträgt 60–70 % und es besteht ein erhöhtes Risiko für die Entwicklung von Gallensteinen. Für den Fetus besteht ein erhöhtes Risiko für Frühgeburt und intrauterinen Fruchttod. Das geburtshilfliche Management unterscheidet ein beobachtendes Vorgehen mit regelmäßigen Kontrollen bei milden Fällen und ein aktives Management mit Einleitung der Geburt in der 37. bis 38. Schwangerschaftswoche bei schwerer Cholestase.

In einer rezenteren Studie wurde das Auftreten von fetalen Komplikationen erst bei Serum-Gallensäurespiegeln > 40 µmol/l beobachtet. Ob dieser Grenzwert zur Entscheidung bzgl. des Managements herangezogen werden kann, muss durch weiterführende Studien bestätigt werden.

Die Verabreichung von UDCA (1 g/d) bis zur Geburt ist sicher und stellt zurzeit die beste pharmakologische Therapie dar. UDCA verbessert den Pruritus und die Cholestaseparameter und hat einen positiven Einfluss auf die fetale Komplikationsrate.

3.6 Medikamentös induzierte Cholestase

Medikamente stellen eine seltene Ursache der Cholestase dar, müssen aber immer differentialdiagnostisch in Erwägung gezogen werden[9]. Der zeitliche Zusammenhang zwischen erster Medikamentenexposition und Auftreten der Cholestase ist für die Diagnose entscheidend. Meist beginnt die Cholestase mit einer typischen Latenzzeit von 1 bis 6 Wochen nach Beginn der Medikamentenexposition. Bei Medikamenten-Reexposition kann sie bereits nach Stunden bis wenige Tage nach der Medikamenteneinnahme auftreten. Werden die verursachenden Medikamente wie z. B. Antibiotika nur über einen kurzen Zeitraum eingenommen, manifestiert sich die Cholestase oft erst nach Beendigung der Therapie (immer gezielt nach länger zurückliegenden Arzneimitteleinnahmen und nicht nur nach der Dauermedikation fragen!). Die ersten Symptome sind meist unspezifisch (Fieber, Schüttelfrost, Arthralgien), später können abdominelle Schmerzen, Übelkeit und Erbrechen im Vordergrund stehen. Mitunter kann dies die Symptome einer Cholezystitis oder bakteriellen Cholangitis imitieren. Der Verlauf ist oft akut und selbstlimitierend (Dauer < 3 Monate), kann aber auch trotz Absetzen der Medikamente längerfristig oder sogar chronisch sein.

Akute medikamentös induzierte Cholestasen sind meist inflammatorisch („cholestatische Hepatitis") und nur selten rein cholestatisch („bland"). Die häufigsten Auslöser einer medikamentös induzierten Cholestase sind in Tabelle 6 angegeben. Sehr selten können Medikamente wie Ceftriaxon durch die Bildung von Präzipitaten in der Galle auch zu einer extrahepatischen mechanischen Cholestase führen.

Tab. 6: Medikamentös induzierte Cholestasesyndrome

Medikamentös induzierte Cholestase		
Akut (< 3 Monate)		
Blande Cholestase	Östrogene (orale Kontrazeptiva) Tamoxifen Androgene (Anabolika) Cyclosporin	
Inflammatorische Cholestase („cholestatische Hepatitis")	**Häufiger**	Chlorpromazin (1/100–1.000) Flucloxacillin (1/10.000–100.000) Amoxicillin-Clavulansäure (1/100.000) Makrolide
	Seltener	Statine, Tiklopidin, ACE-Hemmer, Calcium-Antagonisten, Ajmalin, Sulfonylharnstoffe, Antiepileptika (Carbamazepin, Phenytoin), trizyklische Antidepressiva, Thyreostatika, NSAR (Ibuprofen), H_2-Blocker, Antimykotika (Ketoconazol, Itraconazol, Terbinafin)
Chronisch (> 3 Monate)		
Vanishing Bile Duct Syndrom	5 % der Cholestasen durch Erythromycin 7 % der Cholestasen durch Chlorpromazin 10–30 % der Cholestasen durch Flucloxacillin Amoxicillin/Clavulansäure, Cotrimoxazol und Tetrazykline	
Sklerosierende Cholangitis	Floxuridin (intraarterielle Chemotherapie) Mebendazol, Albendazol, Formalin (Therapie der Echinococcuszysten)	

Die wichtigste „therapeutische" Maßnahme ist das sofortige Absetzen des/der verursachenden bzw. in Frage kommenden Medikamente(s). Meist normalisieren sich die Cholestasefermente innerhalb von einem Monat, der Verlauf kann auch prolongiert sein (1–3 Monate).

Eine Leberpunktion ist meist nur bei chronischen Verläufen (> 3 Monate) zur Differenzierung von medikamentös induzierten VBDS nötig. Als unterstützende Maßnahme (insbesondere bei chronischen Verläufen) kann UDCA verabreicht werden, obwohl hierzu nur einzelne Fallberichte vorliegen. Steroide sind bei medikamentösen Cholestaseformen meist nicht indiziert, Ausnahmen stellen medikamentös ausgelöste Autoimmunphänomene dar. Meist steht das Management des Pruritus (siehe oben) klinisch im Vordergrund.

4 Autoimmunhepatitis (AIH)

Die AIH ist eine entzündliche Lebererkrankung, die durch eine Hypergammaglobulinämie, Interface-Hepatitis und Serumautoantikörper charakterisiert ist[10]. Sie manifestiert sich vorwiegend bei Frauen (F:M 4:1) mit zwei Altersgipfeln in der Pubertät und in der Menopause mit einer Inzidenz von 1–2 je 100.000 Einwohner. Akute Manifestationen, die auch mit Leberversagen einhergehen können, sind möglich. In etwa einem Drittel liegt zum Zeitpunkt der Diagnose bereits (histologisch) eine Leberzirrhose vor. Diagnostisch spielt neben der Bestimmung von Autoantikörpern (ANA, SMA, SLA, LKM, LC) und der Serum-IgG-Erhöhung auch die Leberhistologie eine wichtige Rolle. Aus laborbiochemischen, klinischen und histologischen Parametern kann zur Hilfestellung ein AIH-Score berechnet werden. Man unterscheidet 2 Typen der AIH. AIH Typ I ist häufiger und ist mit Serumpositivität für ANA- und SMA-Autoantikörper assoziiert, während AIH Typ II meistens bei Kindern auftritt und mit LKM-Autoantikörpern assoziiert ist. Bezüglich der Prognose und des Therapieansprechens sind die beiden Typen ähnlich. 80-90 % der AIH-Patienten sprechen gut auf die Therapie mit Steroiden an. Die Standardtherapie für Remissionsinduktion stellt Prednison bzw. Prednisolon mit oder ohne Kombination mit Azathioprin dar (*Therapiebeginn mit Prednisolon 60 mg; 30 mg in Kombination mit Azathioprin 50 mg*). Kombinations- und Monotherapie sind gleich effektiv in der Induktion einer klinischen, laborchemischen und histologischen Remission. Es existiert keine etablierte Minimal- oder Maximaldauer der Therapie, in den meisten Fällen beträgt sie 2–3 Jahre.

Mit diesem Therapieansatz betragen die Remissionraten 65 % < 18 Monate und 80 % < 36 Monate, Remissionen innerhalb von 12 Monaten sind selten.

Mit Budesonid liegt neuerdings eine therapeutische Alternative mit rascheren und höheren Remissionsraten bei einem günstigeren Nebenwirkungsprofil vor, wobei Patienten mit Leberzirrhose aufgrund des erhöhten Komplkationsriskos nicht mit Budesonid behandelt werden sollen.

Weitere immunsuppressive Strategien wie Mycophenolat, Cylosporin, FK506 Anti-TNF und Rituximab sind speziellen Situationen wie Nonrespondern (10–20 %) vorbehalten, leider ist die Erfolgsrate sehr limitiert und das Nebenwirkungsspektrum (z. B. Infektionen unter Infliximab) beträchtlich.

Nach Erreichen einer Remission ist ein Therapieauslassversuch prinzipiell sinnvoll, wobei es in den überwiegenden Fällen (85 %) zum Relaps kommt. Die Wahrscheinlichkeit eines Relaps ist nicht nur von der laborbiochemischen Inaktivität und Therapiedauer (*1 Jahr 90 %, 4 Jahre 33 %*), sondern auch vom Fehlen entzündlicher Veränderungen in der Histologie abhängig. Eine Leberbiopsie ist daher vor geplantem Therapieende sinnvoll, zumal die histologische Verbesserung der laborbiochemischen Remission 3–6 Monate hinterherhinkt.

55 % der Patienten mit bereits normalen Transaminasen und Gammaglobulinen zeigen noch eine Interface-Hepatitis, welche mit einem nahezu 100 % Rezidivrisiko assoziiert ist. Die Therapie sollte mindestens über 12-18 Monate nach Normalisierung der laborchemischen Parameter fortgeführt werden, bei Therapieende sollten die Kortikosteroide langsam ausgeschlichen werden.

Bei einem Relaps muss mit einer neuerlichen Remissionsinduktion begonnen werden. Für die weitere Vorgangsweise gibt es zwei Strategien: Ab dem 1. Rezidiv eine Dauertherapie mit Azathioprin, low-dose Steroid (Prednisolon oder Budesond) oder „dare to relaps“. Für den letzteren Zugang spricht die Tatsache, dass Patienten auch nach mehrfachem Relaps bei rechtzeitiger und adäquater Therapie des Rezidivs letztendlich in eine Dauerremission kommen können. Für eine Dauertherapie spricht das erhöhte Risko der Erkrankungsprogression bei mehr als 1 Relaps.

5 Overlap-Syndrome

Mache Patienten präsentieren sich mit überlappenden Charakteristika autoimmuner Lebererkrankungen, weswegen differentialdiagnostisch Overlap-Syndrome zwischen AIH, PBC und auch PSC möglich sind[11]. Diese können gleichzeitig oder nacheinander im Verlauf der Erkrankung auftreten. Die Pathogenese der Overlap-Syndrome ist immer noch nicht ganz geklärt und es wird diskutiert, ob es sich um zufälliges Auftreten von 2 verschiedenen Erkrankungen oder um ein eigenes Krankheitsbild handelt.

Die diagnostischen Kriterien des AIH-PBC-Overlaps umfassen biochemische, immunologische und histologische Parameter. Die europäische Leber-Gesellschaft (EASL) empfiehlt ein vereinfachtes, praktikables Schema für die Diagnose des PBC-AIH-Overlap, wo 2 von 3 Kriterien für jeweils AIH und PBC erfüllt werden müssen, um die Diagnose eines Overlap zu stellen. Die PBC-Kriterien sind: 1) Erhöhung der ALP > das 2-Fache der Norm oder GGT > das 5-Fache der Norm; 2) positive AMA; 3) floride Gallengangsläsionen in der Leberhistologie. Die Kriterien der AIH umfassen: 1) Erhöhung der ALT > das 5-Fache der Normgrenze; 2) positive ASMA- oder Serumspiegel der Immunglobulin G > das 2-Fache der Norm; 3) Mottenfraßnekrosen (Interface-Hepatitis) in der Leberhistologie[3]. Obwohl es schwierig ist, die genaue Prävalenz der AIH-PBC festzustellen, vermutet man, dass etwa 10 % der PBC-Patienten ein AIH-PBC-Overlap haben. Diese Patienten weisen eine schlechtere Prognose als eine isolierte PBC auf und sprechen schlechter auf die Monotherapie mit UDCA an, wobei sie häufiger eine Leberzirrhose entwickeln. Die größte Studie, die eine UDCA-Monotherapie mit einer Kombinationstherapie aus UDCA und Prednisolon verglichen hat, konnte klare Vorteile zugunsten der Kombinationstherapie ausweisen. Alternativ kann die Therapie als UDCA-Monotherapie begonnen werden und erst bei fehlendem Ansprechen (nach ca. 3 Monaten Observationszeit) auf Kombinationstherapie mit Steroiden umgestellt werden. Bei einem sequentiellen Verlauf des Overlaps, bei dem Patienten im Verlauf der PBC unter UDCA-Therapie ein Overlap-Syndrom mit AIH (Anstieg der Transaminasen!) entwickeln, ist eine Zusatztherapie mit Kortikosteroiden notwendig.

Auch die PSC überlappt sich bisweilen mit einer AIH (17 %), sehr selten mit einer PBC. Ein AIH-PSC-Overlap tritt meistens im jüngeren Alter (Kinder, Jugendliche und junge Erwachsene) auf und ist durch die histologischen Merkmale einer AIH in der Leberbiopsie und Zeichen einer PSC in der Cholangiographie charakterisiert. Diese Patienten leiden öfter an chronisch entzündlichen Darmerkrankungen und sind häufiger pANCA-positiv. Oft kommt es zu einem sequentiellen Verlauf (besonders bei Kindern), sodass bei allen AIH-Patienten bei Erhöhung der Cholestase-Parameter eine PSC ausgeschlossen werden sollte. Die Therapie der PSC-AIH-Overlaps besteht aus einer Kombination der UDCA (15–20 mg/kg) und Aprednisolon (beginnend mit 0,5 mg/kg und langsame Reduktion auf 10–15 mg/Tag) und Azathioprin 50–75 mg[3]. Obwohl größere kontrollierte Studien bei AIH-PSC-Overlap fehlen, scheint die Langzeitprognose besser als bei alleiniger PSC und schlechter als bei AIH zu sein.

Eine IgG4-positive Cholangitis ist typischerweise mit einer Autoimmunpankreatitis assoziiert und spricht im Gegensatz zur PSC sehr gut auf Steroide an. Diagnostisch ist die Erhöhung der IgG4-Immunglobulin-Subfraktion im Serum typisch. Auch hier liegt möglicherweise eine gewisse Überlappung mit einer PSC vor, zumal bis zu10 % der PSC-Fälle erhöhte IgG4-Spiegel aufweisen.

Verwendete und weiterführende Literatur

1. Fickert P., Trauner M: Ikterus. In: Brunkhorst R, Schölmerich J (Ed.) Entscheidungen in der Inneren Medizin. Elsevier, 2010: 126–127.
2. Zollner G, Trauner M: Molecular mechanisms of cholestasis. Wien Med Wochenschr 2006;156:380–5.
3. EASL Clinical Practice Guidelines: management of cholestatic liver diseases. J Hepatol 2009;51:237–67.
4. Crosignani A, Battezzati PM, Invernizzi P, Selmi C, Prina E, Podda M: Clinical features and management of primary biliary cirrhosis. World J Gastroenterol 2008;14:3313–27.
5. Mendes F, Lindor KD: Primary sclerosing cholangitis: overview and update. Nat Rev Gastroenterol Hepatol 2010;7:611–9.
6. Maillette de Buy Wenniger L, Rauws EA, Beuers U: What an endoscopist should know about immunoglobulin-G4-associated disease of the pancreas and biliary tree.Endoscopy. 2012 Jan;44(1):66–73.
7. Chand N, Sanyal AJ: Sepsis-induced cholestasis. Hepatology 2007;45:230–41.
8. Geenes V, Williamson C: Intrahepatic cholestasis of pregnancy. World J Gastroenterol 2009;15:2049–66.
9. Padda MS, Sanchez M, Akhtar AJ, Boyer JL: Drug-induced cholestasis. Hepatology 2011;53:1377–87.
10. Czaja AJ, Manns MP: Advances in the diagnosis, pathogenesis, and management of autoimmune hepatitis. Gastroenterology 2010;139:58–72 e4.
11. Boberg KM, Chapman RW, Hirschfield GM, Lohse AW, Manns MP, Schrumpf E: Overlap syndromes: the International Autoimmune Hepatitis Group (IAIHG) position statement on a controversial issue. J Hepatol 2011;54:374–85.

Pathologie der Leberkrankheiten

Friedrich Wrba

1 Entzündliche Leberkrankheiten

Entzündliche Veränderungen in der Leber können die 3 Komponenten des Organs betreffen:

1.1 Entzündung der Leberzellen: Hepatitis

1.2 Entzündung der Gallenwege: Cholangitis

1.3 Entzündung der Blutgefäße (insbesondere Zentralvenen): Vaskulitis

Während Hepatitis und Cholangitis häufige Erkrankungen darstellen, ist die Vaskulitis eine seltene Veränderung.

1.1 Hepatitis

Ursachen

Mögliche Ursachen sind Erreger (Viren, Bakterien, Parasiten, Pilze), chemisch-toxische Einflüsse (Alkohol, Medikamente, Gifte allgemein), Stoffwechselstörungen (NASH, Alpha1-Antitrypsinmangel, Morbus Wilson, Hämochromatose) und autoimmunologische Reaktionen. In einzelnen Fällen liegt eine Hepatitis unklarer Ätiologie vor, entsprechend einer sogenannten kryptogenen Hepatitis. Zusätzlich sind hepatitische Veränderungen als Begleitreaktion im Rahmen einer systemischen Erkrankung, wie Sepsis oder Virusinfektionen (z. B. Pneumonie), möglich. Dies entspricht dann einer Begleithepatitis.

Verlauf

Hinsichtlich des Verlaufes wird die akute von der chronischen Hepatitis unterschieden. Eine Sonderform stellt die fulminante Hepatitis dar, mit schlagartigem Beginn und klinisch-dramatischem Verlauf. Es kommt zu ausgedehnten Leberparenchym-Schädigungen (Nekrosen), die schlechtestenfalls zu einem akuten Leberversagen (Coma hepaticum) führen können.

Generell sind als Ausgang einer Hepatitis möglich: Restitutio ad integrum, Fibrose und Narbenleber, Zirrhose mit den entsprechenden Zirrhose-assoziierten Komplikationen.

Virushepatitis

Hauptvertreter der Virushepatitis sind weltweit die Formen der Typ A-, Typ B- (möglich in Kombination mit einer D-Koinfektion) und Typ C-Hepatitis, hervorgerufen durch die entsprechenden hepatotropen Viren A, B und C. Selten sind Infektionen mit CMV, EBV (unter Immunsuppression/Immunschwäche) möglich.

Die Infektion erfolgt überwiegend, je nach Erregertyp, peroral, parenteral.

Während die Hepatitis A größtenteils komplett ausheilt, besteht bei der Hepatitis B und bei der Hepatitis C die Möglichkeit des Übergangs in eine chronische Hepatitis.

Histologisch ist die akute Hepatitis gekennzeichnet durch lymphozytäre Infiltration im Bereich der Läppchen, während die chronische Hepatitis den Entzündungsschwerpunkt in den Portalfeldern hat. Bei der chronischen Hepatitis kann es dadurch zu einer entzündlichen Zerstörung der Grenzplatten kommen, woraus in Folge eine progrediente Fibrosierung mit zirrhotischem Umbau resultieren kann (chronische Hepatitis mit akuten entzündlichen Schüben/Progredienz). In der Leberbiopsie kann durch standardisierte Scoringsysteme das jeweilige Ausmaß an entzündlicher Aktivität und das Stadium der Fibrose bestimmt werden (z. B.: bei Hepatitis C gilt derzeit der METAVIR Score als internationales Standard).

Bakterielle Hepatitis

Bakterielle Formen einer Hepatitis entstehen durch Befall der Leber über den Blutweg oder die Gallengänge. Häufig entwickeln sich Leberabszesse (in unterschiedlicher Größe). Histologisch wird das Entzündungsbild von neutrophilen Granulozyten beherrscht.

Parasitäre Leberinfektion

Typische Vertreter parasitärer Infektionen sind Schistosomiasis und Echinokokkose.

Medikamentös/toxische Hepatitis

Neben den durch Infektionen bedingten Erkrankungen der Leber stellen die medikamentös/toxischen Veränderungen eine wichtige Gruppe dar.

Die Leber steht im Zentrum der metabolischen Verarbeitung und Aufbereitung von Medikamenten. A priori lipophile Substanzen werden in hydrophile werden (Cytochrom P-450). Prinzipiell können alle Strukturen der Leber betroffen werden, sodass neben Zellschädigungen auch Gallengangsveränderungen und Gefäßveränderungen (CV) möglich sind. Darüber hinaus können auch Neoplasien wie Leberzelladenome (Anabolika) und Leberzellkarzinome (Aflatoxine) entstehen.

Autoimmunhepatitis

Die Autoimmunhepatitis (AIH) ist eine autoimmunologische Lebererkrankung, die unterschiedlich stark ausgeprägt auftreten und verlaufen kann. Histologisch ist sie durch ein hepatitisches Bild gekennzeichnet, dieses ist jedoch nicht spezifisch pathognomonisch. Die Diagnose erfolgt hauptsächlich durch Klinik und Laborchemie. Eine Mischbild zwischen einer AIH und PBC oder PSC (siehe unten) wird als Overlap-Syndrom bezeichnet (selten, aber möglich).

1.2 Cholangitis

Die Cholangitis ist eine Entzündung der intrahepatischen Gallengänge. Sie kann akut und chronisch oder chronisch rezidivierend, mit sekundärer Sklerosierung verlaufen. Die Gefahr liegt in einer Destruktion der kleinen und mittelgroßen Gallengänge mit Gallengangsverlust (Duktopenie), schwerer Cholestase und Übergehen in eine biliäre Zirrhose.

Hauptformen sind die eitrige/bakterielle Cholangitis sowie autoimmunologisch bedingte Entzündungen (primär biliäre Zirrhose PBC, primär sklerosierende Cholangitis PSC).

2 Leberfibrose/Zirrhose

Die Leberfibrose stellt einen progredienten Entwicklungsprozess dar, der als Endstadium die Leberzirrhose hat. Prinzipiell kann jede Erkrankung der Leber zu einer Fibrose (unterschiedlichen Ausmaßes) führen. Als Ursachen sind somit auch alle Formen einer Entzündung (siehe oben) möglich (inklusive kryptogen).

Histologisch bilden sich im Parenchym bindegewebige Septen aus. Häufig kommt es im Zuge dessen zu Regeneraten der Leberzellen. Am Ende dieser Entwicklung steht die Zirrhose mit ungeordneter Regeneration der Leberzellen (Regeneratknoten), die von unterschiedlich breiten Bindegewebssepten umgeben werden.

Die Folgen der Zirrhose sind die portale Hypertension, mögliche Infektionen sowie Parenchymfunktionsstörungen. Eine wichtige Komplikation stellt die Entwicklung eines Karzinoms dar (HCCA: hepatozelluläres Karzinom).

3 Neoplasien

Neoplasien der Leber können prinzipiell gutartig oder maligne sein.

Gutartige Neoplasien sind Adenome (hepatozellulär/cholangiozellulär).

Maligne Neoplasien sind Karzinome (hepatozellulär – HCCA, cholangiozellulär – CCCA) sowie seltene Formen (Angiosarkom, Hämangioendotheliom und Hepatoblastom).

In Differentialdiagnose zu den Neoplasien stehen Rundherde nicht neoplastischer Genese, wie FNH (fokal noduläre Hyperplasie), Hämangiom (kavernöses Hämangiom), dysontogenetische Zysten, Abszesse und Echinokokkuszyste. Selten kann sich auch ein sogenannter solitärer nekrotischer Knoten darstellen.

Häufigste nicht primäre Läsion der Leber sind Metastasen (prinzipiell von Primärtumoren aus dem Großteil der Organe möglich, überwiegend jedoch von Primärtumoren aus dem Gastrointestinaltrakt/Pankreas).

In vielen Fällen ist die Leberbiopsie mit histologischer Begutachtung das diagnostische Mittel der Wahl. Die dadurch gewonnenen Gewebe können darüber hinaus für zusätzliche Untersuchungen (Expression therapierelevanter Markerproteine, Genanalysen) verwendet werden.

Cholelithiasis

Maximilian Schöniger-Hekele, Babara Tribl

Täglich werden etwa 600–800 ml Galleflüssigkeit in der Leber produziert. Diese besteht zu etwa 12 % aus Gallesalzen, zu 4 % aus Phospholipiden, je etwa 1 % aus Cholesterin und Proteinen sowie ca. 0,6 % Bilirubin, der Rest ist Wasser.

Epidemiologie

Die Prävalenz der Gallensteinerkrankung liegt bei etwa 11 %, wobei Frauen in der Regel etwa doppelt so häufig betroffen sind wie Männer. Die Prävalenz steigt mit dem Alter deutlich an und ist bei über 50-Jährigen etwa doppelt so hoch wie in der Allgemeinbevölkerung. Diese Zahlen beziehen sich auf Europa und Nordamerika, in anderen Populationen, wie z. B. in Mexiko, werden deutliche höhere Prävalenzraten berichtet. Bei etwa 10–15 % der Patienten mit Steinen in der Gallenblase wird zusätzlich eine Cholangiolithiasis, also eine Steinerkrankung der Gallenwege, insbesondere des Ductus choledochus, beobachtet.

Risikofaktoren

Die Hauptrisikofaktoren für die Entwicklung von Gallensteinen sind weibliches Geschlecht, Adipositas, höheres Alter, Schwangerschaften sowie hereditäre bzw. ethnische Faktoren. Bei jedem einzelnen dieser Faktoren erhöht sich das Risiko für ein Gallensteinleiden um etwa das Doppelte. Die klassische Hochrisiko-Patientin wird daher durch die sogenannten 5 Fs repräsentiert: female, fat, fifty, fertile, family history. Weitere Risikofaktoren sind ein rascher Gewichtsverlust insbesondere durch Diät und hier wiederum durch die sogenannten Jojo-Diäten (Gewichtsverlust, -zunahme, -verlust etc.). Verschiedene Medikamente wie Östrogenpräparate, Octreotid und auch Ceftriaxon (Rocephin®) können ebenfalls die Gallensteinbildung fördern. Bei Erkrankungen, die mit einem Gallensäureverlust, bedingt durch eine verminderte Rückresorption (M. Crohn, Mukoviszidose) oder einen Verbrauch von Gallensäuren im Rahmen einer bakteriellen Überwucherung (blind loop syndrome) verbunden sind, kann die sensible Homöostase zwischen Gallensäuren und Cholesterin gestört werden und so eine Gallensteinbildung erleichtert werden.

Steinarten

Je nach Zusammensetzung der Steine können zwei Hauptgruppen von Steinarten unterschieden werden. Von Cholesterinsteinen spricht man, wenn der Cholesteringehalt mehr als 50 % beträgt, sie stellen in unseren Breiten den Hauptteil der Gallensteine. Die zweite Hauptgruppe sind Pigmentsteine, wobei hier braune und schwarze Pigmentsteine unterschieden werden. Letztere werden fast ausschließlich bei Patienten mit Hämolyse oder Leberzirrhose beobachtet. Braune Pigmentsteine sind meist die Folge einer Infektion der Gallenwege und werden in unseren Breiten häufig als Rezidivsteine im Gallengang nach Cholezystektomie oder auch nach ERCP gefunden. In Südostasien gibt es die sogenannte asiatische Cholangiohepatitis mit sehr großen braunen Pigmentsteinen, die ebenfalls als Folge einer Keimbesiedelung des Gallenganges gesehen werden.

Krankheitsbilder bei Cholelithiasis

Der Großteil der Patienten mit Cholezystolithiasis ist klinisch beschwerdefrei oder berichtet lediglich über unspezifische Beschwerden wie Völlegefühl und Dyspepsie. Nur bei etwa einem Drittel der

Steinträger kommt es im Laufe des Lebens zu einem klinisch manifesten Erkrankungsbild. Dieses kann sich entweder in der bekannten Gallekolik bzw. in dem akuten Galleschmerz äußern, in einer akuten Cholezystitis, die eine bakterielle Infektion darstellt, in einer chronischen Cholezystitis sowie letztlich auch im Gallenblasenkarzinom, das bei Steinträgern ebenfalls deutlich häufiger auftritt als bei Patienten ohne Steine. Wenn die Steine in den Gallengängen lokalisiert sind, kann ebenfalls eine akute Schmerzsymptomatik auftreten, die im schlimmsten Fall auch zu einer akuten biliären Pankreatitis führen kann. Darüber hinaus besteht ein relativ hohes Risiko für eine bakterielle Superinfektion bei gestörtem Galleabfluss, die sich in einer akuten Cholangitis äußert.

Gallenkolik/akuter Gallenschmerz

Die Symptomatik beim akuten Galleschmerz ist in der Regel im rechten Oberbauch, aber auch im Epigastrium lokalisiert und strahlt häufig in den Rücken bzw. in den rechten Thorax und die rechte Schulter aus. Gelegentlich ist eine Assoziation mit der Nahrungsaufnahme (etwa 20 Minuten nach dem Essen vor allem fettreicher Mahlzeiten) zu beobachten. Da der Schmerz an und für sich nicht kolikartig, sondern eher als heftiger Dauerschmerz empfunden wird, ist die Bezeichnung Gallekolik letztlich ein Misnomer. Bei der klinischen Krankenuntersuchung ist häufig ein positives Murphy-Zeichen zu beobachten: Bei Palpation im rechten Oberbauch und gleichzeitiger Inspiration des Patienten kommt es zu einem Inspirationsstopp, sobald die Gallenblase bzw. der Leberrand gegen die palpierenden Finger stößt.

Bei Verdacht auf Cholezystolithiasis bzw. akuten Gallenschmerzen ist die Diagnostik der Wahl eine Oberbauchsonographie. Mit dieser Methode können in über 95 % der Fälle Gallenblasensteine korrekt nachgewiesen werden. Bei der akuten Kolik ist das Labor zumeist unauffällig, die Akuttherapie besteht in der Gabe von Analgetika und Spasmolytika. Bei einmal klinisch symptomatisch gewordenen Gallensteinen ist in jedem Falle eine chirurgische Gallenblasenentfernung angezeigt, da die Rezidivrate für neuerliche Schmerzattacken sehr hoch ist. Als Alternative zur chirurgischen Cholezystektomie wurde früher häufig eine orale Litholyse, eventuell in Kombination mit einer extrakorporalen Stoßwellenlithotrypsie, versucht, ein Verfahren, das bei Cholesterinsteinen auch in einem sehr hohen Prozentsatz erfolgreich war. Allerdings ist nach Absetzen der Medikamente (in der Regel Ursodesoxycholsäure) mit einer nahezu 100%igen Rezidivrate zu rechnen, sodass diese Methode nur bei Patienten mit einer absoluten Kontraindikation gegen einen operativen Eingriff eingesetzt werden sollte. Wenn in der präoperativen Bildgebung der Verdacht auf eine Cholangiolithiasis besteht (erweiterte Gallenwege im Ultraschall, klinisch oder laborchemische Pankreatitis oder Cholestase) so ist eine weitere Abklärung mittels MRCP oder Endosonographie angezeigt. Der laborchemisch aussagekräftigste Parameter ist die ALAT (GPT), wobei eine Erhöhung über das 3-Fache des oberen Normwerts mit über 90%iger Wahrscheinlichkeit auf eine Cholangiolithiasis hinweist. Die klassischen Cholestaseparameter (y-GT und alkalische Phosphatase) sind nur von ergänzender Bedeutung. Vor einer Cholezystektomie sollte in diesem Fall eine ERCP mit Steinbergung aus dem Ductus choledochus erfolgen.

Akute Cholezystitis

Die akute Cholezystitis ist eine bakterielle Infektion der Gallenblase und auch der Gallenwege, meist bedingt durch einen Zystikusverschluss im Rahmen einer Cholezystolithiasis. Entsprechend wird zusätzlich zu der beim akuten Gallenschmerz beschriebenen Symptomatik Fieber und meist auch ein Ikterus bedingt durch die bakterielle Cholangitis beobachtet. Bei Intensivpatienten kann es vermutlich durch eine bakterielle Translokation aus dem Darm auch ohne das Vorliegen einer Cholezystolithiasis zu einer akuten Cholezystitis kommen. Als Komplikationen der akuten Cholezystitis kann es zur Ausbildung eines Abszesses, einer Perforation in die freie Bauchhöhle oder einem Durchbruch in den angrenzenden Darm mit Ausbildung eines Gallensteinileus kommen. Die Diagnose der akuten Cholezystitis kann in der Regel ebenfalls mit der Oberbauchsonographie alleine gestellt werden. Dabei finden sich einerseits neben der Cholezystolithiasis auch eine deutliche Wandverdickung und Dreischichtung der Gallenblasenwand, eventuell mit Flüssigkeit im Gallenblasenbett, und gegebenenfalls auch ein Abszess. Entsprechend der akuten Infektion sind laborchemisch eine Leukozytose, ein erhöhtes CRP sowie eine Cholestase und auch eine Erhöhung der Transaminasen (bei Cholangitis) auffällig. Die Therapie besteht nach Abnahme von Blutkulturen in der intravenösen Verabreichung von gut gallegängigen Antibiotika. Hierfür kommen entweder Cephalosporine, Amoxicillin und Clavulansäure oder Ciprofloxacin in Frage. Bei Komplikationen oder fehlendem Ansprechen auf die Antibiotikagabe ist die akute Cholezystektomie angezeigt. Bei Erfolg der konservativen Therapiemaßnahmen ist nach Abklingen der Beschwerden die elektive Cholezystektomie notwendig.

Chronische Cholezystitis

Die chronische Cholezystitis ist ein chronischer Reizzustand bei Cholezystolithiasis oder auch ein Restzustand nach akuter Cholezystitis. Sonographisch findet sich eine verdickte, oft geschrumpfte Gallenblase; in seltenen Fällen kann diese auch ausgeprägte Verkalkungen aufweisen, dann spricht man von einer Porzellangallenblase. Zumindest bei Letzterer findet sich als Komplikation ein deutlich erhöhtes Gallenblasenkarzinomrisiko. Eine weitere, wenn auch sehr seltene Komplikation ist die Fistulierung in den angrenzenden Darm, meist das Duodenum, mit Ausbildung eines Gallensteinileus. Die chronische Cholezystitis ist in der Regel ein sonographischer Zufallsbefund, da die meisten Patienten nur sehr wenige Beschwerden aufweisen oder überhaupt beschwerdefrei sind. Bei Auftreten von Komplikationen ist eine Cholezystektomie unumgänglich, ebenso wie bei Vorliegen einer Porzellangallenblase aufgrund des Karzinomrisikos.

Cholangiolithiasis

Wenn Steine nicht nur in der Gallenblase, sondern auch in den abführenden Gallenwegen oder selten auch in den intrahepatalen Gallenwegen vorliegen, so spricht man von Cholangiolithiasis. In aller Regel liegt gleichzeitig eine Cholezystolithiasis vor oder ist zumindest anamnestisch erhebbar (bei cholezystektomierten Patienten). Die Patienten sind nur selten völlig beschwerdefrei und weisen laborchemisch meist eine mehr oder minder ausgeprägte Cholestase auf. Die wichtigste Komplikation ist die biliäre Pankreatitis, wenn durch Abgang eines Steines durch die Papille eine Obstruktion des Ductus pancreaticus eintritt. In diesem Fall ist eine akute ERCP angezeigt. Das Risiko der biliären Pankreatitis ist auch von der Größe der Steine abhängig, da große Steine in der Regel nicht ausgeschieden werden können und daher auch nicht in der Papille stecken bleiben können. Eine weitere wichtige Komplikation neben der Pankreatitis ist die akute Cholangitis, bedingt durch eine bakterielle Infektion bei gestörtem Galleabfluss. Die Patienten weisen meist, aber nicht immer, Fieber, eventuell auch Schweißausbrüche oder auch nur Nachtschweiß auf. Auch die Schmerzintensität kann sehr unterschiedlich ausgeprägt sein. Neben einer antibiotischen Therapie ist in jedem Fall auch wieder die Kontinuität des Galleabflusses sicherzustellen, was mittels ERCP und Steinextraktion oder eventuell Einbringung eines Stents bzw. einer nasobiliären Sonde geschieht. Da oben genannte Komplikationen der Cholangiolithiasis sehr häufig auftreten, ist eine Therapieindikation auch dann gegeben, wenn es sich um beschwerdefreie Patienten bzw. um einen Zufallsbefund handelt. Bei Patienten ohne erweiterte Gallenwege bzw. ohne eindeutigen Steinnachweis im Ductus choledochus ist differentialdiagnostisch auch an das Vorliegen einer primär sklerosierenden Cholangitis oder noch seltener an ein Caroli-Syndrom zu denken. Wenn es nicht gelingt den Galleabfluss wiederherzustellen oder die Infektion nur subklinisch und daher oft lange Zeit unbemerkt verläuft, besteht das Risiko der Ausbildung einer sekundär biliären Zirrhose.

Pankreaserkrankungen

Maximilian Schöniger-Hekele, Babara Tribl

Die nicht neoplastischen Erkrankungen des Pankreas werden in den verschiedenen Formen und Ursachen der Pankreatitiden zusammengefasst. Aufgrund des klinischen Verlaufs unterscheidet man die akute Pankreatitis, die akut rezidivierende Pankreatitis sowie die chronische Pankreatitis. Die wesentlichen Unterscheidungsmerkmale liegen darin, dass es sich bei der akuten Pankreatitis in der Regel um ein einmaliges Ereignis handelt, bei dem zumindest funktionell eine Restitutio ad integrum möglich ist und auch erfolgt. Die akut rezidivierende Pankreatitis hingegen tritt immer wieder auf, wenn die dafür auslösende Ursache nicht beseitigt wird, wobei auch hier irreversible morphologische Veränderungen erst nach vielen Schüben, wenn überhaupt, zu beobachten sind. Im Gegensatz dazu ist die chronische Pankreatitis durch irreversible morphologische Veränderungen, wie Gangstrikturen, Verkalkungen, Fibrosierungen, Stein- und Zystenbildungen, gekennzeichnet. Diese Definitionen sagen jedoch noch nichts über die Genese aus.

Akute Pankreatitis

Die Ursachen der akuten Pankreatitis sind mannigfaltig, wobei jedoch an oberster Stelle entweder eine biliäre Pankreatitis oder die nutritiv toxische Pankreatitis zu finden ist. Schon an dritter Stelle liegt die idiopathische Pankreatitis, wenn kein auslösendes Agens gefunden werden kann. Danach folgt in etwa gleicher Häufigkeit die post-ERCP-Pankreatitis, die medikamentös-toxische Pankreatitis, die Hypertriglyceridämie, Anlageanomalien wie das Pancreas divisum oder ganz selten das Pancreas anulare. Weitere seltene Ursachen beinhalten die Autoimmunpankreatitis, infektiöse Ursachen wie das Mumpsvirus, die postoperative Pankreatitis, die hereditäre Pankreatitis, der Hyperparathyreoidismus, traumatische Ursachen oder die zystische Fibrose. Auf einige der hier erwähnten Ursachen wird im Weiteren noch genauer eingegangen:

Medikamentös-toxische Pankreatitis

Eine lange Liste von Medikamenten wird als mögliche Ursache für eine akute Pankreatitis angesehen. Als gesichert in dem Sinn, dass nach Reexposition neuerlich eine Pankreatitis auftritt, gelten unter anderem folgende: Azathioprin, Sulfonamide, 5-Aminosalicylsäure, Valproinsäure, Tetracycline, Furosemid und Östrogene. Im Falle einer akuten Pankreatitis ist daher anamnestisch nach diesen Medikamenten zu fahnden.

Anatomische Veränderungen/Anlageanomalien

Verschiedene anatomische Veränderungen können für eine akute oder auch akut rezidivierende Pankreatitis verantwortlich sein und können in der Regel mit den bildgebenden Verfahren, insbesondere mit der MRCP, eventuell nach Sekretinstimulation nachgewiesen werden. In der Reihenfolge ihrer Häufigkeit handelt es sich hierbei um das Pancreas divisum, den common-channel, definiert als eine mehr als 1 cm lange gemeinsame Endstrecke von Ductus choledochus und Ductus pancreaticus im Bereich der Majorpapille, distale Choledochuszysten und das Pancreas anulare. Ob eine Sphinkter-Oddi-Dyskinesie auch rezidivierende Pankreatitiden verursachen kann, wird kontrovers diskutiert.

Pankreatitis und Gene

Verschiedene genetische Mutationen wurden in den letzten Jahren als ursächlich oder zumindest krankheitsmodifizierend für die akute und chronische Pankreatitis definiert.

PRSS1 ist eine Mutation im Trypsinogen-Gen, die zu einer vermehrten spontanen Aktivierung von Trypsin führt. Diese Mutation ist sehr selten und wird autosomal dominant vererbt, wobei jedoch auch spontante Mutationen vorkommen. Bei Trägern dieser Mutation kommt es in ca. 80 % zum Auftreten einer akuten Pankreatitis, wobei etwa die Hälfte davon eine chronische Pankreatitis entwickelt. Bei Letzteren ist das Risiko für ein Pankreaskarzinom mit 40 % extrem hoch, sodass eine engmaschige Überwachung notwendig ist.

Wesentlich häufiger ist die SPINK1-Mutation, die weltweit bei ca. 2 % der Bevölkerung auftritt. Sie codiert einen Serinproteasehemmer und führt zu einer verminderten Inaktivierung von Trypsin. Nur eine Minderzahl (0,006 %) der Träger dieser Mutation erkranken an einer Pankreatitis, sodass es sich hier nur um eine krankheitsmodifizierende genetische Veranlagung handelt, die beim Vorliegen anderer Ursachen (Alkohol, Anlageanomalien etc.) zum Tragen kommt. So wurde diese Mutation beispielsweise bei ca. 25 % von Patienten mit idiopathischer chronischer oder akut rezidivierender Pankreatitis nachgewiesen, ebenso wie bei 20–50 % der Patienten mit tropischer Pankreatitis.

Ähnlich verhält es sich mit dem Cystische-Fibrose-Gen. Eine Mutation im Cystische Fibrose-Transmembran-Regulatorgen (CFTR) ist die häufigste autosomal rezessiv vererbte Erkrankung der weißen Bevölkerung. Die akute oder chronische Pankreatitis ist zwar eine atypische klinische Manifestation, kann jedoch auch bei heterozygoten Trägern vorkommen. Durch limitiertes Screening werden nur etwa 10–18 % der Mutationen auf diesem Gen erfasst. Bei ausführlicherer Genanalyse finden sich bei etwa 25 % der Patienten mit idiopathischer chronischer Pankreatitis zumindest heterozygote Mutationen. Zudem fanden sich ebenfalls bei 25 % der Patienten mit akut rezidivierender Pankreatitis und Pankreas divisum solche Genveränderungen. Demgegenüber fehlen solche Mutationen bei Patienten mit Pankreas divisum (immerhin ca. 5 % der Bevölkerung), die keine klinisch manifeste Pankreatitis haben. Somit sind auch CFTR-Mutationen als krankheitsmodifizierend bei Vorliegen anderer auslösender Faktoren (z. B. Pankreas divisum) anzusehen.

Autoimmunpankreatitis

Die Autoimmunpankreatitis manifestiert sich anders als die übrigen Pankreatitiden nicht mit einer akuten Schmerzsymptomatik, sondern in aller Regel mit einem schmerzlosen Ikterus ähnlich wie das Pankreaskopfkarzinom. Die Genese ist unklar, die Erkrankung relativ selten, weist jedoch häufig eine Assoziation mit anderen Autoimmunerkrankungen auf. Neben der relativ charakteristischen diffusen oder auch lokalisierten Auftreibung in der radiologischen Bildgebung (CT, MR) findet sich auch eine meist diffuse Stenosierung des Ductus pancreaticus ohne prästenotische Dilatation. Trotzdem ist die Differentialdiagnose zum Pankreaskarzinom oft sehr schwierig. Laborchemisch findet sich bei etwa 60 % der Patienten eine Erhöhung des IgG4, das jedoch als absolut diagnostisch zu werten ist. Da bei der Autoimmunpankreatitis in aller Regel mit einem einmaligen Steroidstoß eine komplette Remission mit Rückbildung des Ikterus erreicht werden kann und eine chirurgische Resektion nicht angezeigt ist, sollte sie beim schmerzlosen Ikterus immer in die differentialdiagnostischen Überlegungen miteinbezogen werden.

Infektiöse Ursachen/Toxine

Verschiedene virale Infektionen, allen voran Mumps, können eine akute Pankreatitis verursachen. Klinisch steht jedoch die Schmerzsymptomatik meist nicht im Vordergrund, lediglich laborchemisch finden sich deutliche Erhöhungen der Pankreasenzyme. Neben dem Mumpsvirus wurden auch noch Coxsackie-Viren, das Eppstein-Barr-Virus und das Zytomegalie-Virus für akute Pankreatitiden verantwortlich gemacht. In sehr seltenen Fällen können auch Parasiten, namentlich Askariden, so sie in den Pankreasgang aszendieren und diesen obstruieren, eine akute Pankreatitis hervorrufen. Einen Sonderfall stellt weiters der Skorpionstich auf Trinidad dar. Das Toxin verursacht eine massive nekrotisierende Pankreatitis und ist auf dieser Insel die häufigste Ursache für eine akute Pankreatitis.

Klinik und Diagnose

Die akute Pankreatitis ist definiert durch epigastrische Schmerzen, die oft gürtelförmig auftreten, sowie eine gleichzeitigen Erhöhung von Amylase und Lipase um mehr als das Dreifache der oberen Norm. Lediglich Schmerzen oder eine solitäre Erhöhung von Amylase und Lipase gelten daher definitionsgemäß nicht als Pankreatitis. Im Falle einer biliären Genese ist häufig ein Begleitikterus bzw. die Symptomatik einer akuten Cholangiolithiasis/Cholangitis zu beobachten. Neben dieser Kombination aus Klinik und Laborchemie kommt der radiologischen Bildgebung große Bedeutung zu. Initial ist meist eine Abdomensonographie ausreichend, insbesondere auch um eine biliäre Genese auszuschließen. In weiterer Folge kommt der Computertomographie mit Kontrastmittel große Bedeutung zu, um die ödematöse von der nekrotisierenden Pankreatitis zu unterscheiden. Da die Nekrosen ihr Maximum jedoch erst nach 72 Stunden erreichen, ist die CT unmittelbar nach Schmerzbeginn wenig aussagekräftig. Im Rahmen der Verlaufskontrolle sollte bei Verdacht auf Komplikationen bzw. im Falle einer nekrotisierenden Pankreatitis nach etwa 7–10 Tagen eine neuerliche CT erfolgen. Bei Verdacht auf biliäre Genese kommen Endosonographie und MRCP in der Diagnostik sowie ERCP in der Therapie zum Einsatz. Das früher häufig geübte Abdomenleerröntgen hat nur eine äußerst untergeordnete Bedeutung und sollte lediglich bei Verdacht auf Ileus durchgeführt werden.

Verlauf und Prognose

Die unterschiedlichen Verlaufsformen beinhalten die ödematöse Pankreatitis und die nekrotisierende Pankreatitis, wobei Letztere mit etwa 20 % glücklicherweise seltener auftritt. Die Verlaufsform an sich sowie das Ausmaß einer Nekrose haben einen entscheidenden Einfluss auf die Mortalität. Wie bereits erwähnt können diese beiden Verlaufsformen am besten mit Kontrastmittel-CT ab der 72. Stunde nach Schmerzbeginn unterschieden werden. Neben der Bildgebung können noch eine Reihe von klinischen bzw. laborchemischen Faktoren zur Prognoseerstellung herangezogen werden. Diese beinhalten u. a. den Ranson-Score, ein CRP > 15 mg/dl oder einen APACHE-II-Score ≥ 8. Als Folge einer nekrotisierenden Pankreatitis kann es zur Ausbildung eines septischen Schockes mit allen Folgen wie Organversagen kommen. Durch die Nekrosen können sich Abszesse, Zysten, eine Pfortaderthrombose oder durch Gefäßarrosionen auch Blutungen entwickeln. Die akut nekrotisierende Pankreatitis ist daher in jedem Fall ein schweres Krankheitsbild, das ein multidisziplinäres Management an einem entsprechenden Zentrum voraussetzt.

Differentialdiagnose der akuten Pankreatitis

Eine isolierte Erhöhung der Amylase findet sich einerseits bei der Makroamylasämie, die relativ einfach durch gleichzeitige Bestimmung der Amylase im Serum und Harn differenziert werden kann. Auch die akute Parotitis sollte klinisch keine allzu großen Probleme in der Differentialdiagnose bereiten. Weiters kann eine Erhöhung der Amylase auch beim akuten Abdomen jeglicher Ursache sowie beim Coma diabeticum und Intoxikationen verschiedenster Art beobachtet werden. Eine gleichzeitige Erhöhung von Amylase und Lipase findet sich differentialdiagnostisch lediglich bei der chronischen Niereninsuffizienz, wobei hier in aller Regel die Erhöhung weniger als das Dreifache des oberen Normwertes beträgt (und auch keine Schmerzen vorhanden sind). Auf Basis der klinischen Symptomatik müssen sämtliche Erkrankungen, die ein akutes Abdomen bzw. Schmerzen im Epigastrium verursachen können, in die differentialdiagnostischen Überlegungen mit einbezogen werden. Dazu gehören neben abdominellen Erkrankungen auch der Herzinfarkt, besonders der Hinterwandinfarkt, das abdominelle Aneurysma und in seltenen Fällen auch die Lungenembolie.

Therapie der akuten Pankreatitis

Die Therapie richtet sich in erster Linie nach dem Schweregrad, wobei in aller Regel die ödematösen Pankreatitiden in wenigen Tagen mit Nahrungskarenz und parenteraler Flüssigkeitssubsitution beherrschbar sind. Die symptomatische Therapie mit Analgetika ist selbstverständlich. Bei schweren Verlaufsformen ist eine massive Flüssigkeitssubstitution mit einer entsprechenden Bilanzierung notwendig, nicht selten werden Flüssigkeitsvolumina von 4–6 Litern notwendig. Entsprechende engmaschige Laborkontrollen sind obligat. Während früher eine absolute Nahrungskarenz obligat war, hat hier in letzter Zeit ein deutlicher Paradigmenwechsel eingesetzt. So konnte gezeigt werden, dass eine frühzeitige enterale Ernährung das Risiko von Infektionen und Organversagen deutlich senkt. Die prophylaktische Antibiotikagabe hat sich als nicht sinnvoll erwiesen und sollte nur bei nachgewiesen infizierten Nekrosen bzw. bei Cholangitiden erfolgen. Dabei ist im Kopf zu behalten, dass sich Nekrosen in aller Regel nicht vor dem 7.–10. Tag infizieren. Der orale Kostaufbau kann nach Abklingen der Schmerzen so bald als möglich erfolgen und ist nicht an die Normalisierung der Pankreasenzyme gebunden. Beim Auftreten von Komplikationen ist eine entsprechende intensivmedizinische bzw. auch interventionell endoskopische oder interventionell radiologische Therapie angezeigt. Auch bei der chirurgischen Therapie hat in der letzten Zeit ein Paradigmenwechsel stattgefunden. Die chirurgische Nekrosektomie und Lavage sollte so spät wie möglich, frühestens nach 4, im Idealfall erst nach 6 Wochen stattfinden, da erst zu diesem Zeitpunkt eine ausreichende Demarkation der Nekrosen stattgefunden hat und erst dann eine einzeitige Nekrosektomie erfolgen kann. In den letzten Jahren hat sich auch der „step up"-Zugang in der Therapie der nekrotisierenden Pankreatitis etabliert. Dabei werden die Nekrosen/Abszesse primär interventionell (endoskopisch transgastrisch oder radiologisch perkutan) drainiert und lavagiert. Erst wenn dieser Schritt nicht ausreicht, wird eine offene chirurgische Nekrosektomie durchgeführt. Mit diesem Vorgehen kann die Morbidität und Mortalität deutlich gesenkt werden.

Chronische Pankreatitis

Die Inzidenz der chronischen Pankreatitis ist mit etwa 3–10/100 000 Einwohner deutlich niedriger als die der akuten Pankreatitis. Mehr als 80 % der Patienten weisen anamnestisch einen massiven Alkoholabusus als Ursache ihres Leidens auf. Bei einem beträchtlichen Teil der übrigen Patienten lässt sich keine definitive Ursache ausmachen. In letzter Zeit wird auch dem Nikotinabusus, zumindest was den Verlauf der Erkrankung betrifft, eine wesentliche Bedeutung zugemessen. Zwei seltene Sonderformen stellen die hereditäre und die tropische Pankreatitis dar.

Sonderformen

Die hereditäre Pankreatitis ist eine autosomal dominant vererbte Erkrankung, wobei jedoch auch spontane Mutationen auftreten können. Sie ist gekennzeichnet durch Mutationen im Trypsinogen-Gen, die zu einer vermehrten Aktivierung oder zu einer fehlenden Inaktivierung des Trypsinogens führen. Patienten mit dieser Form der chronischen Pankreatitis weisen ein hohes Karzinomrisiko auf. Mehrere Arbeiten weisen auch daraufhin, dass autosomal-rezessiv vererbte Mutationen im Cystische-Fibrose-Transmembran-Regulatorgen das Auftreten einer chronischen Pankreatitis zumindest begünstigen (siehe Pankreatitis und Gene).

Eine weitere seltene Ursache für eine chronische Pankreatitis ist die sogenannte tropische Pankreatitis, die bei Kindern und Jugendlichen in Entwicklungsländern zu beobachten ist. Das morphologische Bild ist sehr ähnlich der alkoholinduzierten chronischen Pankreatitis mit Gangerweiterungen. Als ursächlich wird eine Proteinmangelernährung angenommen, aber auch hier scheint eine gewisse genetische Prädisposition eine zusätzliche Rolle zu spielen.

Klinik/Diagnose/Differentialdiagnose

Die Klinik der chronischen Pankreatitis ist oft oligosymptomatisch, sodass zwischen Diagnosestellung und anfänglich häufig unspezifischen Beschwerden wie Dyspepsie, Übelkeit, Erbrechen oft viele Jahre vergehen. In der Regel führen jedoch rezidivierende epigastrische Schmerzen, die häufig gürtelförmig sind, den Patienten zum Arzt. Andere Symptome wie Maldigestion und Gewichtsverlust sowie Diabetes mellitus und auch der Ikterus treten eher im späterem Verlauf der Erkrankung bei bereits manifester exokriner bzw. endokriner Insuffizienz auf. Da der Verlauf der chronischen Pankreatitis weder chirurgisch noch medikamentös beeinflussbar ist, ist das therapeutische Ziel eine Schmerzfreiheit der Patienten zu erreichen. Als Ursache für die Schmerzen findet sich meist ein erhöhter duktaler bzw. interstitieller Druck durch Gangobstruktionen bei Steinen oder Stenosen des Pankreashauptganges. Aber auch Komplikationen wie Pankreaszysten oder Stenosen im Duodenum bzw. im Gallengang können in seltenen Fällen Schmerzen verursachen und müssen spezifisch therapiert werden. Die Diagnose der chronischen Pankreatitis ist eine Domäne der Bildgebung, wobei hier der CT sowie der Endosonographie der höchste Stellenwert zukommt. Da die Erkrankung meist in Schüben verläuft, kann im akuten Schub auch eine Erhöhung von Amylase und Lipase gefunden werden. Die exokrine Pankreasinsuffizienz kann erst im Spätstadium mittels Stuhlelastase-Bestimmung diagnostiziert werden, wenn bereits mehr als 80 % der exokrinen Funktion verloren sind. Die Differentialdiagnose vor allem der Kopfpankreatitis ist das Pankreaskarzinom. Die Differentialdiagnostik kann sich als sehr schwierig erweisen, im Allgemeinen kommt jedoch der Endosonographie mit gleichzeitiger Feinnadelpunktion und der Kontrastmittel-Dünnschicht-CT der höchste Stellenwert zu.

Therapie

Wie bereits erwähnt, zielt die Therapie auf eine Verminderung bzw. Vermeidung der schmerzhaften Attacken ab. Dies kann einerseits durch die Vermeidung von Rezidiven insbesondere durch Alkohol- und Nikotinkarenz erreicht werden. Andererseits können die Ursachen der Schmerzen, wenn sie durch eine Stenose im Pankreashauptgang oder durch Steine hervorgerufen werden, in vielen Fällen endoskopisch mittels ERCP behandelt werden. Durch Einbringen von Stents und Steinentfernung kann in der Regel bei ca. $^2/_3$ der Patienten Schmerzfreiheit erzielt werden. Sollte dies auf diesem Weg nicht möglich sein, kommen chirurgische Verfahren wie die pyloruserhaltendePankreaskopfresektion zum Einsatz. Eine medikamentöse Therapie mit Substitution der Pankreasenzyme mittels Kreon ist bei Vorliegen von Diarrhö, eines Meteorismus oder von Malabsorption angezeigt. Bei pankreoprivem Diabetes ist eine Insulintherapie erforderlich, wobei hier häufiger Hypoglykämien zu beobachten sind als beim klassischen Typ-I-Diabetiker. Vermutlich, weil auch die glukagonproduzierenden Zellen als Gegenspieler zum Insulin destruiert werden. Daher ist anders als beim Typ-I-Diabetiker der Zielwert des HbA1c mit 7–8 weniger ehrgeizig angesetzt. Sollte die kausale Schmerztherapie nicht ausreichend sein, kann zusätzlich die Gabe von Analgetika oder auch alternativen Schmerztherapien, wie Akupunktur oder die Zöliakusblockade, überlegt werden.

Früherkennung und Prävention des Kolorektalen Karzinoms

Christian Müller

Das Kolonkarzinom ist der dritthäufigste Tumor in Österreich, circa 5.000 Neuerkrankungen sind pro Jahr zu verzeichnen. Es ist die zweithäufigste tumorbedingte Todesursache und weist eine **steigende Tendenz** auf. Als Risikofaktoren gelten die familiäre Belastung (die Allgemeinbevölkerung weist ein Risiko von 1:50 auf; haben mehr als zwei erstgradig Verwandte ein Kolonkarzinom, so beträgt das Risiko 1:3), Adenome (entsprechen gutartigen Polypen) im Darm und (seltener) die erblichen Tumorsyndrome sowie chronisch entzündliche Darmerkrankungen.

Wird der Tumor im Frühstadium (Stadium 1, auf die Schleimhaut beschränkt) erkannt und entfernt, so beträgt das 5-Jahres-Überleben mehr als 90 %. Bestehen bei Entdeckung des Tumors bereits Fernmetastasen, so sinkt das 5-Jahres-Überleben auf weniger als 10 % ab.

Das Kolonkarzinom eignet sich in modellhafter Weise für Vorsorgeprogramme. Im Regelfall läuft die Entwicklung zum Kolonkarzinom über mehrere Jahre über gut definierte und erkennbare Schritte ab. Da mehr als 90 % aller Kolonkarzinome aus ursprünglich gutartigen Polypen (Adenomen) entstehen und diese erst ab einem Durchmesser von 2 cm ein wesentlich erhöhtes Tumorrisiko aufweisen, ist die Früherkennung dieser Polypen ein wichtiger Schritt zur Vermeidung des Kolonkarzinoms: die noch nicht maligne entartete Vorläuferläsion lässt sich leicht erkennen und kann auch mittels Koloskopie abgetragen werden.

Für das **Screening** stehen heute im Wesentlichen zwei Methoden zur Verfügung: Das Screening auf okkultes Blut im Stuhl (**Okkulttest**) und die **Screeningkoloskopie** (Dickdarmspiegelung). Vier große randomisierte klinische Studien zum Screening auf Kolorektalkarzinom mittels Okkulttest geben eine gute Datenlage bezüglich der Detektionsrate von Polypen und Karzinomen und Reduktion der Mortalität. Der verwendete Okkulttest hat eine hohe Spezifität für Blut (93–94 %), d. h. fällt er positiv aus, so handelt es sich mit aller Wahrscheinlichkeit um Blut. Seine Sensitivität für die zu entdeckenden Pathologien im Darm ist jedoch beschränkt (65 % für Karzinome, 18 % für Adenome). Das erklärt sich daraus, dass mit dem Okkulttest nur jene Läsionen entdeckt werden, die unmittelbar vor der Untersuchung auch tatsächlich geblutet haben. Wird die Methode des Okkulttests – mit all ihren Limitationen – eingesetzt und bei positivem Ergebnis des Okkulttests (= Blut wird im Stuhl entdeckt) als Konsequenz die Koloskopie angeschlossen, und werden dabei eventuell gefundene Polypen entfernt, so lässt sich für diese Strategie eine circa 18%ige Reduktion der Sterblichkeit am Kolonkarzinom nachweisen.

Eine verbesserte Methoden des Tests auf okkultes Blut im Stuhl verwendet eine immunologische nachweismethode (FIT = fecal immunochemical test), der eine höhere Sensitivität aufweist. Die Sensitivität kann durch einen ‚Multitarget stool DNA test', der mutierte Gene in der DNA von in den Stuhl abgeschilferten Darmzellen entdeckt, weiter gesteigert werden.

Somit ist es möglich, mittels des einfachen Okkulttests und seiner konsequenten Anwendung im Screening eine Reduktion der Mortalität am Kolonkarzinom zu erreichen. Als Goldstandard im Screening für Polypen und Kolonkarzinome wird heute jedoch die wesentlich effizientere Methode der Koloskopie angesehen. In einer randomisierten Studie konnte mittels Sigmoidoskopie alleine eine Reduktion der Mortalität an Kolorektalkarzinom um 43 % gezeigt werden. Man kann davon ausgehen, dass ein regelmäßiges Screening alle fünf Jahre zwischen dem 50. und 75. Lebensjahr die Mortalität am kolorektalen Karzinom um ca. 80 % senken kann. Derzeit sind in Österreich folgende **Vorsorgeempfehlungen** bezüglich des Kolonkarzinoms in Kraft: Der Test auf okkultes Blut im Stuhl soll einmal im Jahr ab dem 40. Lebensjahr durchgeführt werden, ab dem 50. Lebensjahr ist eine Koloskopie alle 5 bis 7 Jahre zu empfehlen. Die Festsetzung des Beginns der koloskopischen Vorsorge mit dem 50. Lebensjahr beruht auf epidemiologischen Daten, die einen steilen Anstieg der Inzidenz des Kolonkarzinoms ab diesem Lebensalter zeigen. Neuere österreichische Daten schlagen einen früheren Beginn für Männer (45a) und späteren für Frauen (55a) vor.

Der Einsatz der radiologischen Methode ‚virtuelle Koloskopie' (Kolon-CT) ist derzeit noch nicht ausreichend validiert. Sie ist in der Lage, Polypen von > 5 mm mit ähnlicher Sensitivität wie die Koloskopie zu erkennen, und wird in Zukunft größere Bedeutung erlangen. Methodenbedingt erlaubt sie jedoch nicht, aufgefundene polypoide Läsionen im gleichen Untersuchungsgang abzutragen, sodass beim Nachweis von Polypen eine konventionelle Koloskopie zur Polypektomie angeschlossen werden muss.

An eine zur Vorsorge eingesetzte **Methode** sind besondere Anforderungen bezüglich Sicherheit und Komplikationen zu stellen, da die Untersuchung ja nicht an Kranken, sondern an sonst Gesunden erfolgt. Die Komplikationsraten sind für die Koloskopie gut bekannt, schwerwiegende Komplikationen (Perforation, Blutung, Tod) sind in 0,5 % zu erwarten, Komplikationen geringeren Schweregrades (Schmerzen, kleinere Blutungen) in ca. 10 %. Die Mortalität eines sich dem Screening unterziehenden Gesunden wird auf circa 1:100.000 geschätzt.

Die **Kosten** von Screeningprogrammen (okkulte Bluttests, Koloskopie) wurden in Modellrechnungen mit anderen Gesundheitskosten in Beziehung gesetzt. Sowohl für die USA als auch für die Situation in Europa mit einem deutlich anderen Kostenhintergrund stellt sich die Koloskopie als kostengünstigste Vorsorgemaßnahme, ausgedrückt als Kosten pro verhinderten vorzeitigen Tod, heraus. Screening mittels Koloskopie (alle 10 Jahre) ist deutlich kostengünstiger als das Zervixkarzinomscreening oder das Brustkrebsscreening. Die Koloskopie ab dem 50. Lebensjahr ist in das neue Vorsorgeprogramm in Österreich aufgenommen worden.

Neben den vorher erwähnten Risikofaktoren wie familiäre Belastung, Adenome und erbliche Tumorsyndrome gibt es auch **exogene Risikofaktoren** wie typische westliche Diät, zu wenig Ballaststoffe, zu wenig Vitamine, übermäßiger Alkoholkonsum, Fettsucht, hoher sozio-ökonomischer Status und körperliche Inaktivität. Aus diesen durch epidemiologische Studien herausgearbeiteten Risikofaktoren wurde eine Empfehlung für die allgemeine Prophylaxe konkretisiert: Faserreiche Kost, wenig tierisches Fett, Stuhlregulierung, Normalgewicht und wenig „rotes" Fleisch wird empfohlen. Es ist ausdrücklich darauf hinzuweisen, dass diese Empfehlungen nur auf epidemiologischen Daten basieren, nicht jedoch auf dem Ergebnis randomisierter Interventionsstudien; der tatsächlich positive Effekt dieser Empfehlung ist nicht gezeigt. Interessanterweise kann die regelmäßige Einnahme von Aspirin und nicht-steroidalen Antirheumatika (NSAR) in epidemiologischen Studien das Risiko sowohl für Polypen als auch für Kolorektalkarzinome senken. Trotz dieses relativ gut dokumentierten positiven Effektes ist derzeit die Datenlage bezüglich eines bevölkerungsweiten Einsatzes in der Prävention des kolorektalen Karzinoms noch nicht so klar, dass eine diesbezügliche Empfehlung auch ausgesprochen werden könnte.

Pathohistologie von gastrointestinalen Neoplasien und Entzündungen

Friedrich Wrba

Kurze Charakteristik der behandelten Histologie-Fälle

Pleomorphes Adenom der Parotis

(Parotis-Mischtumor)

- gutartig, Mischung: epithelial und mesenchymal
- Histo: scharf begrenzt mit Kapsel-Drüsen, Trabekel und soliden Arealen
- hyalines/myxoides Stroma, gelegentlich chondroid

Adenoid-zystisches Karzinom

- maligne: kleine palatinale Speicheldrüsen, Parotis
- Histo: „siebartige" Struktur, kleine basalzellähnliche Tumorzellen
- Ausbreitung: lokal destruktiv, Rezidivneigung, perineurale Invasion

Ulcus ventriculi

- Schleimhautdefekt, tiefer als Muscularis mucosae
- Ursachen:
  - HP, NSAR, Steroide, Reflux, Tumoren (Zollinger-Ellison-Syndrom)
  - neuronal/Stress
- Komplikationen:
  - Perforation, Penetration, Blutung, Narbe (Stenose), (Ca)

Magenkarzinom intestinaler und diffuser Typ

- tubuläre Strukturen oder diffuse Infiltrate („indian file")
- Siegelringzellen (mukozelluläres Ca)

Morbus Crohn

- chron. rezidivierende Entzündung des gesamten Gastrointestinaltrakts
- mit schubhaftem Verlauf
- typische Lokalisation
  - rechts akzentuiert, häufig segmental
  - terminales Ileum (Ileitis terminalis), Kolon, Magen
- Komplikationen
  - Fistelbildungen, Stenosen (Ca ?)

Colitis ulcerosa

- chron. rezidivierende Entzündung des Kolons
- mit schubhaftem Verlauf

- typische Lokalisation:
  - links akzentuiert
  - Kolon, gelegentlich terminales Ileum (*Backwash-Ileitis*)
- Komplikationen:
  - toxisches Megakolon
  - DALM (Dysplasia associated lesions or masses, CED-assoziierte IEN), PSC

Leberzirrhose (nutritiv/toxisch)

- Maschendraht-Fibrose
- regeneratorische Rosetten
- Cholestase
- Mallory-Körper

Hepatozelluläres Karzinom

- mehrreihige Trabekel
- pseudo-glanduläre Strukturen

Pankreaskarzinom

- duktales Adenokarzinom
- tubuläre papilläre Strukturen
- diffuse Infiltration
- perineurale Invasion

II PRAKTIKA

Praktikum: Histologie des Verdauungstrakts

Josef Neumüller

Im Praktikum behandelte Abschnitte des Verdauungstrakts

Kopfdarm

- Zahn
- Zahnbildung

Rumpfdarm

- Ösophagus
- Magen
- Duodenum
- Jejunum
- Kolon

Kopfdarm

Die **Zähne** werden im Praktikum anhand eines Beispiels demonstriert.

32 Zähne (in der Regel) im Erwachsenengebiss (permanente Zähne)

20 Zähne im kindlichen Gebiss (Milchzähne)

Zahnreihen mit 2 symmetrischen Bögen (Quadranten) im Ober- und Unterkiefer

Zähne pro Quadrant:

- 2 Incisivi (Schneidezähne)
- 1 Caninus (Eckzahn)
- 2 Prämolaren
- 3 Molaren (Kauzähne)

Die Zähne sind in den Zahnfächern (Alveolen) des Ober- und Unterkiefers mittels eines Halteapparates befestigt.

Am Zahn können folgende Teile unterschieden werden:

- Zahnkrone (Corona dentis: freistehendes Kau- und Schneidewerkzeug)
- Zahnhals (Cervix d.: Übergangsstelle, wo das Zahnfleisch anhaftet)
- Zahnwurzel (Radix d.: Teil des Zahns, der in der Alveole liegt)
- Zahnhöhle (Pulpa): Diese ist mit einem ursprünglich mesenchymalen Gewebe gefüllt. Durch das Foramen apicis dentis treten an der Wurzelspitze Nerven und Blutgefäße ein und führen vom Canalis radicis dentis in die Pulpa.

Am Zahn lassen sich Hartteile, Bindegewebe, Zellen und Nerven erkennen.

Hartteile

- Dentin (Substantia eburnea): ähnelt einem stark mineralisierten Knochen. Es umgibt die Pulpahöhle. An der Innenseite befinden sich Zellen (Odontoblasten), deren Fortsätze (Tomes Fasern) in feinen Radiärkanälchen bis zur Peripherie des Dentins ziehen. Odontoblasten produzieren Dentin während der Zahnentwicklung und in geringem Maß auch im Erwachsenenalter. Neben den Zellfortsätzen befinden sich marklose sensorische Nervenfasern (Schmerzempfindung).

- Zahnschmelz (Adamantin oder Emanelum): durch noch stärkere Mineralisierung (78 %) sehr hart; überzieht das Zahnbein im Bereich der Zahnkrone; keine zellulären Anteile; komplexer Aufbau in Form von Schmelzprismen. Ist beim Kauen starken Abnützungsvorgängen unterworfen. Wird während der Zahnentwicklung von Adamantoblasten (Ameloblasten) aufgebaut.
- Zahnzement (Cementum): Überzieht das Dentin vom Zahnhals bis zur Wurzelspitze. Es besitzt Osteozyten-ähnliche Zellen in Lakunen, die als Zementozyten bezeichnet werden.

Zahnhalteapparat (Paradontium): Befestigung des Zahnes in der Alveolarhöhle

- Peridontium: wird nicht zutreffend als Wurzelhaut bezeichnet. Besteht aus radiär angeordneten kollagenen und elastischen Fasern, die eine feste, aber auch bis zu einem gewissen Grad elastisch federnde Aufhängung des Zahnes in der Alveolarhöhle ermöglichen. Ähnlich wie bei der Zahnpulpa kommen auch hier Nerven, Rezeptoren und Blutgefäße vor.

Zahnbildung

Im 2. Schwangerschaftsmonat setzt die Zahnentwicklung ein. In der embryonalen Mundhöhle bilden sich im Bereich des späteren Ober- und Unterkiefers Zahnleisten aus, die vom Ektoderm ausgehend senkrecht in die Tiefe wachsen. Das Ende der Zahnleiste verdickt sich zur sog. Zahnknospe. Aus dieser entstehen in der Folge die Schmelzkappe und anschließend die Schmelzglocke (glockenförmiges Organ). Dieses ist – wie der Name sagt – für den Aufbau des Zahnschmelzes verantwortlich. Dentin, Paradontium und Zahnpulpa werden vom umgebenden Mesenchym gebildet. Neben dem glockenförmigen Organ hat sich aus der Zahnleiste bereits eine Ersatzzahnleiste differenziert, die für die Bildung der bleibenden Zähne vorgesehen ist. Das glockenförmige Organ setzt sich aus dem äußeren Schmelzepithel, der Schmelzpulpa (lockeres, verzweigtes Epithel), dem inneren Schmelzepithel (Adamanten- od. Amelioblastenepithel) und dem Odontoblastenepithel (zweite innere Zelllage) zusammen. Der innerste Teil des glockenförmigen Organs wird von der spitz nach oben zulaufenden Zahnpapille aufgebaut. Im umgebenden Mesenchym treten Verdichtungen (Saccus dentis) auf, die später zum Paradontium differenzieren.

Die Odontoblasten sind säulenförmig angeordnet und bilden Fortsätze (Tomes-Fasern) in Richtung der Adamantoblasten aus. Diese verlaufen in feinen Kanälchen. Die Odontoblasten bauen das sog. Prädentin auf, das aus Tropokollagen, Glykoproteinen und Glukosaminoglykanen besteht. Das fertige knochenartige Dentin entsteht ähnlich der desmalen Ossifikation durch Einlagerung von Hydroxylapatitkristallen. Die Mineralisation verläuft in Schüben. Deshalb sind im Zahnquerschnitt Zuwachszonen zu erkennen.

Auch das innere schmelzbildende Epithel bildet Tomes-Fortsätze aus, entlang derer die Mineralisation erfolgt. In einer weiteren Phase werden die Hydroxylapatitkristalle zu Fluor-haltigen Schmelzprismen vergrößert. Bis zum Durchbrechen des Zahnes durch die Mundschleimhaut ist eine Schmelzcuticula vorhanden, die später verloren geht. Auch das innere Schmelzepithel degeneriert zu diesem Zeitpunkt.

An der Umschlagstelle vom äußeren zum inneren Schmelzepithel bilden sich epitheliale Fortsätze aus (Hertwig-Epithelscheiden). Entlang dieser Strukturen differenzieren die Zellen der Zahnpapille zu Odontoblasten, die das Dentin der Zahnwurzel bilden. Die mesenchymalen Zellen werden durch die Dentinbildung zur Differenzierung in 3 Laminae angeregt (innen: L. cementoblastica, in der Mitte: L. periodontoblastica und außen L. osteoblastica). Diese Schichten sind respektive für die Bildung des Zahnzements, des Peridontiums und des Alveolarknochens verantwortlich. Durch den Vorgang der desmalen Ossifikation werden die Osteoblasten als Osteozyten von Knochensubstanz umgeben.

Rumpfdarm

Der Verdauungskanal lässt ein allgemeines **Bauprinzip** erkennen, das in seinen einzelnen Abschnitten modifiziert wird:

- Tunica mucosa (Mukosa, Schleimhaut)
  - Lamina epithelialis mucosae (Epithelgewebe: im Ösophagus mehrschichtig und unverhornt, im Magen und Darm einschichtig hochprismatisch)
  - Lamina propria mucosae: Bindegewebe, Drüsen Gefäße, Nerven sowie fallweise glatte Muskelzellen
  - Lamina muscularis mucosae: Glatte Muskulatur, die morphologisch eine Abgrenzung der Mukosa von der Submukosa erkennen lässt.
- Tela submucosa (Submukosa): Verschiebliche Bindegewebsschicht mit Blut- und Lymphgefäßen sowie mit einem Nervengeflecht (Plexus submucosus oder Meissner'scher Plexus). Charakteristische Drüsenpakete im Ösophagus und Duodenum
- Tunica muscularis (Muscularis propria)
  - innere glatte Ringmuskelschicht (Ausnahme: proximaler Abschnitt des Ösophagus mit quergestreifter Skelettmuskulatur)
  - Plexus myentericus (Auerbach'scher Plexus)
  - äußere glatte Längsmuskelschicht
- Adventitia: lockeres Bindegewebe mit Fettzellen, Nerven und Gefäßen
- Serosa (nur im Bereich der Bauchhöhle): flaches Mesothel (viszerales Peritoneum) bedeckt den Großteil des Dünndarms und des Dickdarms

In den Abschnitten des Verdauungstrakts, die nicht mit einer Serosa überzogen sind (Ösophagus, vom Kehlkopf bis zum Zwerchfell, Teile des Duodenums und des Kolons), schließt das Bindegewebe der Adventitia an die umgebenden Gewebe an.

Ösophagus

- Lamina epithelialis mucosae: Mehrschichtig unverhorntes Plattenepithel, Schleimhaut mit Einkerbungen und in Falten gelegt. Die basalen Zellen besitzen intensiv gefärbte Kerne und wenig Glykogen im Zytoplasma. Vereinzelt kommen Melanozyten und neuroendokrine Zellen vor. Die Zellen in der Mitte der Schleimhaut sind relativ groß und glykogenreich, werden aber gegen das Lumen zu immer flacher.
- Lamina propria mucosae: Loses Bindegewebe mit Lymphozyten, eosinophilen Granulozyten, Mastzellen und Plasmazellen.
- kräftige Lamina muscularis mucosae
- Tela submucosa mit Plexus submucosus: Vorkommen kleiner muköser Drüsen (Ösophagusdrüsen): Diese Drüsen besitzen 2–5 Lappen, die sauren Schleim sezernieren, der über einen kurzen Ausführungsgang mit mehrschichtigem hochprismatischem Epithel ins Lumen des Ösophagus abgeführt wird. Lymphozyten treten verstreut oder in Form kleiner Follikel auf. Auch eosinophile Granulozyten und Plasmazellen kommen vor. In der Submukosa sind reichlich Blutgefäße, lymphatische Gefäße, Nerven und Ganglienzellen vorhanden.
- Tunica muscularis propria
  - mit innerer Ring- und äußerer Längsmuskulatur, dazwischen Plexus myentericus
  - im oberen Drittel hauptsächlich quer gestreifte Skelettmuskulatur, im mittleren Drittel quer gestreifte Skelettmuskulatur und glatte Muskulatur gemischt, im unteren Drittel ausschließlich glatte Muskulatur

- Adventitia: Erklärung siehe oben.
- Serosa unterhalb des Zwerchfells (Diaphragma)

Magen

Funktion

Der Speisebrei wird durch Produktion von Salzsäure angesäuert und die Verdauung von Proteinen mithilfe des Enzyms Pepsin eingeleitet. Regulation durch Hormone, die von hormonproduzierenden enteroendokrinen Zellen produziert werden. Es handelt sich dabei um kleine, basal liegende Zellen mit stark gefärbtem Kern und perinukleärer Aufhellung des Protoplasmas.

- ECL-Zellen (Enterochromaffin-Like Cells) stimulieren mittels Histamin die Säureproduktion der Belegzellen.
- G-Zellen sezernieren Gastrin, das die Sekretion von Magensaft erhöht.
- D-Zellen bilden Somatostatin, das hormonregulatorisch wirkt. Sie kommen auch im Dünndarm sowie im Dickdarm vor.

Belegzellen (Parietalzellen) sind rundlich und weisen ultrastrukturell Einfaltungen der Plasmamembran in Kanälchen auf. Tubulovesikuläre Membransysteme, in deren Wand sich H^+- und K^+-ATPasen befinden, fusionieren nach Aktivierung der Zelle mit den Kanälchen und setzen Protonen in die Drüsenschläuche frei. Die Aktivierung erfolgt parakrin über Histamin und neuronal über Acetylcholin. Die dafür spezifischen Rezeptoren befinden sich an der basolateralen Seite der Belegzellen. G-Zellen in der Pylorusregion stimulieren über das Hormon Gastrin die ECL-Zellen. Weiters wird von den Parietalzellen ein Peptid (der intrinsische Faktor) produziert, das für die Aufnahme des Vitamins B_{12} (extrinsischer Faktor) im Dünndarm unerlässlich ist.

Abschnitte

- Pars cardiaca
- Fundus
- Corpus
- Pars pylorica mit Musculus sphincter pylori

Entlang der kleinen Kurvatur befinden sich an der Innenseite des Magens parallele Falten, die den Speisebrei von der Kardia- bis in die Pylorusregion leiten.

Schichten der Magenwand

- Lamina epithelialis mucosae: Einschichtig-hochprismatisches und Schleim produzierendes Oberflächenepithel. Foveolae gastricae als Einsenkung der Schleimhaut in die Lamina propria. In die Foveolae gastricae münden Drüsenschläuche. Magendrüsen mit je nach Region typischem Bau und Zellzusammensetzung (Haupt-, Beleg- und Nebenzellen, endokrine Zellen). Drüsenschläuche in der Kardia reichen bis in die Muscularis mucosae, sind tubulär, leicht gewunden und verzweigt. Drüsenschläuche in der Korpus- und Fundusregion sind gerade und unverzweigt. Sie reichen nur bis zur Muscularis mucosae. Drüsenschläuche in der Pylorusregion sind stark gewunden und mehrfach verzweigt (Pylorusdrüsen). Sie reichen nur bis in die Muscularis mucosae hinein.
- Submukosa: Bindegewebe mit Blut- und Lymphgefäßen, In der Pylorusregion lymphatische Zellen, Mastzellen und Auftreten von Lymphfollikeln
- Muscularis propria: 3 Schichten glatter Muskulatur erkennbar:
  - außen longitudinal
  - in der Mitte zirkulär
  - innen schräg verlaufend (Fibrae obliquae)

Zelluläre Zusammensetzung der Magendrüsen innerhalb der einzelnen Abschnitte des Magens

Kardia

- hauptsächlich schleimbildende Zellen; verstreut endokrine und säurebildende Zellen

Fundus und Korpus

- Hauptzellen: Pepsinogenbildung in Zymogengranula
- Belegzellen (Parietalzellen): Säurebildung sowie Synthese des für die Vitamin B12-Resorption notwendigen Intrinsic Faktors.
- ECL-Zellen: Histamin-Freisetzung zur Steuerung der Säureproduktion
- epitheliale Stammzellen im Halsbereich (knapp unterhalb der Foveolae)
- Nebenzellen: Schleimproduktion

Pylorus

- hauptsächlich schleimproduzierende Zellen
- G-Zellen: Produzieren Gastrin
- D-Zellen: Produzieren Somatostatin
- vereinzelt säurebildende Zellen, besonders in der Nähe des Sphinkters

Darm

Dünndarm

reicht vom Sphinkter pylori bis zur Ileozökalklappe (Einmündung in den Dickdarm)

Abschnitte

- Duodenum (Zwölffingerdarm): retroperitoneal
- Jejunum (Leerdarm)
- Ileum (Krummdarm)

Funktion

Im Dünndarm findet der Hauptteil der Aufnahme von Aminosäuren, Zuckern und Fetten sowie von größeren Molekülen, die bei der Verdauung entstehen, statt. Im Dünndarm wird die im Magen begonnene Verdauung abgeschlossen. Das Duodenum weist eine Krümmung auf, in deren konkavem Teil das Pankreas liegt. Dort werden auch Galle und pankreatische Verdauungssäfte entleert. Dafür stehen 2 Papillen zur Verfügung: die kleine Zwölffingerdarmpapille, in die der Santorini-Gang führt, und die Vater-Papille, in die der Wirsing-Gang und die Gallengänge münden.

Verdauung von Fetten

Lipide werden durch Gallensäuren emulgiert und durch Lipasen in Fettsäuren und Glycerine abgebaut. Diese Stoffe können von den Enterozyten resorbiert werden. Daraus erfolgt im glatten endoplasmatischen Retikulum die Resynthese von Triglyceriden und Phospholipiden, die mit Apoproteinen aus dem rauen endoplasmatischen Retikulum vereinigt, im Golgi-Apparat vesikulär verpackt und basolateral als Chylomikronen exozytiert werden. Nach eingenommener lipidhaltiger Mahlzeit beinhaltet das Zytoplasma der Enterozyten reichhaltig Chylomikronen. Diese gelangen nach der Exozytose in die Lymphgefäße und weiters über den Ductus thoracicus in die Blutbahn. 90 % der Gallensäuren werden im Ileum rückresorbiert und gelangen zur Wiederverwendung über die V. portae in die Leber. Die Chylomikronen werden zusammen mit den Very Low Density Lipoproteinen (VLDL), die in der Leber und in den Dünndarmepithelzellen synthetisiert werden, zu den Kapillaren der Fettgewebe transportiert, durch Lipoproteinlipasen weiter verarbeitet und in den Fettzellen gespeichert. Restbestandteile der Chylomikronen (Remnants) werden in der Leber abgebaut.

Immunzellen des mukosa-assoziierten, lymphatischen Gewebes (mucosa associated lymphatic tissue = MALT)

T- und B-Lymphozyten, IgA-produzierende Plasmazellen, eosinophile Granulozyten, antigenpräsentierende Zellen und Mastzellen. Lymphozyten können diffus oder in größeren Ansammlungen von Lymphfollikeln (Peyer'sche Plaques) auftreten. Oberhalb der Lymphfollikel ist die epitheliale Basalmembran diskontinuierlich und modifizierte Enterozyten (M-Zellen; M = microfolded) mit basolateralen Taschen, durch die Lymphozyten und antigenpräsentierende Zellen fast bis zur apikalen Oberfläche gelangen können. Antigenwirksame Substanzen werden aufgenommen und mit Immunzellen in Kontakt gebracht.

Nervensystem

Der Plexus submucosus (Meissner) und der Plexus myentericus (Auerbach) stellen ein Geflecht von Ganglienzellen dar, die mit Nervenfasern verbunden sind. Zwischen den Neuronen und den glatten Muskelzellen befinden sich interstitielle Zellen, die untereinander mittels Gap junctions kommunizieren und der Reizübertragung dienen.

Enteroendokrine Zellen

Enterochromaffine (EC-)Zellen produzieren vor allem Serotonin, das die Motilität von Magen und Darm steigert. EC-Zellen befinden sich auch in der Mukosa des Dickdarms. Cholezystokinin wird von I-Zellen synthetisiert, stimuliert die Bildung von Pankreasenzymen und bewirkt eine Kontraktion der Gallenblase. Ebenso produzieren S-Zellen ein Pankreasenzym stimulierendes Hormon (Sekretin).

Der Wandbau entspricht grundsätzlich dem allgemeinen Schema

- Mukosa: Die Nahrungsaufnahme wird durch eine Oberflächenvergrößerung in drei Ebenen erleichtert.
  - Ebene 1: Mukosa und Submukosa sind in zirkuläre Falten gelegt (Plicae circulares oder (Kerckring'sche Falten)
  - Ebene 2: Die Mukosa verläuft entlang von Vorstülpungen (Zotten) und Einsenkungen (Krypten).
  - Ebene 3: Die Mukosa besteht größtenteils aus Enterozyten mit 2000–3000 langen, parallel ausgerichteten Mikrovilli an der apikalen Seite. Deshalb wird dieses hochprismatische Epithel auch als Bürstensaumepithel bezeichnet (apikaler Bürstensaum aus 1 µm langen Mikrovilli). Diese besitzen Aktinfilamente, die mit dem apikalen Netzwerk (terminal web) verbunden sind. Die Mikrovilli ermöglichen eine 600-fache Oberflächenvergrößerung. Sie sind von einer Glycocalix überzogen, die spezielle Bürstensaum-Verdauungsenzyme enthalten und der Länge nach von Aktinfilamenten durchzogen, die apikal mit dem tangential verlaufenden Aktinfasernetz (Terminal Web) der Enterozyten in Verbindung stehen. Die Aktinfilamente der Mikrovilli stehen an deren Wand mit lateralen Anheftungsproteinen (Myosin) in Verbindung und sind mittels Aktin-bindender Proteine (Fimbrin und Fascin) quervernetzt. Im apikalen Bereich der Enterozyten treten vermehrt Lysosomen und glattes endoplasmatisches Retikulum auf. In der Nähe des Nukleus befinden sich raues endoplasmatisches Retikulum sowie ein gut ausgeprägter Golgi-Komplex, Ribosomen und Polyribosomen. Zwischen den Enterozyten treten komplexe Zellverbindungen auf: Apikal liegen Tight Junctions (Zonulae occludentes), die eine Diffusionsbarriere zwischen apikaler und basolateraler Seite aufbauen. Gürtelförmige Zonulae adhaerentes verbinden die Zellen an der lateralen Seite mechanisch. Sie schließen das Terminal Web ab. Weiter basal befin-

den sich Desmosomen, in die intermediäre Filamente einstrahlen. Basolateral treten auch Gap junctions (Nexus) auf, die einen lateralen Transport niedermolekularer Substanzen ermöglichen. Lateral sind die Enterozyten eng verzahnt (Interdigitationen). An diesen Stellen befinden sich vermehrt K^+- und Na^+-ATPasen. Die Zellen sind an der Basalseite mittels Hemidesmosomen mit der Basalmembran verknüpft.

- Außer Enterozyten befinden sich schleimproduzierende Becherzellen in der Mukosa der Zotten.
- In den Krypten sind außerdem noch undifferenzierte Stammzellen sowie enteroendokrine Zellen (ECL-, EC-, G-, D- und I-Zellen) und Paneth'sche Körnerzellen vorhanden. Paneth'sche Körnerzellen treten vor allem an der Basis der Krypten auf. Diese Zellen besitzen apikal eosinophile sphärische Granula, die sog. Defensine (z. B. Lysozym) enthalten (unspezifische antibakterielle Abwehr).

- Lamina propria: Bildet das Zentrum der Zotten, umgibt aber auch als schmale Zone die Mukosa der Krypten. Ihr Bindegewebe besteht aus Fibroblasten, die Glykosaminoglykane, kollagene und retikuläre Fasern synthetisieren, sowie vereinzelt glatte Muskelzellen. Im Bindegewebe eingebettet befinden sich Blut- und Lymphgefäße sowie Nerven.
- Muscularis mucosae: Deutliches Band unterhalb der die Krypten abschließenden Lamina propria. Im Bereich des MALT ist die Muskulatur unterbrochen.
- Submukosa: Bindegewebe mit eingebetteten Blut- und Lymphgefäßen sowie Nervenfasern.
- Muscularis propria: Glatte Muskulatur, innen zirkulär, außen longitudinal

Besonderheiten der einzelnen Dünndarmabschnitte

- Duodenum (wird im Praktikum demonstriert)
  - hohe Plicae circulares mit dichtstehenden Villi,
  - Becherzellen seltener als im Jejunum
  - flache Krypten
  - Brunner-Drüsen (mukoid): Im Gegensatz zu den Pylorusdrüsen des Magens liegen diese Drüsen außerhalb der Muscularis mucosae. Sie produzieren einen alkalischen Schleim, der für den Übergang vom sauren Milieu des Magens in das alkalische des Dünndarms sorgt.
- Jejunum:
  - hohe, dicht stehende Plicae circulares
  - fingerförmige Zotten
- Ileum: (wird im Praktikum nicht gezeigt)
  - Peyer-Plaques
  - wenige Plicae
  - wenige, plumpe Zotten
  - viele Becherzellen

Dickdarm

Funktion

Resorption von Salzen und Flüssigkeit im Verdauungsbrei und Bildung der Faeces

Abschnitte

- Caecum
- Colon
  - ascendens - transversum - descendens

- Sigma
- Rectum

Wandbau: Keine Zotten, nur Krypten

- Mukosa: wenige Falten (mit Ausnahme des Rektums); dicht nebeneinander stehende, unverzweigte Krypten (Glandulae intestinales); zahlreiche Becherzellen in den Krypten (gleitfähige Darmoberfläche); resorbierende Enterozyten mit kurzen unregelmäßig verteilten Mikrovilli; Wasserresorption passiv, ist an den Transport von Natrium an der basolateralen Seite gekoppelt; undifferenzierte Stammzellen
- Lamina propria mit zahlreichen Lymphfollikeln. Im unteren Bereich des Rektums sind longitudinale Falten vorhanden
- Muscularis mucosae: kräftig ausgebildet
- Submukosa mit Bindegewebe und Fettzellen. Eingebettet darin Blut- und lymphatische Gefäße sowie der Plexus submucosus
- Muscularis propria
- Längsmuskelschicht der Tunica muscularis auf 3 dicke longitudinale Bänder (Taeniae coli) reduziert
- dazwischen Vorwölbungen (Haustren), durch Ringmuskulatur segmentiert
- Appendices epiploicae: Fettpölster im Serosa-Überzug

Praktikum: Biochemie – Pankreasdiagnostik im Labor

Hans Goldenberg
Vortragende: Hilde Laggner

1 Physiologische Funktion der Pankreaslipase

Pankreaslipase spaltet Nahrungsfette hauptsächlich zu freien Fettsäuren und Monoacylglycerol. Dazu ist die Emulgierung der Fette durch die Peristaltik und die oberflächenaktive Wirkung der **konjugierten Gallensäuren** notwendig. Native Triacylglycerole sind schwer hydrolysierbar, da sie nicht wasserlöslich sind. Die Gallensäuren bilden **Micellen**, in denen sowohl alle fettlöslichen Nahrungsbestandteile als auch die Lipase eingeschlossen werden. Eine Untereinheit der Lipase, die **Colipase**, aktiviert das katalytische Zentrum des Enzyms und führt damit zum Abbau des Fetts. Abgebautes Fett ebenso wie andere Lipidstoffe, d. h. Cholesterin, Phospholipide und die fettlöslichen Vitamine werden von der Mucosa absorbiert. Die Gallensäuren selbst sowie ein Teil des Cholesterins unterliegen dem **enterohepatischen Kreislauf** und werden, abhängig vom Darminhalt, im Ileum resorbiert und zur Leber zurücktransportiert.

In der Mucosazelle werden die Triacylglycerole größtenteils wieder resynthetisiert und mit den anderen Lipiden in Form der **Chylomikronen** in die **Lymphbahn** sezerniert.

2 Laboratoriumsdiagnostik der Pankreatitis

Die folgenden Parameter werden für die Differentialdiagnose einer Pankreatitis herangezogen:

- Amylase im Serum
- Amylase im Harn
- pankreatische Isoamylase im Serum
- Lipase im Serum
- Serum-Trypsin-ähnliche Immunreaktivität (TLI)
- pankreatisches Polypeptid

Die **Serumamylase** ist vor allem für ein primäres Screening innerhalb von 24 h bei Vorliegen entsprechender Symptome und Beschwerden geeignet (akute abdominelle Schmerzen, Rückenschmerzen). Ein um den Faktor 3 oder mehr gegenüber dem Referenzwert (30–155 U/l) erhöhter Messwert ist ein relativ sicherer Indikator und tritt in 85 % aller Pankreatitisfälle auf. Der Wert bleibt nach einem akuten Anfall etwa ein bis drei Tage erhöht.

Allerdings ist die Serumamylase nicht spezifisch für das Pankreas, da auch andere Organe Amylase bilden und auch diese im Serum nachweisbar ist (Speicheldrüsen, Leber, Dünndarm, Niere, Eileiter sowie bestimmte Tumoren).

Die **Amylaseaktivität im Harn** ist länger nachweisbar.

Spezifischer als die Messung der Aktivität der Gesamtamylase ist die Messung der **pankreatischen Isoamylase,** der normalerweise etwa 35–45 % der gesamten Amylaseaktivität im Serum entstammen. Allerdings ist dieser Test wesentlich aufwändiger und nicht immer routinemäßig verfügbar.

Die **Pankreaslipase** ist mit der Isoamylase im Hinblick auf die Spezifität etwa gleichwertig. Sie gilt als der sicherste Parameter zur Erfassung einer akuten Pankreatitis und lässt sich leicht automatisiert bestimmen. Der Referenzwert liegt bei 20–160 U/l.

Die **Trypsin-Immunreaktivität** und **das Pankreatische Polypeptid** sind zum Unterschied von allen anderen Parametern absolut **spezifisch** für das Pankreas, aber aufwändiger zu bestimmen.

Literatur

Harrison, Innere Medizin, 16. Auflage, Kap. 293, S. 2036–2051 (2005).

3 Bestimmung der Aktivität der Pankreaslipase mittels acidimetrischer Titration

Eine sehr einfache Methode zur Bestimmung der Aktivität der Lipase besteht in der acidimetrischen Titration der durch die Hydrolyse von Fett in Gegenwart des Gallensalzes **Natriumdesoxycholat** (Natriumsalz der Desoxycholsäure) freigesetzten Fettsäuren. Um die Bedeutung der Gallensalze als Emulgatoren zu unterstreichen, wird ein Vergleichstest mit einer Probe durchgeführt, der kein solches zugesetzt wird. Desoxycholsäure ist zwar keine konjugierte, sondern eine freie Gallensäure, hat aber dennoch genügend Oberflächenaktivität, um die enzymatische Hydrolyse des Fetts zu erleichtern.

Die enzymatische Reaktion liefert 2 Äquivalente Fettsäure pro Triglycerid:

$$\text{Triglycerid} + 2\,H_2O \Rightarrow 2\ \text{Fettsäuren} + \text{Monoacylglycerol}$$

Die freigesetzten Fettsäuren werden dann mit Natronlauge bis zum Umschlag des Indikators Phenolphthalein titriert. Da das als Substrat verwendete Speiseöl auch freie Fettsäuren enthält, wird als Vergleich ein Leerwert mittitriert, indem das Enzym vor Zugabe des Öls durch Erhitzen inaktiviert wird.

Benötigte Geräte und Reagenzien:

- Lösung von Lipase
- Lösung von Na(trium)desoxycholat
- destilliertes Wasser
- Speiseöl
- Natronlauge (NaOH), c = 0,1 mol/l in einer Bürette
- Alkohol zum Spülen
- Phenolphthalein
- Erlenmeyerkolben zum Titrieren

Pipettierschema

Testansatz	1 (Leerwert)	2	3
Lipaselösung	0,5 ml	0,5 ml	0,5 ml
dest. Wasser	1 ml	1 ml	--
Na-Desoxychloat	--	--	1 ml
Erhitzen vor Zugabe des Öls	JA	NEIN	NEIN
Speiseöl	3 ml	3 ml	3 ml

Nach guter Durchmischung werden alle drei Röhrchen 30 min bei 37 °C im Wasserbad inkubiert. Dabei wird alle 5 min gut durchgeschüttelt, um eine ständige Durchmischung der hydrophilen und der lipophilen Komponenten des Gemischs zu gewährleisten.

Die Eprouvetten werden dann unter kaltem Fließwasser abgekühlt.

Der Inhalt jeder Eprouvette wird in den Titrierkolben gegossen, dann wird zweimal mit je etwa 4 ml Alkohol nachgespült, um eine quantitative Überführung des Inhalts zu gewährleisten.

Man setzt einige Tropfen Phenolphthalein zu und titriert unter ständigem Schütteln mit NaOH bis zum Umschlag nach rosa. Die Farbe des basisch gewordenen Indikators muss bei fortgesetztem Schütteln mindestens 5 Sekunden lang erhalten bleiben. Dieser Zeitraum des Abwartens ist vor allem in Abwesenheit des Gallensalzes notwendig, da die im Öl enthaltenen freien Fettsäuren nur langsam in die Wasserphase übergehen.

Berechnung

Aus dem Verbrauch v an NaOH kann mit Hilfe der Äquivalenzgleichung die Menge n an freigesetzter Fettsäure berechnet werden.

$$c_{NaOH} \cdot v_{NaOH} = n_{Fettsäure}$$

c_{NaOH} ist in mol/l (= mmol/ml) angegeben, das Volumen wird in ml gemessen. Daher ergibt sich die Menge an Fettsäure in mmol. Durch Multiplikation mit 1000 erhält man daraus die µmol freigesetzte Fettsäure. Da eine halbe Stunde inkubiert wurde, muss das Probenergebnis noch durch 30 dividiert werden. So erhält man die µmol freigesetzte Fettsäure pro Minute, das sind die Units der Lipaseaktivität. Der Verbrauch des Leerwerts (Probe Nr. 1) ist vor der Berechnung abzuziehen.

Die Berechnung der einzelnen Proben folgt dem auf dem Handout angegebenen Schema.

Versuchsprotokoll

Probe Nr.	Verbrauch	mmol Fettsäure	Units	Steigerung (3-2)
Leerwert			--	--
Probe 2				--
Probe 3				

Aufgabe

Wenn die Probe echtes Serum wäre, wie groß wäre dann die Lipaseaktivität in Units/l?

..... U/l

Praktikum: Pathohistologie des Verdauungstrakts

Friedrich Wrba

Im Praktikum behandelte Tumoren/Veränderungen

Die angeführten Literaturverweise beziehen sich auf das Lehrbuch: Böcker, W, Denk, H, Heitz, P, Moch, H (2008): Pathologie, 4. Auflage, Urban & Fischer, und dienen der nötigen vorbereitenden Lektüre.

- Pleomorphes Adenom der Parotis
- Adenoid-zystisches Karzinom
- Ulcus ventriculi
- Magenkarzinom intestinaler und diffuser Typ
- Zöliakie
- Morbus Crohn
- Colitis ulcerosa
- Leberzirrhose (nutritiv/toxisch)
- Hepatozelluläres Karzinom
- Pankreaskarzinom

1 Pleomorphes Adenom der Parotis (Parotis-Mischtumor)

- gutartig, Mischung: epithelial und mesenchymal
- Histologie: scharf begrenzt mit Kapsel-Drüsen, Trabekel und soliden Arealen, hyalines/myxoides Stroma, gelegentlich chondroid
- aufgrund seiner hohen Rezidivneigung ist eine komplette Resektion des Tumors anzustreben
  (*Böcker et al. 2008, S. 679 ff*)

2 Adenoid-zystisches Karzinom

- Maligne: kleine palatinale Speicheldrüsen, Parotis
- Histologie: „siebartige" Struktur, kleine basalzellähnliche Tumorzellen
- Ausbreitung: lokal destruktiv, Rezidivneigung, perineurale Invasion (!)
  (*Böcker et al. 2008, S. 682 ff*)

3 Ulcus ventriculi

- Schleimhautdefekt, tiefer als Muscularis mucosae
- Ursachen: Helicobacter pylori (HP), NSAR, Steroide, Reflux, neuroendokrine Neoplasien (Zollinger-Ellison-Syndrom), neuronal/Stress
- Komplikationen: Perforation, Penetration, Blutung, Narbe mit Stenose (Ca ?)
  (*Böcker et al. 2008, S. 700 ff*)

4 Magenkarzinom – intestinaler und diffuser Typ

- Tubuläre Strukturen oder diffuse Infiltrate „Indian file", Siegelringzellen (mukozelluläres Ca) (*Böcker et al. 2008, S. 708 ff*)

5 Zöliakie

- Glutensensitive Enteropathie, immunologisch bedingte Unverträglichkeit gegenüber Gliadin, genetisch prädisponiert
- Diagnose
  - (auf Basis der ESPGHAN-Kriterien, European Society of Pediatric Gastroenterology, Hepatology and Nutrition):
  - Beschwerdebild, Serologie, histologische Veränderungen der Dünndarmmukosa (klassifiziert nach Marsh), Normalisierung unter glutenfreier Ernährung
- Klinische Erscheinungsformen: klassische Form (symptomatische Zöliakie), mono- und oligosymptomatische Form, stumme (atypische) Zöliakie
- Histologie: Die Veränderungen werden hinsichtlich ihres Schweregrades der Ausprägung in morphologische Kategorien nach Marsh klassifiziert.
  - Marsh-Typ 0: reguläre Schleimhaut ohne pathologische Veränderungen
  - Marsh-Typ I (infiltrativer Typ): Vermehrung der IEL (intraepitheliale Lymphozyten) > 40/100 Epithelien
  - Marsh-Typ II (hyperplastischer Typ): Vermehrung der IEL, Hyperplasie der Krypten, Vermehrung des lympho-/plasmazellulären Gehalts der Lamina propria mucosae
  - Marsh-Typ III (destruktiver Typ): Zottenatrophie, Vermehrung der IEL, Hyperplasie der Krypten, Vermehrung des lympho/plasmazellulären Gehalts der Lamina propria mucosae. Der Schweregrad der Zottenatrophie lässt noch eine Unterteilung zu in die Kategorien:

    Marsh-Typ IIIa: geringgradige Zottenatrophie

    Marsh-Typ IIIb: hochgradige/subtotale Zottenatrophie

    Marsh-Typ IIIc: totale Zottenatrophie – Typ der flachen Schleimhaut
- Liegt eine refraktäre Zöliakie vor, ist eine Phänotypisierung der IEL nötig, um einen aberranten Phänotyp auszuschließen, der mit einem erhöhten Risiko einer Lymphomentwicklung einherginge.
  (*Böcker et al. 2008, S. 725 ff*)

6 Morbus Crohn

- chron. rezidivierende Entzündung des gesamten GI-Trakts (mit schubhaftem Verlauf)
- Diagnose:
  - Kolonstufenbiopsien mit terminalem Ileum sowie eventuell ergänzend Biopsien aus dem oberen GI-Trakt, da beim Morbus Crohn in ca. 40 % auch der obere Dünndarm und Magen betroffen sein kann.
  - Endoskopische Veränderungen sind überwiegend rechtsseitig akzentuiert nachweisbar, häufig segmental, diskontinuierlich

- Histologie: Diskontinuierliche Entzündung, Schleimhautdefekte, Kryptendestruktionen, sog. Crohn-Mikroläsionen, fissurale Ulzera, Fibrose der Subserosa mit lymphoidzelligen Aggregaten
- Komplikationen: Fistelbildungen, Stenosen, die chirurgische Interventionen nötig machen, evtl. erhöhtes Risiko für eine Ca-Entwicklung

  (*Böcker et al. 2008, S. 753 ff*)

7 Colitis ulcerosa

- chron. rezidivierende Entzündung des Kolons (mit schubhaftem Verlauf)
- Diagnose:
  - Kolonstufenbiopsien mit terminalem Ileum, auch um einen Morbus Crohn auszuschließen, was nicht immer leicht ist. In unklaren Fällen wird der Begriff indeterminate Colitis verwendet.
  - Endoskopische Veränderungen sind überwiegend links akzentuiert vorliegend, vom Rektum über Sigma aufsteigend (Proctitis ulcerosa, Proctosigmoiditis ulcerosa, Colitis ulcerosa). Selten entzündliche Mitbeteiligung des terminalen Ileums (Backwash-Ileitis), dabei immer an Morbus Crohn denken.
- Histologie: Dichte, kontinuierliche Entzündung der Mukosa mit Kryptendestruktion (Kryptenabszesse) sowie breite (nicht-fissurale!) Ulzera, die auf die Schleimhaut beschränkt sind. Dies ist ein wichtiges Unterscheidungsmerkmal zur Morphologie des Morbus Crohn.
- Komplikationen: toxisches Megakolon, DALM (Dysplasia-associated lesions or masses, CED-assoziierte IEN – erhöhtes Risiko für Ca-Entwicklung), PSC

  (*Böcker et al. 2008, S. 751 ff*)

8 Leberzirrhose (nutritiv/toxisch)

- Maschendraht-Fibrose, regeneratorische Rosetten, Cholestase, Mallory-Körper

  (*Böcker et al. 2008, S. 803 ff*)

9 Hepatozelluläres Karzinom

- mehrreihige Trabekel atypischer Hepatozyten, pseudoglanduläre Strukturen, atypische Mitosen

  (*Böcker et al. 2008, S. 811 ff*)

10 Duktales Pankreaskarzinom

- Adenokarzinom, tubuläre papilläre Strukturen, diffuse Infiltration eines dicht fibrösen Stromas (desmoplastische Stromakomponente), perineurale Invasion häufig

  (*Böcker et al. 2008, S. 838 ff*)

Praktikum: Ernährung

Michael Hiesmayr, Karin Schindler

Ziel des Praktikums ist es, 5 Dimensionen der Ernährung von PatientInnen praktisch zu erproben und mit bekannten Normen und Beobachtungen zu vergleichen. Nach Durchführung des Praktikums soll jede/r Studierende folgende Fertigkeiten erworben haben:

1. Erhebung und Bewertung einer Ernährungsanamnese
2. Beurteilung des Ernährungszustands
3. Messung der Körperzusammensetzung
4. Grobe Schätzung der quantitativen und qualitativen Nahrungsaufnahme einer Mahlzeit
5. Planung und Vorschreibung einer künstlichen Ernährungstherapie

Es soll neben der individuellen Beurteilung von einzelnen Patientinnen und Patienten auch die Beurteilung einer Gruppe von gleichartigen PatientInnen durchgeführt, erprobt und verstanden werden. Jede Gruppe von PraktikantInnen wird die Daten von Ernährungsanamnese und Ernährungszustand einer ganzen Station zusammenfassen und mit dem Standard der Fachrichtung vergleichen. Damit soll das Konzept der Qualitätskontrolle im Bereich einer klinischen Station an dem klar abgrenzbaren Bereich Ernährung demonstriert und in der Realität erprobt werden.

1 Erhebung und Bewertung einer Ernährungsanamnese

Die Ernährungsanamnese umfasst zwingend folgende Elemente:

- Hat sich das Körpergewicht in den letzten 3 Monaten verändert?
  - Zunahme, Abnahme, keine Änderung, ich weiß es nicht
  - falls Abnahme oder Zunahme: wie viele kg?
  - falls Abnahme oder Zunahme: wann hat das begonnen?
- Haben sich gleichzeitig die Ernährungsgewohnheiten geändert?
  - geplant: Ich wollte zunehmen, abnehmen!
  - ungeplant
- Wie viel haben Sie in der letzten Woche gegessen?
  - normal, etwas weniger, die Hälfte, fast nichts oder nichts
- Warum haben Sie weniger gegessen?
  - weniger Hunger
  - weniger Appetit
  - Übelkeit
  - ...
- Wie viel haben Sie in den letzten Tagen im Krankenhaus gegessen?
  - Nnrmal, etwas weniger, die Hälfte, fast nichts oder nichts
- Wie viel wiegen Sie?
- Wie viel haben Sie vor 10 Jahren gewogen?
- Wie groß sind Sie?

Vergleich dieser einzelnen Patientin oder Patienten mit den individuellen Risikofaktoren in Bezug auf Outcome und Aufenthaltsdauer. Dabei sollten die weicheren Daten mit den härteren Daten aus dem Krankenblatt verglichen werden.

2 Beurteilung des Ernährungszustands

Die Grundlage bilden Größe und Gewicht und der daraus abgeleitete Body Mass Index. Die Referenz ist abhängig vom Lebensalter, daher sollen die Patienten zusätzlich zur groben Einteilung auf Nomogrammen nach ihrem Lebensalter erfasst bzw. verglichen werden:

- unterernährt BMI < 18,5
- normal BMI 18,5–25
- überernährt BMI 25–30
- obese BMI 30–35
- morbid obese I BMI 35–40
- morbid obese II BMI > 40

Die zweite Beurteilung beruht auf dem SGA-System (subjective global assessment), das es erlaubt, Patientinnen und Patienten zu identifizieren, die einer Ernährungsintervention bedürfen. Das SGA-System kombiniert Anamnese, körperliche Untersuchung und globale Bewertung des Ernährungszustands. Es wurde auch eine Variante für die Selbstanwendung durch Patienten entwickelt. Das SGA-System gilt als Referenz für verschiedene andere Scoring-Systeme (AKE, MUST, NRS-2001, SNAQ).

Es soll der Zusammenhang zwischen Ernährungszustand und einem Ernährungsrisiko erlernt und praktisch geübt werden.

3 Messung der Körperzusammensetzung

Die Körperzusammensetzung kann mittels Bioelektrischer Impedanzanalyse (BIA) gemessen werden. Als einfachste nicht-invasive Methode soll die BIA vorgestellt und praktisch durchgeführt werden.

Es werden folgende Parameter gemessen bzw. abgeleitet:

- Resistanz
- Reaktanz
- Phasenwinkel
- fettfreie Masse
- Body Cell Mass
- extrazelluläre Masse
- ECM/BCM

Deren Interpretation soll an einzelnen Beispielen illustriert werden und mit der subjektiven Beurteilung verglichen werden.

4 Grobe Schätzung der quantitativen und qualitativen Nahrungsaufnahme einer Mahlzeit

Anhand von einigen typischen Nahrungsmitteln soll exemplarisch deren Nährstoffgehalt (Protein, Kohlenhydrate, Fett, Gesamtkalorien) erlernt werden. Dieses Wissen wird dann beim Abschätzen vom Nährstoffgehalt von 4 Mahlzeiten, die auf Fotografien dargestellt sind, angewendet.

Im zweiten Teil werden anhand von Beispielen von PatientInnen Speisetabletts nach Essen der Mahlzeiten hinsichtlich der tatsächlichen Nahrungszufuhr evaluiert. Als Referenz liegen die Unterschiede des Gewichts und die Beurteilung durch Expertinnen oder Experten vor.

Es sollte danach möglich sein, eine erste Beurteilung der Nährstoffzufuhr einzelner Patienten mit Bezug zu Gewicht, BMI, Geschlecht und Alter vorzunehmen. Ziel ist es, eine Nährstoffzufuhr, die quantitativ oder qualitativ bei < 50 % des Bedarfs liegt, verlässlich zu erkennen. Ebenso sollte eine überhöhte Nährstoffzufuhr (mehr als 50 % des Bedarfs) erkannt werden.

5 Planung und Vorschreibung einer künstlichen Ernährungstherapie

Es sollen die verfügbaren Bausteine für eine Ernährungstherapie (sowohl enteral als auch parenteral) an einzelnen Beispielen erfasst werden.

- Kaloriengehalt einzelner Komponenten
  - Glukoselösungen, AS-Lösungen, Fettlösungen
  - industrielle parenterale oder enterale Ernährung
- Bedarf eines stabilen kranken Menschen
  - 25 $kcal.kg^{-1}.d^{-1}$
  - Glukose min. 1,5 $g.kg^{-1}.d^{-1}$ (max. 5)
  - Protein min. 1 $g.kg^{-1}.d^{-1}$ (max. 2)
  - Lipid min. 0,15 $g.kg^{-1}.woche^{-1}$ (max. 1,5 $g.kg^{-1}.d^{-1}$)
  - Na 2 $mmol.kg^{-1}.d^{-1}$
  - K 1 $mmol.kg^{-1}.d^{-1}$
  - Phosphat 0,5 $mmol.kg^{-1}.d^{-1}$
  - Mg 0,05 $mmol.kg^{-1}.d^{-1}$
  - Ca 0,05 $mmol.kg^{-1}.d^{-1}$
  - Spurenelemente
  - Vitamine

Die Idee einer Stickstoffbilanz sollte an 2 Beispielen errechnet werden und der entsprechende Verlust an Muskelmasse geschätzt werden können.

Alle Tätigkeiten werden aufgeteilt in Untergruppen durchgeführt.

III SELBSTSTUDIUM

Ernährung und Psyche– psychosoziale Einflussfaktoren auf das Ernährungsverhalten

Felicitas Auersperg, Kurt Widhalm

Rund 860 000 Menschen in Österreich leiden unter Übergewicht (Österreichische Gesundheitsbefragung 2006/7), 2,9 % der Frauen und 0,6 % der Männer sind untergewichtig. Diese alarmierenden Zahlen machen deutlich, warum es so wichtig ist, dass sich die verschiedensten wissenschaftlichen Disziplinen, von der Medizin bis zur Soziologie intensiv mit dem Thema Ernährung beschäftigen. Dieser in den letzten Jahren sowohl in der Wissenschaft, als auch in den Populärmedien immer präsenter werdende Bereich ist insbesondere bei der Betrachtung der derzeitigen Mortalitätsraten von großer Bedeutung: Etwa 43 % aller Todesfälle in Österreich sind Folge von Erkrankungen des kardiovaskulären Systems. Diese können verschiedene Ursachen haben, besonders häufig stehen sie jedoch im Zusammenhang mit Übergewicht und dessen Begleiterscheinungen. Auch Unterernährung kann dramatische Auswirkungen auf den Organismus haben. Neben den gut dokumentierten Effekten von Fehlernährung auf den Körper und die physische Gesundheit können auch soziale Schwierigkeiten und beeinträchtigte Lebensqualität der Betroffenen folgen (bspw. Castanon et al, 2014). Aus diesem Grund ist es von großem Interesse, das Gebiet Ernährung multifaktoriell zu erforschen und Wege zu finden, Fehlernährung durch geeignete Präventionsmaßnahmen in ihrer Entstehung vorzubeugen.

Übliche Redensarten wie „das muss ich erst hinunterschlucken“, „daran hat er länger zu beißen“, „eine Wut im Bauch haben“ oder „ da vergeht mir der Appetit“ deuten genauso wie die Begriffe „comfort- food“, „Nervennahrung“ oder „Hirnfutter“ bereits darauf hin, dass auch die Psyche eine wichtige Rolle spielt, was Ernährung betrifft. Tatsächlich zeigt die wissenschaftliche Datenlage, dass eine verhaltenstherapeutische Komponente bei Ernährungsinterventionen unbedingt nötig ist, um einen Rückfall zu vermeiden, eine langfristige Änderung der Gewohnheiten zu unterstützen und Zwänge, Schuldgefühle oder ein negatives Selbstbild zu vermeiden (Stöckli & Keller,2002). Darüber hinaus sind psychologische Überlegungen bei sensiblen Themen wie Ess-Störungen oder auch der Motivationsarbeit im Rahmen von Interventions- und Präventionsprogrammen hilfreich, um die Bedürfnisse des Patienten in ihrer Individualität zu erfassen.

1 Faktoren die das menschliche Ernährungsverhalten beeinflussen

Die basale biologische Tätigkeit Nahrungsaufnahme wird nicht nur durch physiologische und metabolische Faktoren reguliert, sondern auch psychologische und soziale Faktoren spielen eine wichtige Rolle. Dies lässt sich bereits in der Tierwelt beobachten- So haben Tan und Hare (2013) bei einem Experiment mit Bobobos beobachtet, dass die Affen Nahrungsmittel teilen, wenn sie sich davon einen sozialen Vorteil versprechen. Beim Menschen wird das Essverhalten noch deutlich stärker durch psychologische und soziale Aspekte gesteuert.

2 Psychologische Faktoren

Im Wesentlichen lässt sich zwischen kognitiven Einflussfaktoren, wobei die zentralsten Risikoeinschätzungen, Wirksamkeitserwartungen und Attributionen sind, und emotionalen Einflussfaktoren, die sowohl positiv valent als auch negativ valent sein können, unterscheiden (Pietrowsky, 2006). Ein Beispiel für emotionale Einflussfaktoren ist die Zivilisationskrankheit Stress: Bei einer in Großbritannien durchgeführten Untersuchung konnte beobachtet werden, dass Personen mit einer selbstempfundenen erhöhten Arbeitsbelastung verstärkt zu „ungesunden" Snacks greifen (Chaplin & Smith, 2011) dieses Phänomen scheint seinen Ursprung in der stressinduzierten Cortisolfreisetzung zu haben (George et al,2010). Eine behavioristische Erklärung für dieses Verhalten könnte ein konditionierter Mechanismus sein, bei dem negative Emotionen in der Kindheit mit der Gabe von Süßigkeiten als exklusives Gut beantwortet wurden. Dieses Verhalten wird eventuell auch im Erwachsenenleben beibehalten.

3 Ernährung und Persönlichkeit

Die Forschungsergebnisse zu der Fragestellung ob es einen Zusammenhang zwischen der Persönlichkeitsstruktur und dem Essverhalten gibt, sind uneindeutig. Untersuchungen an adipösen Rehabilitationspatienten (n= 85) konnten keinen Zusammenhang nachweisen (Fuchs- Strizek et al, 2011), während eine Meta- Analyse Bulimia nervosa und Anorexia nervosa als durch die Merkmale Perfektionismus, Neurotizismus, Zwangssymptome, harm avoidance, ängstlich- vermeidende Störung, geringe Kooperation, negative emotionality und geringe Selbstbestimmung charakterisiert beobachtet. Konsistente Unterschiede zwischen den beiden Krankheitsbildern finden sich hinsichtlich Beharrlichkeit und Zwänglichkeit sowie geringer Neugier, die Attribute von an Anorexia nervosa leidenden Patienten sind, und den Merkmalen erhöhte Impulsivität, sensation seeking und Neugier, sowie mit Borderline assozierte Züge, die charakteristisch für Bulimia nervosa sind (Cassin & Ranson, 2005).

Welche Persönlichkeitsmerkmale Personen mit auffälligem Essverhalten durch die Öffentlichkeit zugeschrieben werden, ist im Sinne von Akzeptanz und der damit zusammenhängenden Lebensqualität sehr wichtig, derzeit aber noch kaum erforscht. Beispielsweise die Forschungslage zum Thema Stigmatisierung von Adipösen durch die breite Öffentlichkeit ist sehr beschränkt. Eine systematische Literaturanalyse fand nur 7 Artikel, die Kausalattributionen, stigmatisierende Haltung gegenüber Adipösen und Vorschläge zu Prävention thematisierten. Es scheint, dass externale Faktoren, die zu Übergewicht führen, bei der Meinungsbildung über Übergewichtige berücksichtigt werden, internalen Faktoren wie Charakterzügen aber mehr Bedeutung beigemessen wird. Das Vorstellen eines multidimensionalen Ätiologiemodells könnte hilfreich sein, um das vorwiegend negativ geprägte Bild von adipösen Personen zu verändern (Sikorski et al, 2011).

4 Soziale Faktoren

Neben psychologischen Einflussfaktoren spielen auch soziale Aspekte eine wichtige Rolle für unser Ernährungsverhalten. Wir orientieren uns an Rollenbildern, die die Gesellschaft oder unsere Familie uns vorgibt, wir konsumieren, was in unserer Peer- Group konsumiert wird und wir markieren wichtige Ereignisse in unserem Leben mit Festessen, bei denen Freunde, Verwandte und alle Menschen, die für uns von Bedeutung sind zusammenkommen. Diese Beispiele verdeutlichen, dass soziale Normen großen Einfluss auf unser Verhalten und natürlich auch auf unser Ernährungsverhalten haben. Die unterschiedlichen Ernährungsstile finden ihren Ursprung in Normen und Wertvorstellungen, die kultur- und milieuspezifisch sind. Formen der Ernährung sind also häufig nicht so sehr finanziell begründet, als von den Menschen, mit denen wir uns umgeben, geprägt. Ein weiterer wichtiger Einflussfaktor ist der soziale Vergleichsprozess. Menschen orientieren sich nicht nur an allgemeinen milieuspezifischen Normen, sondern auch an sozial ähnlich gestellten anderen Menschen, auf die bekannte Rahmenbedingungen zutreffen. So vergleicht sich eine übergewichtige Person eher mit einer anderen übergewichtigen Person (Pietrowsky, 2006). Ein entscheidender Aspekt bei Ernährungsumstellungen ist die soziale Unterstützung, ein Mechanismus, der den helfenden Einfluss von Personen aus dem Umfeld eines Menschen, der in einer schwierigen Lebenssituation steckt, beschreibt. Bei Gesundheitsinterventionen bedeutet es eine große Erleichterung für den Betroffenen, wenn das Umfeld ihn unterstützt (Burkert et al, 2005).

Innerhalb des Sozialisationsmilieus wurde besonders der Einfluss des sozialökonomischen Status auf das Ernährungsverhalten untersucht. Nach Wardle und Steptoe (2003) steigt der Konsum von Obst und Gemüse mit der Höhe des sozioökonomischen Status. Dementsprechend soll das Ernährungsverhalten in Bevölkerungsschichten mit geringer Bildung und höheren Armutsraten ungünstiger sein und stärker von Übergewicht und Adipositas betroffen sein (Böhm, 2006). Als Grund hierfür können beispielsweise die kostengünstigeren Lebensmittel, die von dieser Bevölkerungsgruppe verstärkt konsumiert werden, angeführt werden, die häufig eher nährstoffarm sind. Die fehlenden monetären Mittel können demnach zu einer ernährungsphysiologischen unausgewogenen Ernährungsweise führen (Drewnowski, 2004). Ein höherer sozioökonomischer Status hat nicht nur Einfluss auf das Gewicht, sondern beeinflusst offenbar auch das Körperbild, da auch das Wunschgewicht niedriger ist als in anderen Milieus (Drewnowski & Specter, 2004). Dies gilt nicht nur für Erwachsene sondern wie das Milieu der Eltern auch Einfluss auf das Ernährungsverhalten ihrer Kinder (Dubois et al., 2007).

5 Ernährungsverhalten

Durch die doppelte Funktion der Nahrungsaufnahme, einmal als biologische Notwendigkeit, einmal als soziale Handlung, ist es schwierig, das Ernährungsverhalten völlig zu erfassen und zuzuordnen. Sicher ist, dass Ernährungsverhalten sozial vermittelt wird, primär durch den ersten Bezugspunkt, die Familie, die ihrerseits durch Kontextbedingungen geprägt wird. Diese bestimmen welche Bedeutung der Handlung Essen zugeschrieben wird- so ist Nahrungsaufnahme in unserer Kultur unter anderem ein Symbol für besondere Ereignisse, Wohlstand, Macht oder Zugehörigkeit. Davon losgelöst sind individuelle Bedürfnisse, die in erster Linie von biologischen Aspekten wie dem Nährstoffbedarf determiniert werden. Somit ist das Ernährungsverhalten ein vielschichtiges Konstrukt, das durch individuelle Durchführung und Habitualisierung, aber auch durch seine gesellschaftliche Verankerung gekennzeichnet ist (Brombach, C. 2011).

Conclusio

Durch die enge Verknüpfung sozialer, psychischer und biologischer Faktoren, die im Kontext Ernährung eine Rolle spielen, ist es von großem Nutzen für den Patienten, wenn bei der Behandlung ernährungsassoziierter Krankheitsbilder nicht nur physische, sondern auch psychosoziale Aspekte berücksichtigt werden. Durch gute Kommunikation, die auch die Psychologie mit einbezieht, kann die Sicherheit des Patienten gesteigert werden, Fehler und unerwünschte Ereignisse können vorgebeugt werden und nicht unbedingt nötige Operationen sowie die damit verbundenen Ausgaben können eingeschränkt werden.

Literatur

Böhm, A. (2006). Adipositas bei Einschülern im Land Brandenburg – Trends über 10 Jahre und Zusammenhänge mit der sozialen Lage. Landesgesundheitsamt Brandenburg.

Brombach, C. (2011). Soziale Dimensionen des Ernährungsverhaltens. Ernährungsumschau 6/2011 S. 318–324.

Burkert, S., Knoll, N., Scholz, U. (2005).Korrelate der Rauchgewohnheiten von Studierenden und jungen Akademikern: Das Konzept der dyadischen Planung. Psychomedizin, 17, 240–246.

Cassin, S. & Ranson, K. (2005). Personality and eating disorders: a decade in review Department of Psychology, University of Calgary, 2500 University Dr. N.W., Calgary, Alberta, Canada T2N 1N4.

Castanon, N., Lasselin, J. & Capuron, L. (2014). Neuropsychiatric Comorbidity in Obesity: Role of Inflammatory Processes. Front Endocrinol (Lausanne). 2014 May 15;5:74. eCollection.

Chaplin K., Smith A.P. (2011) .Breakfast and snacks: associations with cognitive failures, minor injuries, accidents and stress. Nutrients 3, 515–528.
Drewnowski, A. (2004). Obesity and the food environment. Dietary energy density and diet costs. Am J Prev 27, 154–162.
Drewnowski, A.&Specter, S. (2004). Poverty and obesity: the role of energy costs. American Journal of Clinical Nutrition, 79, 6–16.
Dubois,L., Farmer, A., Girard, M., Peterson, K. & Tatone- Tokuda,F. (2007). Problem eating behaviorsrelated to social factors and bodyweight in preschoolchildren: Alongitudinal study. International Journal of Behavioral Nutrition and Phsyical Activity, 4(9),4–9.
Fuchs-Strizek,R. ,Schwann,H., Arnold,M., Kullich,W. (2011)Adipositas, Essverhalten und Persönlichkeitsstruktur – Erfolgreiche Veränderungen im Rahmen eines mehrwöchigen stationären Rehabilitationsaufenthaltes Psychotherapiewissenschaft Bd 1, Nr. 3 (2011)
George, SA., Khan, S., Briggs, H. & Abelson, JL. (2010). CRH-stimulated cortisol release and food intake in healthy, non-obese adults. Psychoneuroendocrinology 35, 607–612.
Pietrowsky, R.(2006). Ernährung. in: Renneberg, B.& Hammelstein, P. (2006) Gesundheitspsychologie. Heidelberg: Springer Medizin Verlag.
Sikorski C., Luppa M., Kaiser M., Glaesmer H., Schomerus G. & Riedel-Heller S. (2011). The stigma of overweight and obesity in the general public and its implications for public health – a systematic review. BMC Public Health, 11, 661.
Statistik Austria, (2007). Österreichische Gesundheitsbefragung 2006/2007.Haupergebnisse und methodische Dokumentation.
Stöckli, R. & Keller, U. (2002). Wirksamkeit von Interventionen bei Adipositas (BMI> 30kg/m2). In: Suisse Balance. Die Ernährungsbewegung vom Bundesamt für Gesundheit und von Gesundheitsförderung Schweiz. Basel: www.saps.ch
Tan, J.& Hare, B. (2013). Bonobos Share with Strangers. PLoS ONE 8(1): e51922. doi:10.1371/journal.pone.0051922.
Wardle, J. & Steptoe, A. (2003). Socioeconomic differences in attitudes and beliefs about healthy lifestyles. J Epidemiol Community Health 57, 440–443.

Histologie des Verdauungstrakts

Josef Neumüller

Kopfdarm

- Mundhöhle mit Wangen und Lippen
- Gaumen
- Zunge
- Speicheldrüsen
  - Glandula submandibularis
  - Glandula parotis
  - Glandula sublingualis

Kopfdarm

Mundhöhle

Die Mundhöhle (Cavitas oris) besteht aus einem Vorhof (Vestibulum oris), der Haupthöhle (Cavitas oris propria) und der Schlundenge (Isthmus faucium), die in den Rachen überführt. Das Epithel der Mundhöhle ist grundsätzlich mehrschichtig und unverhornt (Ausnahme: Gaumen mit teilweiser Verhornung und Lippen). Unterhalb der Schleimhaut befinden sich zahlreiche kleine Speicheldrüsen. Ebenso münden die Ausführungsgänge der großen Speicheldrüsen (siehe unten) in die Mundhöhle. Harter und weicher Gaumen bilden deren Dach. Die Lamina propria ist teilweise leistenartig mit dem Epithel verzahnt. Im Bereich des harten Gaumens befindet sich die Schleimhaut direkt über dem Knochen. Eine Submukosa ist teilweise in verschiedenen Modifikationen vorhanden, die Lamina muscularis mucosae fehlt.

Die Lippen (Labia oris) sind vom quer gestreiften M. orbicularis oris durchzogen. Die Außenseite der Lippen (Pars cutanea) ist nur schwach verhornt und enthält Barthaare, Schweiß- und Talgdrüsen. Die Innenseite der Lippen (Pars mucosa) ist von einem mehrschichtigen unverhornten Plattenepithel überzogen und enthält muköse Drüsen (Gll. labiales). Der Übergangsbereich zwischen Außen- und Innenseite (Pars intermedia) beinhaltet das Lippenrot (dünnes unverhorntes mehrschichtiges Plattenepithel über stark kapillarisierten Bindegewebspapillen). Bei Sauerstoffmangel erscheinen die Lippen blau (Zyanose).

Die Wangen werden vom quergestreiften M. buccinator durchzogen. Unter dem mehrschichtigen unverhornten Plattenepithel befinden sich die Lamina propria und eine Submukosa, die von seromukösen Drüsen (Gll. buccales und molares) durchzogen sind. Zwischen Muskulatur und Submukosa befindet sich Fettgewebe (Corpus adiposum buccae).

Die Zunge umfasst Corpus und Radix. Die Schleimhaut ist größtenteils aus mehrschichtig unverhorntem Plattenepithel aufgebaut, das an einzelnen Stellen verhornt sein kann. Sie ist mit der darunter befindlichen Lamina propria verzahnt. Makroskopisch sind Erhebungen (Zungenpapillen) sichtbar. An der Radix befinden sich die Zungenbälge, unter deren Schleimhaut das lymphatische Gewebe der Zungentonsille liegt.

Funktion

In der Mundhöhle beginnt die Verdauung: Durch die Zähne wird die Nahrung zerkleinert. Kohlenhydrate werden durch das Enzym Amylase, das im Speichel enthalten ist, teilweise abgebaut.

Zungenpapillen

- Papillae filiformes: verhornt und spitz zulaufend. Mechanorezeptoren und freie Nervenendigungen
- Papillae fungiformes: pilzförmig; enthalten Thermo- und Mechanorezeptoren sowie Geschmacksknospen
- Papillae foliatae: liegen am Zungengrund, enthalten Geschmacksknospen
- Papillae circumvallatae: liegen nahe dem Sulcus terminalis; 1–3 mm große Papillen, die zahlreiche Geschmacksknospen enthalten; in der Nähe befinden sich die von Ebner'schen Spüldrüsen; ihre Funktion: Wegspülen der Geschmacksstoffe.
- Während die Oberseite der Zunge durch die Papillen ein unregelmäßiges Profil aufweist, ist die Unterseite eher glatt. Im Inneren der Zunge befindet sich quergestreifte Skelettmuskulatur, deren Fasern longitudinal, vertikal und transversal verlaufen. Sie sind durch geflechtartiges kollagenes Bindegewebe verbunden. Bei der Glandula apicis linguae (Glandula lingualis anterior, Nuhn'sche Drüse) handelt es sich um eine gemischte Speicheldrüse.

Speicheldrüsen

Allgemeiner Bauplan der Speicheldrüsen

- Von einer bindegewebigen Kapsel reichen Septen in die Tiefe und gliedern die Drüse in Läppchen.
- Die Drüsen können serös, mukös oder gemischt (seromukös) sein.
- Zusammengesetzte Drüsen bestehen aus:
  - Azini mit serösen Endstücken und tubulären Anteilen
  - dem Ausführungsgangsystem mit
    a. Schaltstücken (intralobulär mit plattem oder isoprismatischem Epithel),
    b. Streifenstücken (basale Streifung kommt durch Einfaltungen der Zellmembran zustande, zwischen denen sich parallel angeordnete große Mitochondrien befinden; Funktion: Ionentransport) und
    c. großen interlobulären Ausführungsgängen

Glandula submandibularis

- vorwiegend seröse, wenige muköse Endstücke
- Sekretion von Amylase und Schleim
- zuweilen typische Anordnung: seröser (Ebner'scher) Halbmond und tubuläre, muköse Zellen
- myeloepitheliale Zellen beschleunigen die Sekretfreisetzung.
- Mehrere Endstücke werden über Schaltstücke zusammengefasst und gehen in Streifenstücke über.

Glandula parotis

- rein seröse Drüse
- gut entwickeltes Gangsystem, das in einen einzigen Ausführungsgang mündet
- Sekretgranula der Endstücke beinhalten Amylase
- im Bindegewebe befinden sich Lymphozyten und Plasmazellen, die IgA produzieren, das in den Speichel abgegeben wird

Glandula sublingualis

- gemischte, mukoseröse Drüse
- seröse Halbmonde
- muköse Tubuli
- keine deutlich ausgebildeten Schalt- oder Streifenstücke

Dickdarm

Appendix vermiformis (Darmtonsille)

Vom Caecum abzweigendes, blind endigendes divertikuläres Organ.

Dieses Organ wurden bereits im Block 8 besprochen und sollte daher nochmals im Selbststudium wiederholt werden.

Funktion

- sekundäres lymphatisches Organ
- lymphoides Gewebe bei der Geburt nicht vorhanden, in der Kindheit und Adoleszenz prominent, mit zunehmendem Alter degenerierend

Kennzeichen

- Schichtenbau wie Kolon, aber massive Einlagerung lymphatischen Gewebes
- durchgehende Ring- und Längsmuskelschicht der Muscularis propria
- Serosaüberzug

Übergang vom Rektum zum Anus mit Ausbildung eines mehrschichtigen Plattenepithels. Schwellkörper in der Lamina propria wird durch arterielles Blut gespeist. Erweiterungen der Gefäße werden als Hämorrhoiden bezeichnet.

Drüsen im Bereich des Darms

- Leber
- Pankreas

Diese beiden Organe wurden bereits im Block 3 eingehend besprochen und sollten daher nochmals im Selbststudium wiederholt werden.

Lernunterlagen

Junqueira, Luiz C.U., Carneiro, José: Histologie, 6. Aufl., 2005, XIV, 479 S., Verlag Springer.

Digitale Fotos zu den einzelnen Geweben und Organen, die aus dem Internet als Lernunterlagen heruntergeladen werden können.

Nahrungsmittel und toxische Inhaltsstoffe

Bettina Grasl-Kraupp

Die wichtigsten unerwünschten Fremdstoffe in der Nahrung umfassen:
Kanzerogene, Bakteriengifte, Pilzgifte, pflanzliche Inhaltsstoffe (Anthrachinone, Oxalsäure, Blausäure, Digitalis ...), Schwermetalle, Goitrogene (Thiocyanate) oder synthetische Fremdstoffe (Insektizide, Herbizide, Reinigungs- und Desinfektionsmittel, Antibiotika, Konservierungs- und Farbstoffe, synthetische Hormone)

Quantitativ spielen bakterielle Gifte die größte Rolle; sie alleine sind an ca. 80 % aller durch Lebensmittel verursachten Erkrankungen ursächlich beteiligt. Mit wenigen Ausnahmen verlaufen diese Erkrankungen akut und hinterlassen selten bleibende Schäden. Dem gegenüber stehen Kanzerogene in der Nahrung, deren Wirkung sich oft erst nach Jahrzehnten manifestiert. Man schätzt, dass ca. $^1/_3$ aller Krebserkrankungen sowohl auf Zusammensetzung und Menge der Nahrung als auch auf kanzerogene Inhaltsstoffe in der Nahrung zurückzuführen sind.

1 Kanzerogene in der Nahrung

N-Nitrosoverbindungen

Als Salze der Salpetersäure gehören Nitrate zu den Hauptnährstoffen im Boden und kommen auch u. a. in Grünpflanzen vor (v. a. bei überdüngten Kulturen). Ebenso kann Nitrat ins Grund- bzw. Oberflächengewässer gelangen und die Nitratbelastung des Trinkwassers erhöhen. In Österreich ist der Grenzwert für Nitrat im Trinkwasser derzeit mit 50 mg/l festgelegt. Spinat enthält z. B. ~ 2.000 mg/kg.

Nitrat kann auch im Darm durch nitrifizierende Bakterien de novo entstehen. Bis zu einem Fünftel des im Körper vorkommenden Nitrats wird von Bakterien (im Speichel, Magensaft) im Körper zu Nitrit umgewandelt. Exogenes Nitrit stammt z. B. aus gepökeltem Fleisch. Nitrite wiederum können in saurem Milieu mit Aminen aus der Nahrung (z. B. aus Käse) Nitrosamine bilden. Diese Reaktion erfolgt v. a. im Magen, Darm oder in der Blase bei pH-Werten von 3–4. Nitrosamine hydrolisieren nach enzymatischer Oxidation an einem der Amingruppe benachbarten C-Atom. Es entstehen dadurch instabile Zwischenstufen, die elektrophile, alkylierende Teilchen liefern und mit verfügbaren nukleophilen Zentren von Zellbestandteilen reagieren.

Bildung von Nitrosaminen im Körper

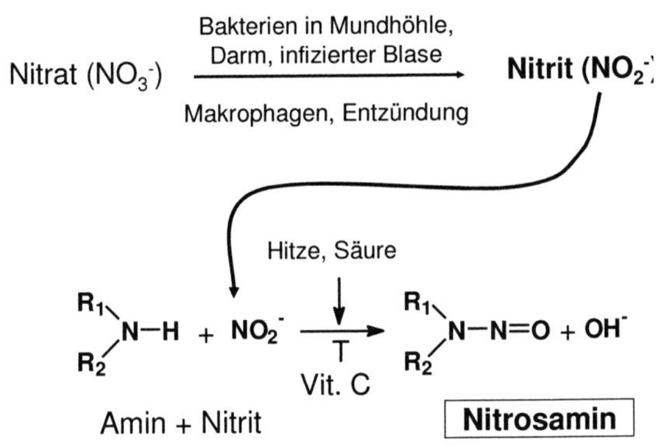

Metabolische Aktivierung von Nitrosaminen

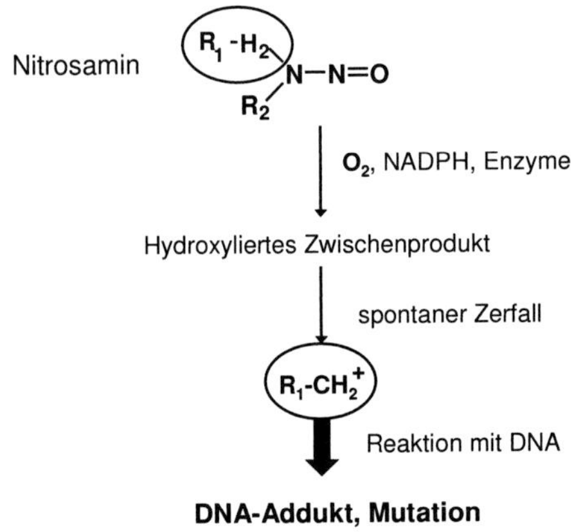

Insgesamt ist der Mensch einer Vielzahl von endogenen und exogenen N-Nitrosoverbindungen ausgesetzt (gepökeltes Fleisch, alkoholische Getränke, Tabakrauch). Für Erwachsene in Mitteleuropa wird eine tägliche Nitrosamin-Aufnahme von ~ 0,5 µg über die Nahrung geschätzt. Welche Rolle die Aufnahme von Nitrosaminen und ihre endogene Entstehung für die Ätiologie menschlicher Tumore spielt, kann bisher nicht genau abgeschätzt werden. Da sie in Studien am Tier in den verschiedenen Organen Krebs erzeugen, gelten sie als wichtiger Risikofaktor für eine Reihe von häufig vorkommenden Krebserkrankungen beim Menschen.

Aflatoxin B1

Bei feuchtwarmer Lagerung von Lebensmitteln z. B. in (sub)tropischen Ländern mit großer Armut (keine Kühlschränke!) ist die Entstehung von Aflatoxinen durch den Schimmelpilz Aspergillus flavus begünstigt. Aflatoxin B1 ist neben Aflatoxin M1 das stärkste Kanzerogen unter den gebildeten Toxinen.

Aflatoxine sind sehr hitzestabil, lassen sich durch Kochen nicht zerstören und sind auch in der Muttermilch nachweisbar. Es wurden Aflatoxin-Aufnahmen von bis zu 220 µg/kg KG/Tag geschätzt.

Aflatoxinaufnahme und Leberkrebs

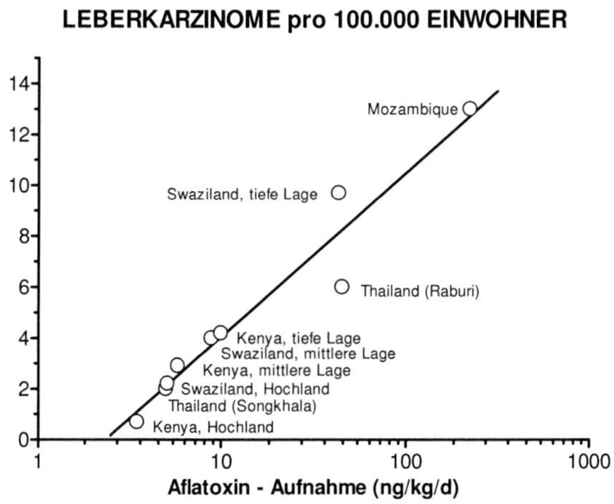

Aktivierung von Aflatoxin B1 zu DNA-reaktivem Molekül

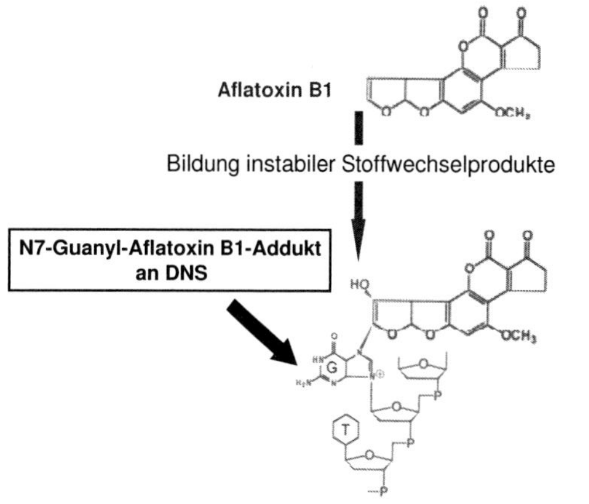

Prävalenz von Codon 249ser p53 Mutationen in hepatozellulären Karzinomen

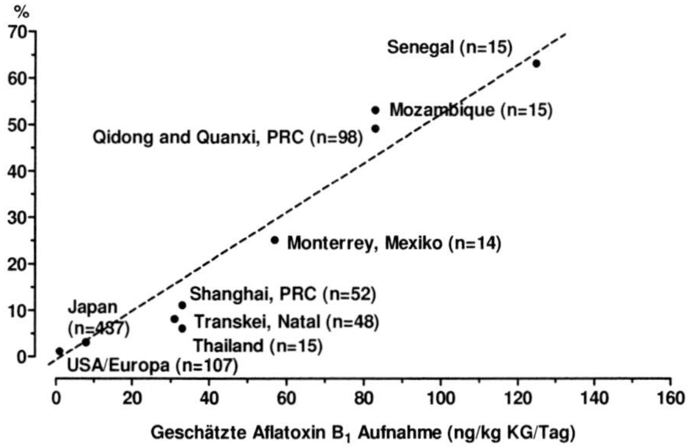

Diese Werte korrelieren gut mit der hohen Inzidenz von Lebertumoren in vielen (sub-) tropischen Ländern. Es werden immer wieder Aflatoxin-kontaminierte Nahrungsmittel nach Österreich importiert. Die Behörden sind bemüht, diese rechtzeitig aus dem Verkehr zu ziehen.

Aflatoxin B1 wird im Stoffwechsel über die Bildung eines Epoxids aktiviert, das ganz überwiegend mit N7 des Guanins reagiert. Häufig kommt es zur Mutation im Codon 249 des p53-Tumorsuppressor-Gens. Dieser Mechanismus scheint kausal an der Bildung von Leberkrebs beteiligt zu sein.

Es gibt noch weitere bekannte Pilztoxine, die fallweise in Nahrungsmitteln nachgewiesen werden, wie z. B. Ochratoxin A, Fumonisin, Zearalenon. Sie wirken teilweise über Veränderungen der Genexpressionsmuster (Ochratoxin A), zytotoxisch/klastogen (Fumonisin) oder imitieren die Wirkung von Östrogen (Zearalenon) und schädigen überwiegend die Leber.

Tab. 1: Pilztoxine in der Nahrung

Toxin	Pilz	Wirkungs-mechanismus	Krebsentstehung im Tierexperiment und beim Menschen
Aflatoxin	Aspergillus flavus	gentoxisch	Leber
Ochratoxin A	Aspergillus u. Penicillium	?	Niere (?), Leber
Fumonisin	Fusarien	zytotoxisch, klastogen	Leber
Moniliformin	Fusarien	klastogen	Leber (?), Niere (?)
Zearalenon	Fusarien	östrogen	Leber

Heterozyklische aromatische Amine

Bei der Zubereitung von Fleisch (Pyrolyse von Proteinen) entstehen an der Oberfläche neben Farb- und Aromastoffen auch heterozyklische aromatische Aminoverbindungen, die sich als mutagen und im Tierexperiment als kanzerogen erwiesen haben. Die Konzentration dieser Stoffe steigt mit Dauer der Erhitzung und der Zubereitungstemperatur (v. a. Braten und Grillen) an.

Je nach Fleisch und Zubereitungsart variieren die Konzentrationen und die Zusammensetzung erheblich. Dabei sind PhIP (2-Amino-1-methyl-6-phenylimidazo(4,5-*b*)pyridin) und MeiQx (2-Amino-3,8-dimethylimidazo(4,5-*f*)chinoxalin) die Hauptkomponenten mit bis zu zwei Drittel der Gesamtfraktion. Die mit der Nahrung aufgenommene Dosis wird bei einem Erwachsenen im Mittel auf ca. 7 ng/kg Körpergewicht geschätzt. Auch in Tabakrauchkondensat, Wein und Bier wurden diese Stoffe gefunden. Nach Aufnahme werden die heterozyklischen aromatischen Amine gut resorbiert.

PhiP ist ein Kondensationsprodukt aus

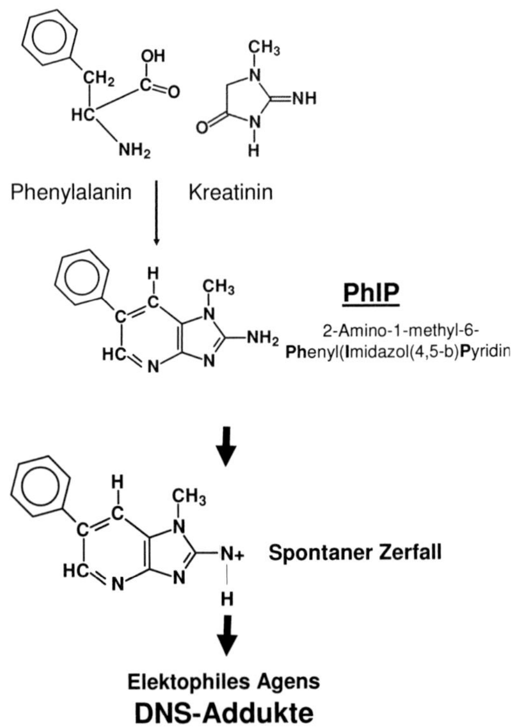

In der Phase I des Metabolismus wird durch Oxidation der Aminogruppe durch Cytochom-P450 Hydroxylamin gebildet, an das weitere hydrophile Gruppen (z. B. Sulfat- oder Acetylreste) gebunden werden. Dies führt zu instabilen Intermediaten, aus denen durch spontanen Zerfall Nitreniumionen entstehen, die eigentlichen reaktiven elektrophilen Spezies. Diese bilden DNS-Addukte, z. B. an der C8-Position des Desoxyguanosins. Im Tierexperiment erzeugt z. B. PhIP Tumore im Kolon, in der Prostata und der Brustdrüse. Als wahrscheinlich gilt, dass heterozyklische aromatische Amine an der steigenden Inzidenz kolorektaler Tumore beim Menschen kausal beteiligt sind.

2 Bakterielle Gifte

Endotoxine stammen aus abgestorbenen gramnegativen Erregern und sind zum größten Teil Lipopolysaccharide. Als Bestandteil der Zellwand verursachen sie unspezifische Entzündungsreaktionen. Exotoxine sind Proteine, die intrabakteriell synthetisiert und vom Bakterium freigesetzt werden, wie z. B. Choleratoxin und das Botulinustoxin.

Choleratoxin
Das Gift verursacht einen massiven enteralen Flüssigkeitsverlust nach einer Infektion mit Vibrio cholerae, dem Erreger der Cholera. Primäres Symptom ist eine plötzlich einsetzende wässrige, schmerzlose, exzessive Diarrhoe mit Wasserverlusten von mehreren Litern täglich. Das Choleratoxin ist eine ADP-Ribosyltransferase, die ADP-Ribose auf ein G-Protein überträgt. Dadurch wird das G-Protein und in der Folge die Adenylatcyclase permanent aktiviert. Daraufhin werden Ionen und zugleich Wassermoleküle in das Darmlumen transportiert.

Botulinustoxin
Botulinustoxine der Typen A bis G werden von Clostridium botulinum, der unter anaeroben Bedingungen in eiweißhaltigem Material gedeiht (z. B. in unzureichend konservierten Nahrungsmitteln), synthetisiert und nach dem Genuss der verdorbenen Speisen enteral resorbiert. Die Toxine werden von peripheren Nervenendigungen aufgenommen und reichern sich in der motorischen Endplatte an. Dort wird die Freisetzung von Acetylcholin, Glycin und GABA an den Synapsen und motorischen Endplatten gehemmt. Das Botulinustoxin blockiert dabei eine Zink-abhängige Protease, die die Zielortbestimmung der acetylcholinhaltigen Vesikeln und deren Fusion mit der Zellmembran reguliert. Ebenso wird die Exozytose in allen neurosekretorischen Zellen verhindert.

Die Symptome können einige Wochen anhalten. Es beginnt meist mit Augenmuskellähmung, gefolgt von Schluckbeschwerden, Sprachstörungen, intestinaler Lähmung, Hemmung der Sekretion von Schweiß, Speichel und von Verdauungsenzymen und schließlich Lähmung der Atmung. Die Vergiftungserscheinungen reichen von leichten Störungen bis hin zum Tod innerhalb von 24 Stunden. Dabei erweist sich der Verlauf beim A-Toxin als besonders bedrohlich mit rascher Lähmung der Atemmuskulatur (v. a. in den USA). Beim Typ B stehen vegetative Symptome im Vordergrund (v. a. in Europa).

Bei Säuglingen kann die Erkrankung ausbrechen, wenn Clostridiensporen (z. B. im Honig) aufgenommen werden. Wegen der besonderen Darmverhältnisse bei Säuglingen können die Sporen auskeimen und das Toxin produzieren. Das Bild reicht vom Trägerzustand ohne Symptom bis zur fatalen, dem plötzlichen Kindstod ähnlichen Erkrankung.

Die Erkrankung hinterlässt keine Immunität, da die zur Vergiftung ausreichenden Stoffmengen für eine Antikörperbildung nicht ausreichend sind. Neben der symptomatischen Therapie kann mit möglichst rascher Gabe eines trivalenten Antikörpers, der gegen die Typen A, B und E wirksam ist, behandelt werden. Aus prophylaktischen Gründen ist der Verzehr von Lebensmitteln aus aufgetriebenen Konserven bzw. undicht verschlossenen Gläsern zu vermeiden. Da das Toxin hitzelabil ist, können Lebensmittel im Zweifelsfall kurz aufgekocht werden. Der therapeutische Einsatz von Botulinustoxin reicht von Hyperhidrose (Schweißdrüsenüberfunktion), Achalasie bei erhöhtem Tonus der Ösophagusmuskulatur bis zur Schmerztherapie und der Behandlung von fokalen Dystonien oder Spasmen.

3 Schwermetalle

Blei (Pb)

In der Vergangenheit waren Bleirohre in der Trinkwasserversorgung Anlass von Gruppen- und Massenvergiftungen, v. a. bei langer Verweilzeit, Wärme und sauren Wasserbestandteilen (Huminsäure). Oral aufgenommenes Blei wird schlecht resorbiert, sodass akute Vergiftungen sehr selten sind. Blei lagert sich v.a. im Knochen mit einer Halbwertszeit von ca. 30 Jahren ab, aber auch in weichem Gewebe und der Niere. Typisch für die chronische Bleivergiftung ist der schleichende Beginn mit plötzlichen Krisen, wenn z. B. zusätzliches Blei aus den Knochenspeichern mobilisiert wird.

Blei hat drei Angriffsorte: glatte Muskulatur, erythrozytäres System (Hemmung der Porphobilinogen-Synthese durch Blockade der delta-Aminolävulinsäure-Dehydratase) und das motorische Nervensystem. Der Mechanismus der Blei-Wirkung an Muskulatur und ZNS ist unbekannt. Diagnostische Zeichen einer Bleivergiftung sind Bleisaum an Zähnen, gelbliches Hautkolorit, Anämie, Bleikoliken, Bleilähmung, die typischerweise an den oberen Extremitäten auftritt (N. radalis; Extensorenschwäche). Die Therapie besteht in der Gabe von Komplexbildnern.

Quecksilber (Hg)

Anorganisches Quecksilber aus Fabrikabfällen wird mitunter unkontrolliert in Flüsse und Seen geleitet. Mikroben können das anorganische Quecksilber durch Methylierung in organisches Quecksilber umwandeln. Auch Mikroben im Dickdarm sind dazu in der Lage. Diese organischen Verbindungen werden von Fischen und Krebsen aufgenommen und angereichert. Hauptquelle für den Menschen sind daher Meerestiere. Nahrung kann bis zu 0,1 mg Hg/kg enthalten.

In der Vergangenheit kam es immer wieder zu Massenvergiftungen. In Japan (Minimata) war mit Methyl-Hg-verseuchter Meeresfisch, im Irak 1976 mit Methyl-Hg-kontaminiertes Brot die Ursache. Die Symptome traten dosisabhängig nach einer Latenzzeit von ~ 30 Tagen (Irak) und von mehreren Jahren (Japan) auf.

In organischer Bindung besitzt Hg grundsätzlich andere pharmakokinetische Eigenschaften als in anorganischen Verbindungen. Infolge hoher Lipophilie entfaltet Hg seine Wirkung überwiegend im ZNS, wo es auch kumuliert. Die akute Vergiftung ist gekennzeichnet durch Reizerscheinungen (Unruhe, Tremor, Krämpfe, Lähmungen). Die akute Vergiftung von anorganischem Hg besteht aus einer Abfolge von Gastroenteritis, Anurie und Urämie innerhalb der ersten Woche, gefolgt von Colitis mucomembranacea und Stomatitis mercuralis in den folgenden 3–4 Wochen. Die chronische Vergiftung von anorganischem und organischem Hg unterscheidet sich nicht und ist gekennzeichnet durch Reizbarkeit, Erinnerungsschwäche, Lähmungserscheinungen und Koliken.

Die toxische Wirkung von Hg und seinen Verbindungen beruht auf der Reaktivität gegenüber Amino- und vor allem Sulfhydrylgruppen in Proteinen, Enzymen und anderen physiologischen Substanzen und Strukturen. Dies kann zur Veränderung enzymatischer Synthese- und Transportleistungen führen, insbesondere dann, wenn die Funktionsweise aktiver Zentren freie SH-Gruppen voraussetzt.

Labordiagnostik in der Gastroenterologie

Peter Chiba

Diagnostik von Pankreaserkrankungen

Diagnostik der Pankreatitis

Das exokrine Pankreas ist der Ursprungsort einer Vielzahl von Verdauungsenzymen. Diese haben die Funktion, die in der Nahrung vorhandenen Makromoleküle in eine für die Resorption geeignete niedermolekulare Form umzuwandeln. Dazu zählen das stärkespaltende Enzym α-Amylase, das fettspaltende Enzym Lipase, die Proteasen Trypsin, Chymotrypsin und Elastase sowie Ribonuclease und Deoxyribonuclease. Für den Nachweis bzw. Ausschluss der akuten Pankreatitis und Erkennung des Rezidivs bei chronischer Pankreatitis werden die Enzyme Amylase und Lipase gemessen. Beide Tests werden automatisiert und im Allgemeinen gemeinsam durchgeführt. Da Amylase auch in der Parotis gebildet wird, ist zu berücksichtigen, dass die im Serum gemessene Gesamtenzymaktivität immer das Enzym aus beiden Ursprungsgeweben umfasst. Aus diesem Grund wird häufig das pankreasspezifische Isoenzym Pankreasamylase bestimmt. In der automatisierten Bestimmung ist der Test für Amylase robuster als der für Lipase. Diagnostisch ist die Lipase jedoch der Amylase bei der Diagnose der akuten Pankreatitis überlegen. Wenn das Entscheidungskriterium bei der dreifachen Obergrenze des Referenzbereiches gesetzt wird, liegt für die Lipase die diagnostische Sensitivität bei 100 % und die diagnostische Spezifität bei 99 %, während für Amylase die Sensitivität (bei gleicher Spezifität von 99 %) nur bei 75 % liegt.

Im **Praktikum** wird für die Lipasebestimmung die Titrationsmethode verwendet, die für diesen Test die Referenzmethode darstellt. Die Titrationsmethode ist jedoch nicht automatisierbar und daher nicht für die Routinebestimmung einsetzbar. Fette sind mit Wasser nicht mischbar und daher für die wasserlösliche Lipase nicht angreifbar. Gallensalze wirken als Detergentien und führen dazu, dass Lipide im Speisebrei als Mizellen vorliegen. Durch Vermittlung eines als Colipase bezeichneten Proteins wird Lipase an diese Mizellen gebunden. Speiseöl, das hauptsächlich aus Triglyceriden besteht, wird *in vitro* als Substrat eingesetzt. Die Hydrolyse der Esterbindungen führt zur Bildung von Säure (H^+-Ionen), die durch Verwendung eines Säure-Basen-Indikators mit Hilfe von Natronlauge titriert (mengenmäßig erfasst) wird. Im Praktikum wird gezeigt, dass Gallensalze für die Lipasewirkung eine notwendige Grundvoraussetzung darstellen.

Labordiagnostik der exokrinen Pankreasinsuffizienz

Die exokrine Pankreasinsuffizienz ist ein gemeinsames Hauptsymptom vieler, meist chronischer Pankreaserkrankungen (z. B. chronische Pankreatitis). Als Suchtest wird die Bestimmung von Elastase oder Chymotrypsin im Stuhl eingesetzt.

Diagnostik von Dünndarm-Funktionsstörungen

Laktoseintoleranz

Laktose, das Disaccharid der Milch, stellt die Quelle für Nahrungskohlenhydrate in der Stillperiode dar. Für die Spaltung der Laktose ist Laktase, ein Enzym der Dünndarmschleimhaut, verantwortlich. Laktase, eine ß-Galaktosidase, spaltet Laktose in die Monosaccharide Glukose und Galaktose, die anschließend resorbiert werden. Wird das Disaccharid nicht gespalten, unterbleibt die Resorption, und die osmotische Bindung von Wasser sowie die Umwandlung durch Darmbakterien führen zu Diarrhoe, Blähungen und Bauchkrämpfen. Nach Ende der Stillperiode geht Laktase normalerweise verloren und wird im Erwachsenenalter meist nicht oder nur in geringer Menge gebildet. Da die Bedeutung der Milch als Nahrungsquelle im nord-zentraleuropäischen Raum spätestens im Neolithikum erkannt wurde, zeigt diese Populationen eine höhere Persistenz von Laktase auch im Erwachsenenalter (Nature Genetics 35:311–313, 2003). Die verbreitete Verwendung von Milch und Milchprodukten in Lebensmitteln stellt jedoch, wenn Laktase im Erwachsenenalter nicht mehr oder nur unzureichend gebildet wird, ein Gesundheitsproblem dar. Betroffene Patienten werden im Regelfall mit laktosefreier Kost ernährt.

Laktose-Toleranz-Test (LTT)

Im Zeitabstand von 30, 60, 90 und 120 Minuten nach oraler Verabreichung von 50 g Laktose werden Blutabnahmen durchgeführt und die Blutglukosekonzentration wird bestimmt. Unterbleibt ein Blutglukoseanstieg, liegt ein Laktasemangel vor.

H_2-Atemlufttest

Wird Laktose im Dünndarm nicht gespalten, tritt sie in den Dickdarm über und bewirkt dort die Bildung von Wasserstoffgas (H_2) durch Darmbakterien. Das Gas tritt durch die Darmwand, wird über das Blut zur Lunge transportiert und dort abgeatmet. Dem Patienten werden 50 g Laktose verabreicht und nach 30, 60, 90 und 120 Minuten wird H_2 in der Atemluft gemessen. Für den Test kann auch ^{13}C-markierte Laktose verwendet werden und das von Darmbakterien gebildete $^{13}CO_2$ in der Atemluft bestimmt werden. Sensitivität und Spezifität der Atemlufttests sind höher als die des Laktose-Toleranz-Tests.

Okkultes Blut im Stuhl

Ein wichtiger und kosteneffektiver Screeningtest in der Sekundärprävention ist der Nachweis von okkultem Blut im Stuhl. Dieser erlaubt die Früherkennung des Kolonkarzinoms. Der Test führt auch alleine angewandt zu einer signifikanten Senkung der Mortalität. Der Stuhl wird meist in Stuhlbriefchen als Schmierprobe aufgebracht, was den Versand erleichtert. Ein positiver Test ist Ausgangspunkt für weiterführende Diagnostik. Verschiedene Einflussgrößen können zu falsch positiven Ergebnissen führen.

Bildgebung des Gastrointestinaltrakts

Peter Pokieser

Das Bildmaterial entstammt den einschlägigen Buchkapiteln aus: Lehrbuch der Radiologisch-Klinischen Diagnostik. G. Lechner, M. Breitenseher, Wilhelm Maudrich Verlag Wien: ISBN 3-85175-754-8
Mit der freundlichen Erlaubnis des Verlages werden die einschlägigen Buchinhalte der gastrointestinalen Radiologie im Internet frei zugänglich gemacht.

1 Radiologische Untersuchungsverfahren

Folgende bildgebende Verfahren stehen zur Abklärung des Gastrointestinaltrakts zur Verfügung, exklusive der Nuklearmedizin und Angiographie (nicht in diesem Kapitel behandelt):

- Radiographie: Monokontrast/Doppelkontrast (DK)
- Sonographie (US)
- Computertomographie (CT)
- Magnetresonanztomographie (MRT)

Morphologische Veränderungen der Radiographie

- **Verschattungen**: hell auf dem Röntgenbild – im Abdomen oft kalkdicht, z. B. bei Cholezystolithiasis oder Nephrolithiasis.
- **Aufhellungen**: dunkel auf dem Röntgenbild – im Abdomen meist durch Darmgas oder Fett verursacht, z. B. freies intraabdominelles Gas durch Luftsicheln unter dem Zwerchfell oder Spiegelbildungen bei Passagestörungen des Darmes (mechanischer oder paralytischer Ileus, Diarrhoe).
- **Endoluminales Kontrastmittel** kann Wandveränderungen des Darmes darstellen: *Divertikel, Ulzera, Erosionen, Schleimhautschwellungen, Narben, Raumforderungen der Darmschleimhaut oder extrinsisch außerhalb des Darmes gelegene Raumforderungen.* Diese makromorphologischen Wandveränderungen führen zu einem pathologischen Erscheinungsbild des Darmes mit Stenosen, diffusen oder umschriebenen Dilatationen oder Perforationen im Falle einer Desintegration der Darmwand oder einer mechanischen Verletzung. Unter Durchleuchtung können auch *Motilitätsstörungen* des Darmes beobachtet werden. Eine Videoaufzeichnung von Motilitätsstörungen wird vor allem beim Schluckakt durchgeführt.
- **Durchleuchtung** und **Zielaufnahmen** werden zur Untersuchung des Darmes, der Gallenwege und Fisteln eingesetzt. Abdomenübersichtsaufnahmen sind meistens die primäre Bildgebung zur Abklärung des akuten Abdomens. Zielaufnahmen des Darmes unter Durchleuchtung erfolgen in Kombination mit einer Kontrastmittelgabe per os über eine perorale (gegebenenfalls transkutane) Sonde oder für die Darstellung des Dickdarmes über einen rektalen Einlauf. Barium, wässrige Jodverbindungen (beides positiver Kontrast), Luft oder Methylzellulose (beides negativer Kontrast) sind die gängigsten Kontrastmittel. Zumeist wird Barium angewandt, der Verdacht auf eine Darmperforation bedeutet für Barium eine Kontraindikation. Wenn Verdacht auf Aspiration in die Trachea besteht, wird Barium nur in kleinen Mengen verabreicht. Jodverbindungen dürfen bei Verdacht auf Perforationen und mit Vorsicht auch bei Aspirationsgefahr angewendet werden und haben einen schlechteren Kontrast als Barium. Sie werden auch zur

Darstellung der Gallenwege über einen T-Drain bei der ERCP und bei Fistelfüllungen eingesetzt.

Morphologische Veränderungen der Sonographie

- **Echoreiche Veränderungen des Parenchyms**: im Ultraschall hell bis weiß. Mit schwarzem Schallschatten bei der Cholezystolithiasis von Bedeutung. Der Schallschatten entsteht durch Totalreflexion an der Grenzfläche zwischen dem Weichteilgewebe und dem Kalk von Steinen (Knochen) oder der Grenzfläche gegenüber Gas (Darmgas). Sehr echoreiche, kleine homogene und kugelige Gebilde in der Leber sind als gutartige Hämangiome schon sonographisch ausreichend sicher einzuschätzen.
- **Echoarme Veränderungen des Parenchyms**: im Ultraschall dunkelgrau bis fast schwarz (mit nur vereinzelten, winzigen Echokomplexen). Sie können solide, semisolide oder flüssig sein. Sie werden in den parenchymatösen Organen bei Abszessen, Tumoren (evtl. nekrotisch), dickflüssigen Zysten, Blutungen, ischämischen Arealen, einem lokalen oder diffusen Ödem (z. B. Pankreatitis) oder bei Unterschieden im Fettgehalt (nicht verfettete Leberareale bei Steatose = fokale Nonsteatose) gefunden.
- **Echoleere Areale**: in der sonographischen Darstellung schwarze Areale, entsprechen fast immer einer flüssigen Konsistenz. Ob serös, eiweißreich, blutig oder andersartig zusammengesetzt, kann durch die Lokalisation oft indirekt geschlossen, aber nicht definiert werden. Rundherde in parenchymatösen Organen (Leber, Pankreas, Milz) können echoleer erscheinen, aber in seltenen Fällen dennoch solide oder semisolide sein (z. B. Lymphome). Da man in der Sonographie Real-time-Darstellung zur Verfügung hat, kann man durch sanften Druck (Sonopalpation) die Fluktuation von Flüssigkeiten erkennen und nachweisen. So kann die Fluktuation in der sonographischen Diagnose neben echoleeren Flüssigkeiten auch dickflüssige echoarme Flüssigkeiten bezüglich ihrer Konsistenz definieren (z. B. eingedicktes Blut). Sonographisch dargestellte Flüssigkeit kann zur Analyse oder Ableitung leicht punktiert werden.
- **Die Real-time-Darstellung** erlaubt auch Hyper- und Hypoperistaltik des Darmes im zugänglichen Bereich darzustellen.

Die Sonographie hat bei der Beurteilung der parenchymatösen Oberbauchorgane eine hohe Aussagekraft, weiters bei der Cholezystolithiasis und bei der Darstellung von Flüssigkeitsansammlungen in der freien Bauchhöhle oder im Parenchym. Durch Grenzen der Eindringtiefe und der Behinderung durch Darmgas müssen die Leistungsgrenzen der Sonographie immer beachtet werden. Darmgas behindert insbesondere die Beurteilung der Darmwand, aber auch die Untersuchung von parenchymatösen Organen bei entsprechendem Gasgehalt im Darmlumen. Besondere Treffsicherheit leistet die Sonographie bei schlanken Patienten und Kindern. Die Unterscheidung zwischen „Zyste“ und „solidem Tumor“ ist ebenfalls eine Domäne der Sonographie, darüber hinaus können auch sonographisch gezielte Biopsien den histologischen oder zytologischen Befund ermöglichen. Drainagen zur Ableitung von sonographisch zugänglichen Abszessen sind eine therapeutische Möglichkeit der interventionellen Radiologie. Allerdings wird für abdominelle Abszessdrainagen zumeist die Computertomographie verwendet, die Sonographie dann, wenn die Läsion oberflächlich liegt bzw. besonders gut zugänglich ist.

Morphologische Veränderungen der Computertomographie

- **Hyperdens:** Pathologische Veränderungen des Parenchyms können durch einen höheren Dichtewert gegenüber dem gesunden Gewebe mit und ohne Kontrastmittel heller erscheinen. Nach Gabe von intravenösem Kontrastmittel erscheinen stärker durchblutete Areale mit mehr

Kontrastmittelaufnahme heller, somit sind fokale Entzündungen und Tumore gut darstellbar. Dieses sogenannte Enhancement bedeutet eine „Kontrastmittelanfärbung“ durchbluteter Gewebe nach intravenöser KM-Gabe. Raumforderungen, Darmwandverdickungen oder umschriebene Parenchymareale ohne Formveränderung werden durch Enhancement besser abgegrenzt.

- **Hypodens:** Eine geringere Dichte und/oder eine geringere Kontrastmittelaufnahme führen zu einem dunkleren Grauton gegenüber dem gesunden Gewebe. Pathologische Prozesse, z. B. Entzündungen und Tumore, können hyperdens oder hypodens sein. Entscheidend für die Detektion ist die unterschiedliche Absorption der Röntgenstrahlen durch Gewebe mit unterschiedlicher Dichte und Ordnungszahl, visualisiert durch einen differenten Grauwert, i.v. Kontrast verstärkt den Unterschied der verschiedenen Gewebe.
- **Raumforderungen, Veränderungen der Form, Größe und Lage von Organen, Darmwandverdickungen, Flüssigkeitsansammlungen, Gefäßpathologien und freies intraabdominelles Gas** sind mittels CT rasch und in hoher Qualität darzustellen. Einzig Metallartefakte (z. B. Osteosynthesen der Wirbelsäule oder Totalendoprothesen der Hüfte) können die CT des Gastrointestinaltrakts durch Artefakte beeinträchtigen. Durch die schnelle Anfertigung der CT-Serien werden auch Patienten, die den Atem kaum anhalten können, ohne Bewegungsartefakte abgebildet. In der Akutdiagnostik und insbesondere bei Patienten in schlechtem Allgemeinzustand ist dieser Umstand eine besondere Stärke der CT.

Die moderne Multislice-CT kann den Darmtrakt und die parenchymatösen Organe hervorragend abbilden. Mit intravenös verabreichtem Kontrastmittel wird die verminderte oder gesteigerte Durchblutung pathologischer Prozesse nachgewiesen. Pathologische Flüssigkeitsansammlungen (z. B. Aszites), freies Gas nach Perforationen oder postoperativer Naht-Dehiszenzen, Dilatationen des Darmes oder etwa der Gallenwege, des Pankreasganges, arterielle Aneurysmen, Gefäßverschlüsse und Blutungen können mit der CT gut untersucht werden. Das akute Abdomen, abdominelles Tumorstaging und das abdominelle Trauma sind Domänen der CT, wobei die Sonographie oftmals vorausgeht, da sie besser verfügbar ist. Fallweise ergänzt die Sonographie die CT bei der Differenzierung von Zysten oder soliden Raumforderungen, insbesondere bei der Frage Leberzyste oder solider Lebertumor. Durch die 3D-Rekonstruktionen der Multislice-Technik sind auch virtuell endoskopische Anwendungen möglich, vor allem die 3D-Kolonographie, welche auch mittels MRT möglich ist (in klinischer Erprobung).

Morphologische Veränderungen der Magnetresonanztomographie

- **Hyperintens:** im Bild heller als die Umgebung
- **Hypointens:** im Bild dunkler als die Umgebung

Hyperintens und hypointens beziehen sich auf T1-gewichtete, T2-gewichtete Sequenzen oder Sequenzen mit Fettunterdrückung, ein Gewebetyp kann in verschiedenen Sequenzen unterschiedlich sein (z. B. Flüssigkeit ist T1-hypointens und T2-hyperintens).

Der Vorteil der MRT gegenüber der CT ist der höhere Gewebekontrast. Die MRT nutzt chemische Eigenschaften des Gewebes. So können Gewebe mit gleicher Ordnungszahl und Dichte in der CT nicht unterschieden, aber auf MRT-Untersuchungen gut differenziert werden. Die Überlegenheit im Gewebekontrast wird durch verschiedene **gewebsspezifische Kontrastmittel** für die MRT noch gesteigert. Dadurch können vor allem Tumore der Leber und des Pankreas besser differenziert werden. Die MR-Cholangiographie ist diagnostisch der ERCP ebenbürtig. Ein weiterer Vorteil der MRT ist, dass sie ohne Strahlenbelastung auskommt.

2 Spezielle Verfahren: Ösophagus, Magen (Lehrbuch, S. 135–154)

Fallbesprechungen in der Vorlesung

- Videokinematographie des Schluckaktes
- Doppelkontrastuntersuchung des Ösophagus
- Doppelkontrastuntersuchung des Magens
- Tumorstaging mit Multislice-CT

3 Spezielle Verfahren: Dünndarm, Dickdarm, Rektum (Lehrbuch, S. 155–176)

Fallbesprechungen in der Vorlesung

Die spezielle Radiologie des Dünn- und Dickdarmes wird in ihrer komplementären Position gegenüber der Endoskopie erläutert. Tumore, chronisch entzündliche Darmerkrankungen und ihre Komplikationen stehen hier im Mittelpunkt, gefolgt von der Divertikulose und der proktologischen Radiologie.

- Doppelkontrastuntersuchung des Dünndarms: Enteroklysma mit Barium, Methylzellulose und Durchleuchtung
- Enteroklysma CT oder MR
- Irrigoskopie mit Barium
- virtuelle Koloskopie mit Multislice-CT
- Endosonographie des Rektums
- MRT des Rektums

4 Spezielle Verfahren: Leber (Lehrbuch, S. 195–208)

Fallbesprechungen in der Vorlesung

Für die spezielle Radiologie der Leber soll ein Einblick in das komplexe Zusammenspiel zwischen Sonographie, Computertomographie und Magnetresonanztomographie gegeben werden. Vor allem die gerätespezifischen Möglichkeiten der Leberdarstellung sollen Potentiale und Grenzen der modernen Parenchymbildgebung erklären.

- Sonographie des Abdomens
- Computertomographie der Leber
- MRT der Leber

5 Spezielle Verfahren: Pankreas und Retroperitoneum (Lehrbuch, S. 209–218)

Fallbesprechungen in der Vorlesung

- Sonographie des Abdomens
- Intraoperative Sonographie des Pankreas
- CT, MRT bei Pankreastumoren und bei Pankreatitis

Analog zur Leber sind die Sonographie, Radiographie, Computertomographie und Magnetresonanztomographie bei Pankreaserkrankungen in Beziehung zu setzen. Vor allem Pankreastumore und die Pankreatitis bilden den Schwerpunkt dieses Vorlesungsteils. Das Retroperitoneum wird im Kontext zu den Pankreaserkrankungen in Hinblick auf die Ausbreitung von Tumoren und Entzündungen besprochen.

Diagnostik bei Schluckstörungen

Peter Pokieser

Die Abklärung und Behandlung von Schluckstörungen erfordert eine **interdisziplinäre** Arbeitsgruppe mehrerer Kliniken (HNO, Chirurgie, Radiologie, Gastroenterologie, Neurologie, Dermatologie und Labor). Folgende Untersuchungsmethoden werden angewendet:

Morphologie und Funktion

Videokinematographie: Wenig invasiv, bestes Screeningverfahren für die Gesamtbeurteilung des Schluckaktes. Das Videogerät (25 Bilder/sec) ist mit einer „normalen" Durchleuchtungseinheit kombiniert und ermöglicht als dynamisches Filmdokument die Darstellung normaler und pathologischer Schluckvorgänge.

Morphologie

Endoskopie: Direkte, optische Beurteilung der Schleimhaut mit der Möglichkeit der Biopsie-Methoden der Wahl zur Untersuchung der Schleimhaut.

Funktion

Die *Manometrie* misst die Druckverhältnisse in der gesamten Speiseröhre. Für die Differenzierung von Motilitätsstörungen der Speiseröhre (z. B. Achalasie) ist sie der Goldstandard, morphologische Informationen können aber nicht gewonnen werden.

pH-Metrie: Goldstandard für die Definition pathologischer Refluxe; kontinuierliche Messung des pH-Wertes in der Speiseröhre über 24 Stunden: Refluxzeit < 7 %, Refluxfrequenz < 2- bis 3-mal pro Stunde.

Endoskopie: Funktionsbeurteilung auf den pharyngealen Schluckakt beschränkt.

Der Schluckakt wird in eine **orale**, **pharyngeale** und **ösophageale** Phase unterteilt, die kontinuierlich ineinander übergehen. Der Schluckakt ist ein komplexes Zusammenspiel von 8 Funktionseinheiten und wird von 5 Hirnnerven und 26 Muskelpaaren gesteuert. Die Dauer des Bolustransportes beträgt im Pharynx ≤ 1 sec, im Ösophagus ≤ 10 sec.

- Der Bolus wird aus der Mundhöhle willkürlich in den Pharynx gepresst, der dort automatisch die kurze unwillkürliche pharyngeale Kontraktionswelle (0,7 sec) auslöst.
- Zum Schutz der Atemwege wird der Larynx weit nach kranial und ventral verlagert. Die inneren Larynxmuskeln sind ein besonders wichtiger Schlussmechanismus und dichten gemeinsam mit der Epiglottis den Larynx ab
- Über den oberen (pharyngo-ösophagealen) Sphinkter wird der Bolus in den Ösophagus transportiert, die Passage bis zum Magen dauert etwa 10 sec. Der untere ösophageale Sphinkter erschlafft vor Eintreffen des Sphinkters, damit der Bolus in den Magen passieren kann.

NORMALER SCHLUCKAKT

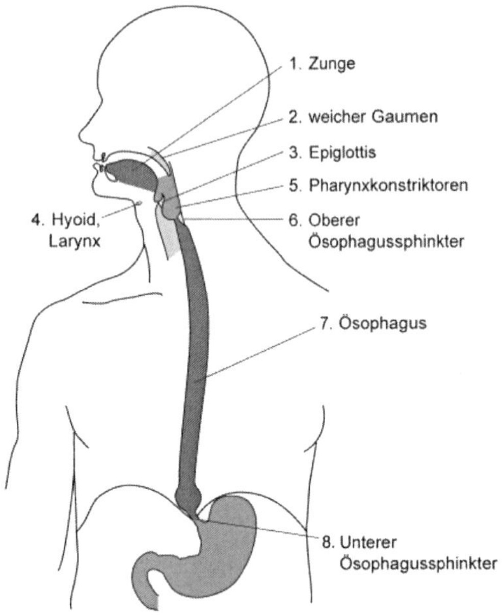

Abb.1: Schema der Funktionseinheiten des Schluckaktes

Der obere und untere ösophageale Sphinkter sind Zonen erhöhten Drucks (1–3 cm), die sich bei der Boluspassage öffnen, andererseits vor gastroösophageal-pharyngealem Reflux schützen.

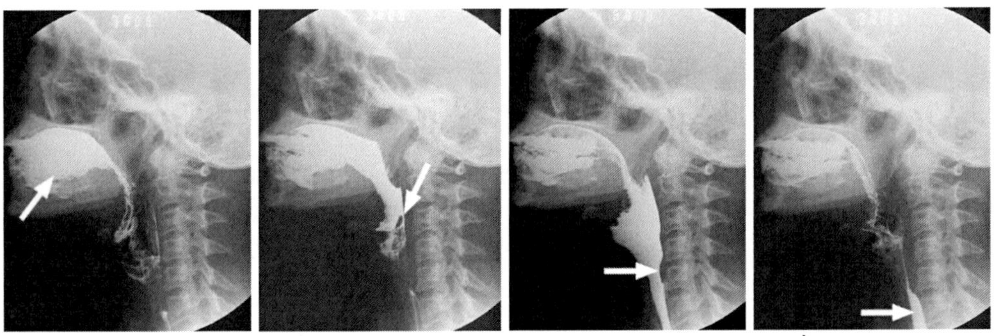

Abb. 2: Orale Phase: Der Bolus wird in der Mundhöhle kontrolliert (a), Beginn der pharyngealen Phase: Einleitung des unwillkürlichen Schluckaktes, Schutz der Atemwege (b), spätere pharyngeale Phase: der obere ösophageale Sphinkter ist geöffnet, der Bolus tritt in den zervikalen Ösophagus ein (c), ösophageale Phase: der Bolus wird von der ösophagealen Kontraktionswelle erfasst (d).

Die Standardindikationen

Es gibt eine Reihe von Standardindikationen, die in der folgenden Tabelle zusammengefasst sind. Bei korrekter Indikationsstellung kann die Videokinematographie in über 90 % pathologische Befunde nachweisen.

Tab. 1: Standardindikationen

Dysphagie	subsumiert alle subjektiven und objektiven Schwierigkeiten bei der Aufnahme von Speisen/Getränken, z. B. Schluckwiderstand, Hochwürgen von Speisen, Schmerzen etc.
Aspiration	ist eine Sonderform der Dysphagie bei klinischem Verdacht auf Übertritt von Nahrungsmittel-/Mageninhalt oder Körperflüssigkeiten (Speichel/ Magensaft) in die Luftröhre.
Globusgefühl	ist eine nahrungsunabhängige (im Gegensatz zur Dysphagie) Missempfindung im Hals, z. B. Fremdkörpergefühl, Kratzen, Trockenheit, Verschleimung, Hüsteln etc.
Nichtkardialer Brustschmerz	sind krampfhafte, retrosternale Thoraxschmerzen, die einen Herzinfarkt simulieren können und nach negativer kardialer Abklärung einer anderen Ursache zugeordnet werden.

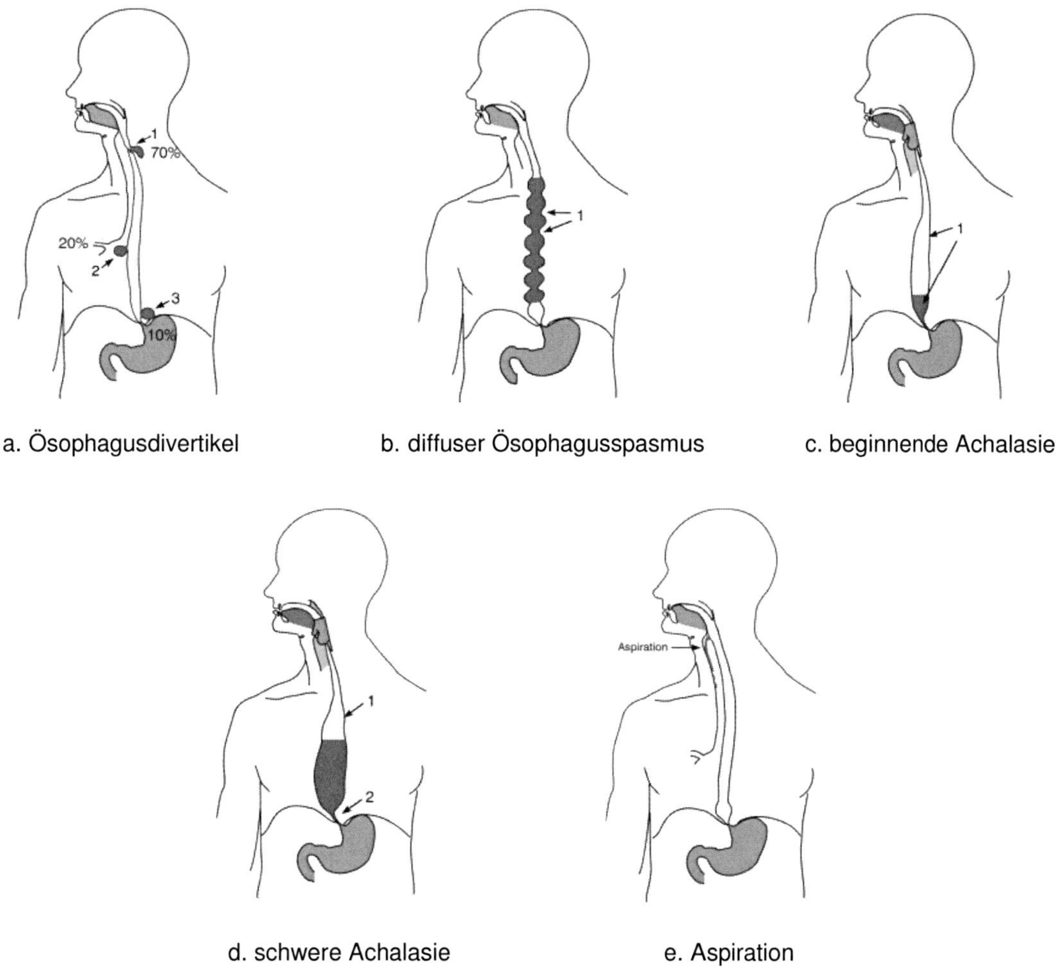

a. Ösophagusdivertikel b. diffuser Ösophagusspasmus c. beginnende Achalasie

d. schwere Achalasie e. Aspiration

Abb. 3: Schematische Zusammenfassung typischer Funktionsstörungen

Akutes Abdomen

(P. Pokieser, aus: G. Lechner, M. Breitenseher: Lehrbuch der radiologisch-klinischen Diagnostik. Wien: Wilhelm Maudrich 2003. S. 177–182)

∗ Das akute Abdomen ist eines der häufigsten und vielseitigsten Syndrome der Medizin. Im weitesten Sinn beinhaltet der Begriff „akutes Abdomen" verschiedene Krankheitsbilder, die mit rasch auftretenden, meist starken Bauchschmerzen einhergehen.

Ursachen des akuten Abdomen
- 50% Appendizitis
- 20% Ileus
- 15% Cholezystitis
- 5% Magenperforation
- 5% Pankreatitis
- 4% Divertikulitis
- 2% Darmischämie

– Die Leitsymptome des akuten Abdomens sind Schmerz und Abwehrspannung und Erbrechen. Als häufige Begleitsymptome können Übelkeit, Erbrechen, Kaltschweißigkeit, Blässe, Fieber, Schock, Hämatemesis oder Meläna beobachtet werden. Beginn der Symptome, ihre Lokalisation, die Gleichmäßigkeit oder Schwankungen der Intensität, Vorerkrankungen, Operationen und die gynäkologischen Besonderheiten sind wesentliche Punkte der Anamnese.

∗ Die bildmäßige Abklärung des akuten Abdomens umfaßt die **Abdomen-Übersichtsaufnahme, Ultraschall** und vor allem die **Computertomographie**, ergänzt durch eine obligate Thoraxaufnahme.

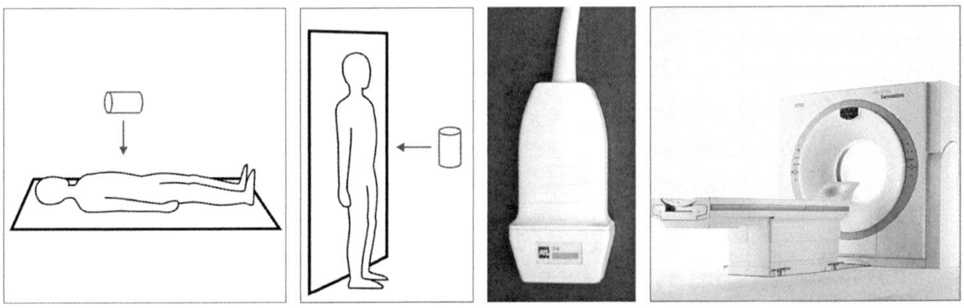

a b c d

Abb. 69: Abdomen-Übersichtsaufnahmen in Rückenlage im vertikalen Strahlengang (a), stehend (b) oder in Linksseitenlage im horizontalen Strahlengang. Als weiterführende Diagnostik werden häufig die Sonographie (c) und die Computertomographie (d) eingesetzt.

CT/US
Abdomen-Übersicht
- liegend
- stehend
- Linksseitenlage

THORAXRÖNTGEN – ABDOMENÜBERSICHTEN

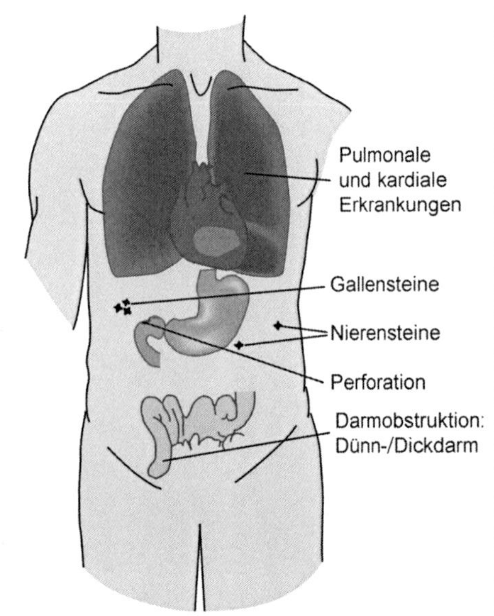

Beurteilung:

Verkalkungen	**(*stone*)**	Lithiasis? (Galle, Nieren, Pankreas)
Knochen	**(*bone*)**	Pathologie? Knochendestruktionen?
Weichteile	**(*mass*)**	Raumforderung? Hepatosplenomegalie, große Tumoren?
Darmgas	**(*gas*)**	freie Luft (Gas)? Spiegel? Darmdilatation?

Abb. 70: Schematische Darstellung von Erkrankungen, die mit Thoraxröntgen und Abdomen-Übersichten dargestellt werden können.

Analysegang bei Abdomen-Übersichten
- *stone*
- *bone*
- *mass*
- *gas*

Schema der abdominellen Verkalkungen

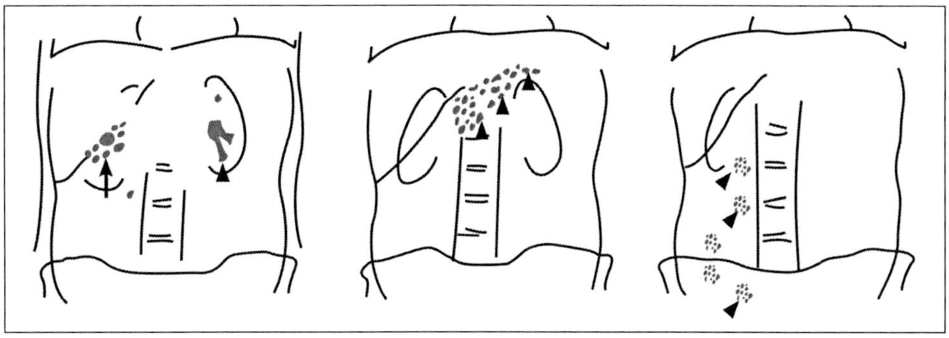

a b c

Abb. 71: Typische Verkalkungen in der Abdomen-Übersichtsaufnahme: Cholezystolithiais (Pfeil), Nephrolithiasis (Pfeilspitze) (a); multiple Verkalkungen bei chronischer Pankreatitis (Pfeilspitzen) (b); postentzündliche Lymphknotenverkalkungen (Pfeilspitzen) (c).

Chronische Pankreatitis
↓
Verkalkungen

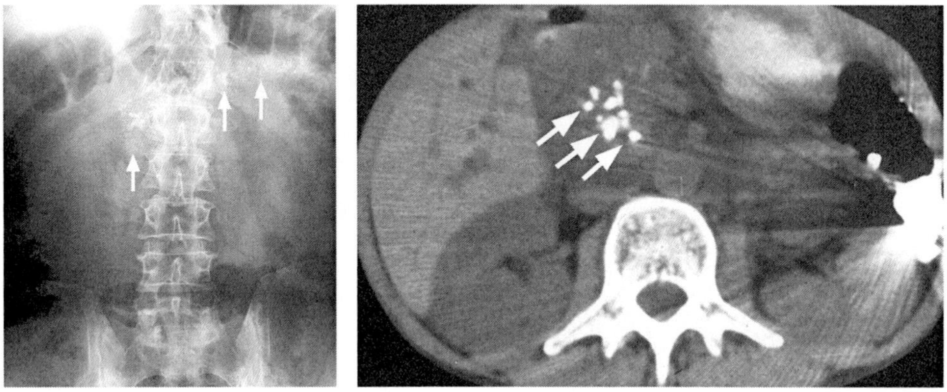

a b

Abb. 72: 54a alter Patient mit heftigen Oberbauchbeschwerden. Multiple Verkalkungen bei chronischer Pankreatitis. Abdomen-Übersichtsaufnahme mit zahlreichen kleinen Pankreasverkalkungen entlang des Organverlaufes (Pfeile) (a). 61a alter Patient. CT mit multiplen Verkalkungen im Pankreaskopf bei chronischer Pankreatitis (Pfeile) (b).

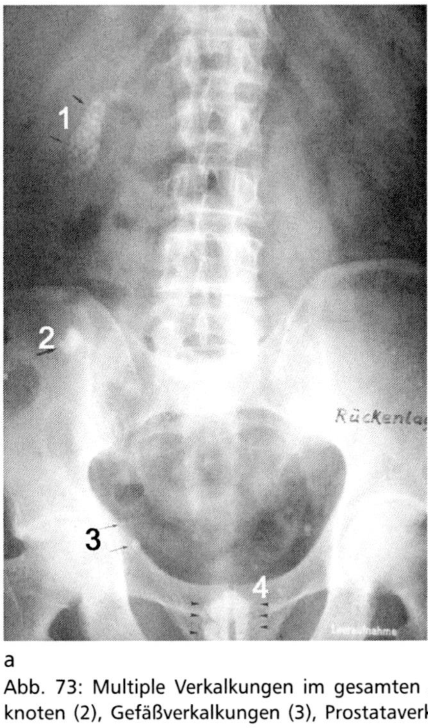

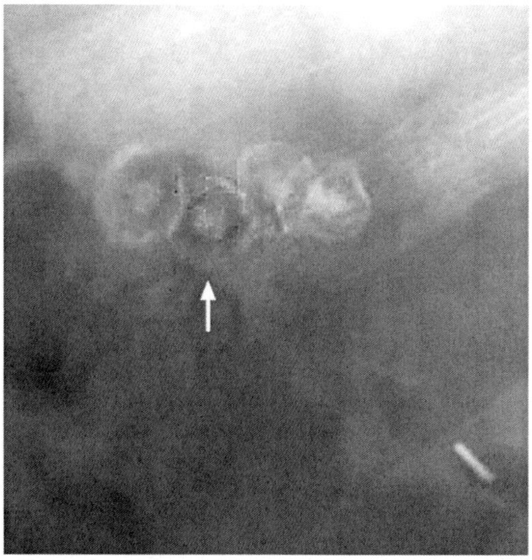

Nur 10–15% der Gallensteine sind röntgendicht

a b

Abb. 73: Multiple Verkalkungen im gesamten Abdomen. Schottergallenblase (1), mesenterieller Lymphknoten (2), Gefäßverkalkungen (3), Prostataverkalkungen (4) (a). Multiple Konkremente im rechten Oberbauch bei Cholezystolithiasis (b).

○ **Freies intraabdominelles Gas** ist ein wichtiger Hinweis auf eine Perforation, oder aber auch ein harmloser Befund in den ersten Tagen nach Bauchoperationen. Aufnahmen im Stehen können ca. 80% der Perforationen nachweisen, Aufnahmen in Linksseitenlage 90%. Bei unklaren Fällen wird stets die Computertomographie durchgeführt, die Treffsicherheit erhöht sich um das 10fache.

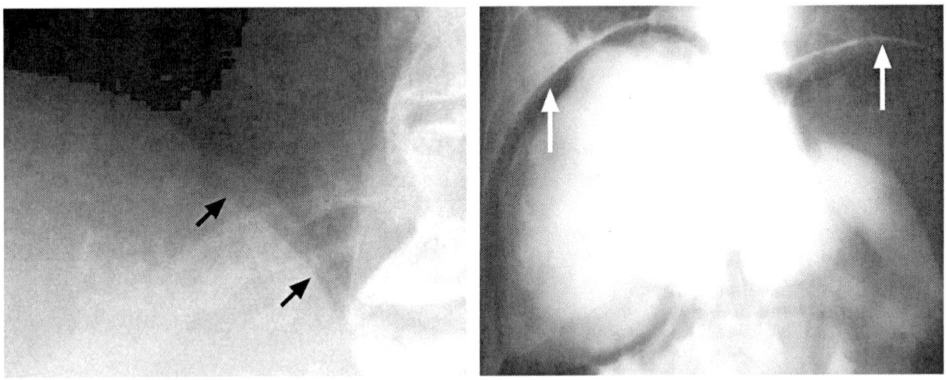

a b

Abb. 74: 54a alter Patient mit Perforation eines Ulcus duodeni (Pfeile). Es findet sich eine geringe Menge „freier Luft" (Gas) unter dem medialen rechten Zwerchfell (Pfeile) (a). 48a alte Patientin: Perforation bei toxischem Megakolon. Es findet sich „freie Luft" subphrenisch (b).

Ursachen der „freien Luft" (Pneumoperitoneum)
- Perforation (z.B. Ulcus duodeni)
- Trauma
- iatrogen z.B. Endoskopie mit Biopsie (sehr selten)
- postoperativ

○ Darmobstruktion und Paralyse (Ileus)

Die Diagnose eines Ileus erfolgt klinisch, die Bildgebung hilft bei der Differenzierung:

* **Mechanischer Ileus:** 60% vom Dünndarm ausgehend, Adhäsions- oder Bridenileus (40–50%) ist die häufigste Ursache, meist postoperativ. Kennzeichen einer Darmobstruktion ist die Transitionszone. Sie bezeichnet den Kalibersprung des Darms vor und nach einer hochgradigen Stenose (oder einem Verschluß). Der Darminhalt staut sich vor einem Hindernis, es kommt zur prästenotischen Dilatation. Poststenotisch ist der Darm normal weit oder kollabiert.

* **Paralytischer Ileus:** Als paralytischen Ileus bezeichnet man eine Gasblähung des Dünn-/Dickdarmes ohne Nachweis einer Darmobstruktion. Typisch postoperativ und im Rahmen einer Steinkolik (Cholezysto-/Nephrolithiasis).

Bildgebung
- mechanischer Ileus Darmdilatation Transitionszone
- paralytischer Ileus Darmdilatation ohne Hinweis auf Obstruktion

Zur Beurteilung einer **Darmdilatation** helfen folgende Grenzwerte: Das Jejunum sollte nicht weiter sein als 3,5 cm, der Grenzwert für das Ileum beträgt 2,5 cm und für das Kolon 6 cm. Bei Paralyse und Obstruktion kommt es zur Transportstörung der intraluminalen Gase, Flüssigkeiten und Feststoffe. Dadurch bilden sich Gas-/Flüssigkeitsspiegel, sogenannte **Spiegelbildungen** vor der Transitionszone.

Schema
↓
Dünndarm-Dickdarm-ileus

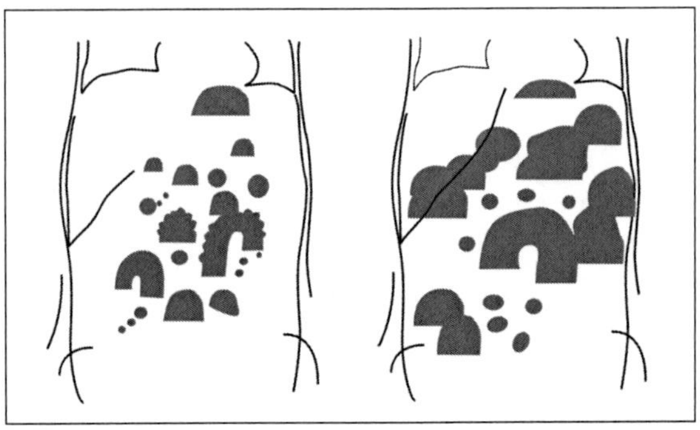

a b

Abb. 75: Spiegelbildungen Dünn- und Dickdarm. Isolierte Dünndarmspiegel als Hinweis auf einen Dünndarmileus (a). Dickdarmspiegel mit betonter Dilatation des Dickdarms ergeben den Verdacht auf eine Dickdarmobstruktion (b).

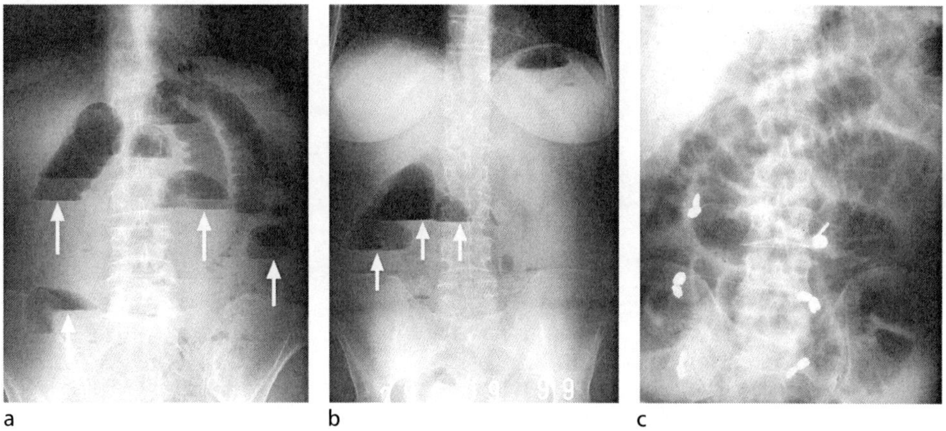

Abb. 76: 45a alte Patientin, heftiges Erbrechen. Multiple Dünndarmspiegel weisen auf eine Dünndarmobstruktion, da der Dickdarm nur gering gasmarkiert ist – Zeichen des Kalibersprungs bzw. einer „Transitionszone". Diagnose: Bridenileus, acht Jahre nach Appendektomie (a). 54a alte Patientin mit Stuhlverhalt seit vier Tagen, davor monatelang Wechselstühle (abwechselnd Diarrhoe und Obstipation). Multiple Dickdarmspiegel: metastasierendes Kolonkarzinom (b). 65a alter Patient, fünf Tage nach Laparotomie. Geblähtes Abdomen, kein Stuhlabgang, kein Windabgang, keine Darmgeräusche. Radiologisch massive Blähung von Dünn- und Dickdarmschlingen, postoperativer paralytischer Ileus, Besserung nach wenigen Tagen (c).

Ein weiterer Befund der Bildgebung ist der **Lokalbefund** einer Organpathologie, z.B. eine ausgedehnte Pankreatitis oder eine Nephrolithiasis mit Hydronephrose.

Akute Cholezystitis

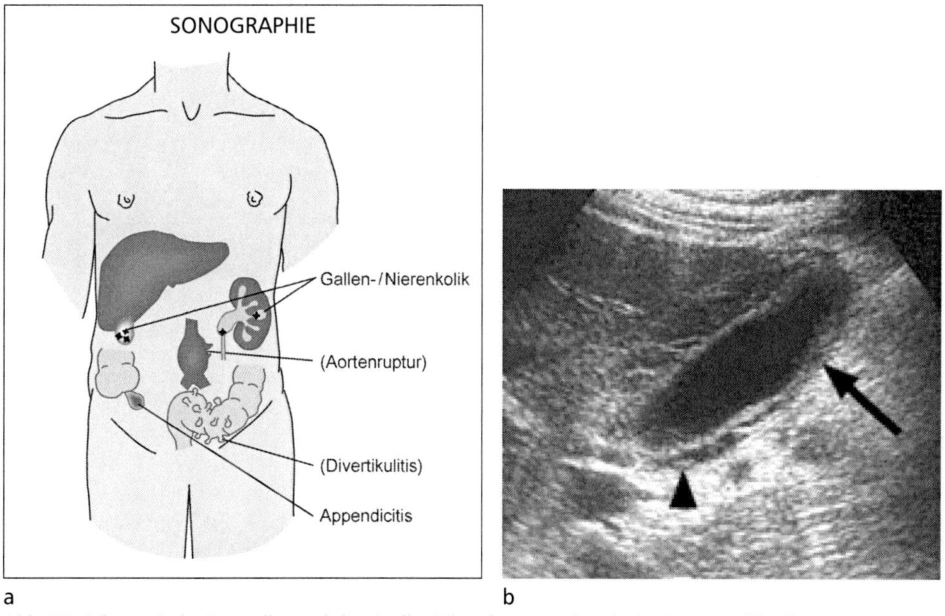

Abb. 77: Schematische Darstellung abdomineller Erkrankungen, die mit der Sonographie diagnostiziert werden können (a). 48a alte Patientin, Schmerzen im rechten Oberbauch, Sepsis. Sonographische Zeichen der Cholezystitis (Pfeil) und Hinweise auf eine Perforation (Pfeilkopf) → Flüssigkeit im Gallenblasenbett (b).

Die **Sonographie** ist die Methode der Wahl zum Nachweis akuter Erkrankungen der Gallenblase. Eine Cholezystolithiasis mit Hydrops, eine Cholezystitis und/oder Perforation können in den meisten Fällen sonographisch dargestellt werden.

Akute Appendizitis

Pathologische Flüssigkeitsansammlungen im Abdomen, eine Hydronephrose der Niere bei Steinleiden können sonographisch nachgewiesen werden, ebenso zeigt die Sonographie, insbesondere bei Kindern, gute Ergebnisse in der Diagnostik der Appendizitis.

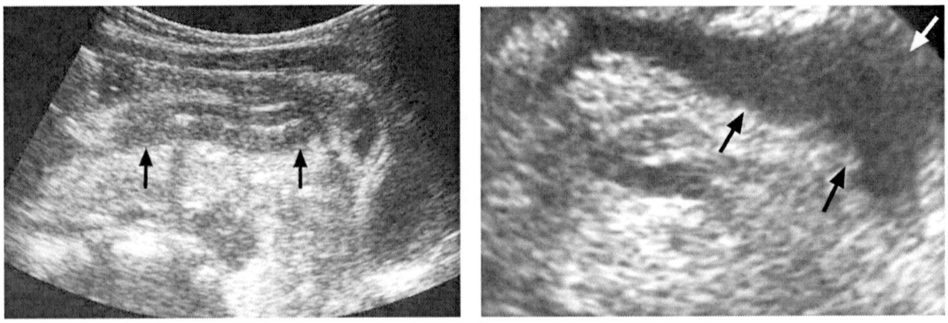

a b

Abb. 78: 18a alter Patient. Deutlich verdickte Appendix (> 6 mm) als Ausdruck der entzündlichen Schwellung in der Sonographie (Pfeile) (a). 38a alter Patient. Deutlich verdickter, aufgetriebener und echoarmer Pankreasschwanz bei akuter Pankreatitis (Pfeile) (b).

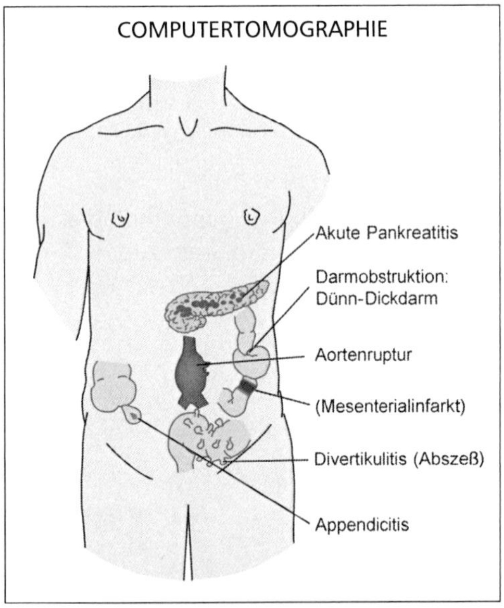

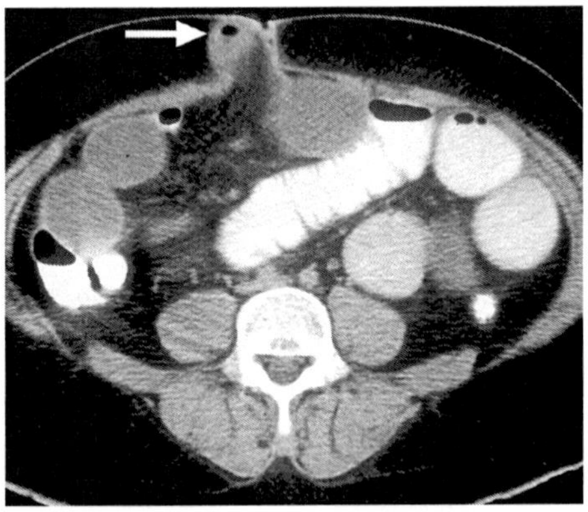

a b

Abb. 79: Schematische Darstellung der abdominellen Erkrankungen, welche häufig mit der CT diagnostiziert werden (a). 45a alte Patientin mit Dünndarmileus aufgrund einer eingeklemmten Nabelhernie. Die CT zeigt eine hohe Sensitivität für die Diagnose einer Pankreatitis, weiters können vaskuläre Komplikationen wie Divertikulitis, Appendizitis und gynäkologische entzündliche Prozesse mit hoher Sicherheit diagnostiziert werden (b).

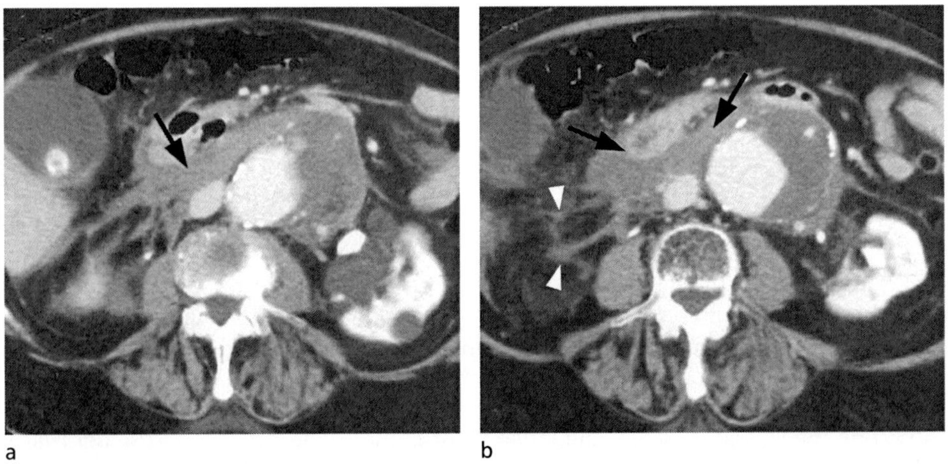

Ruptur
↓
abdominelle Aorta

a b

Abb. 80: Ruptur eines Aortenaneurysmas. Weichteildichte Hämatommassen im Retroperitoneum (Pfeile) mit streifigen Ausläufern rechts pararenal (Pfeilspitzen) (a, b).

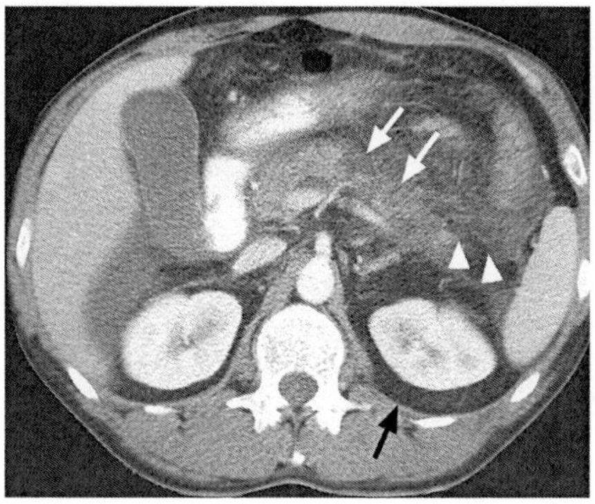

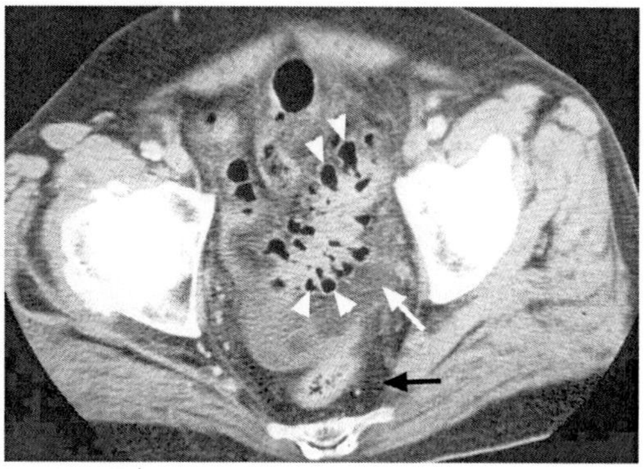

a b

Abb. 81: 49a alter Patient, Alkoholiker. Ödematöse Pankreatitis mit schlecht abgrenzbarem Pankreas (weiße Pfeile) und ödematöser Verdichtung des peripankreatischen Fettes (Pfeilspitzen), hyperdens gegenüber dem normalen Fettgewebe (schwarzer Pfeil) (a). 57a alter Patient mit Divertikulitis. Multiple Sigmadivertikel (Pfeilspitzen), diffuse, ödematöse, entzündliche Verdichtung des mesosigmoidalen Fettes (weißer Pfeil), hyperdens gegenüber dem normalen Fettgewebe (schwarzer Pfeil) (b).

○ **Angiographie und interventionelle Eingriffe** kommen bei akuten abdominellen Erkrankungen wie Embolien, Aneurysmen, Abszeßbildungen und auch zum Nachweis von gastrointestinalen Blutungen (z.B. MECKELsches Divertikel) zum Einsatz.

Die **Abszeßdrainage** wird entweder mit CT oder US durchgeführt. Dabei wird ein Drainagekatheter in SELDINGER-Technik über einen liegenden Draht in die Abszeßhöhle eingebracht. Nach erfolgreicher Drainage über mehrere Tage bis Wochen kann oft auf eine operative Versorgung eines abdominellen Abszesses verzichtet werden.

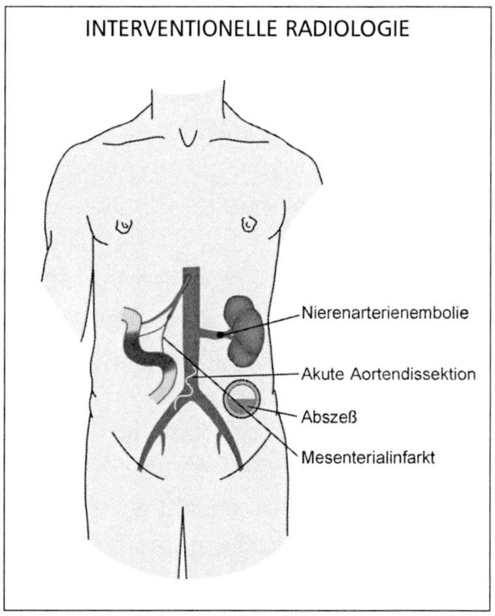

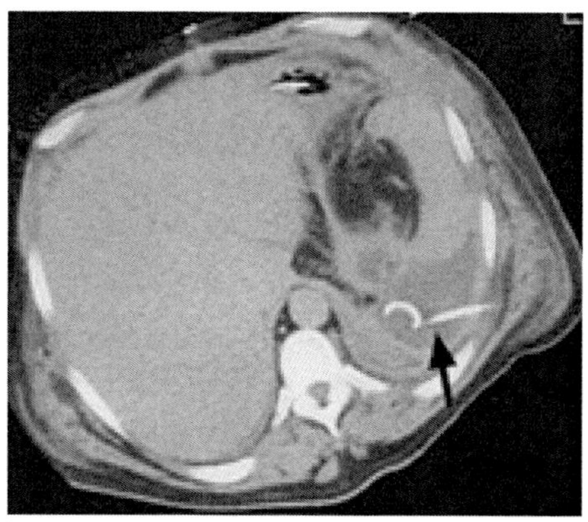

a b

Abb. 82: Schematische Darstellung der akuten abdominellen Erkrankungen, welche interventionell radiologisch versorgt werden können (a). 32a alter Patient mit starken abdominellen Schmerzen und Zeichen der Sepsis: subphrenischer Abszeß links nach Messerattentat 14 Tage zuvor. Nach erfolgreicher Abszeßdrainage liegt das Ende des Drainagekatheters in der Abszeßhöhle (Pfeil) (b).

Gastrointestinale Endoskopie II – Interventionen

Maximilian Schöniger-Hekele, Babara Tribl

Therapeutische Gastro- und Koloskopie

Gastrointestinale Blutung

Die Hauptindikation für die therapeutische Gastroskopie besteht in der Blutstillung sowohl der varikösen als auch der nicht-varikösen Blutung. Die obere gastrointestinale Blutung steht mit einer Inzidenz von 100 auf 100.000 Einwohner ein relativ häufiges Ereignis dar. Als Blutungsquellen kommen einerseits Schleimhautdefekte wie Erosionen, Angiodysplasien oder auch die portal hypertensive Gastropathie in Frage. Die zweithäufigste Ursache ist die Blutung aus Ösophagusvarizen, gefolgt von der Blutung aus einem Ulcus ventriculi sowie danach aus dem Ulcus duodeni. Nach intensivem Erbrechen kann es auch zum Auftreten einer Mallory-Weiss-Blutung kommen. Auch eine höhergradige Refluxösophagitis führt immer wieder zu akutem oder chronischem Blutverlust.

Demgegenüber ist die Inzidenz der unteren gastrointestinalen Blutung mit etwa 20 auf 100.000 Einwohnern deutlich niedriger. Häufige Ursachen stellen chronisch entzündliche Darmerkrankungen sowie Neoplasien dar. Aber auch gutartige Erkrankungen, wie Divertikulose oder die durch nicht-steroidale Antirheumatika hervorgerufene Kolitis, können zu signifikanten akuten Blutungen führen. Akut infektiöse und auch ischämische Kolitiden treten relativ selten auf ebenso wie Angiodysplasien im Kolon. Wenn Letztere mit einer Aortenstenose vergesellschaftet sind, spricht man vom Heyde-Syndrom. Aufgrund der angegebenen Inzidenzen sollte daher zur Abklärung einer gastrointestinalen Blutung zuerst eine Gastroskopie und erst danach eine Koloskopie erfolgen. Erst wenn diese negativ sind, kommen Methoden wie Enteroskopie oder Kapselendoskopie zum Einsatz. Die Sensitivität von Enteroklysmen oder szintigraphischer sowie interventionell radiologischer Methoden, wie die Angiographie, ist deutlich niedriger als die endoskopischen Verfahren. Insgesamt hat die akute gastrointestinale Blutung eine Mortalität von etwa 5 %, im Falle einer Varizenblutung bis zu 30 %. Risikofaktoren für einen fatalen Ausgang sind ein höheres Alter (> 60 Jahre), Ko-Morbiditäten, hämodynamische Schockzustände sowie das Auftreten von Komplikationen der Hypovolämie, wie Nierenversagen und Schockleber. Neben allgemeinen intensivmedizinischen Maßnahmen, wie Volumsersatz bzw. Bluttransfusionen, sollte zumindest bei Verdacht auf eine Varizenblutung auch eine medikamentöse Blutstillung mittels Somatostatin versucht werden. Der Stellenwert der Endoskopie liegt einerseits in einer frühzeitigen Diagnosestellung der Blutungsquelle und andererseits auch in einer entsprechenden lokalen Therapie. Diese ist in etwa 80–90 % erfolgreich. Bei endoskopischen Therapieversagen kann je nach Blutungsquelle entweder eine interventionell radiologische Embolisation zum Einsatz kommen oder letztlich die chirurgische Blutstillung. An endoskopischen Blutstillungstechniken steht als einfachste und am weitesten verbreitete Methode zunächst die Injektionstherapie mit Suprarenin in einer Konzentration von 1:20 000 für die nicht-variköse Blutung zur Verfügung. Aber auch thermische Verfahren, wie die Erzeugung von Gewebsnekrosen mittels Argonplasmakoagulation, oder mechanische Verfahren, wie die Clipsapplikation, sind sehr effektiv. Auch die zusätzliche Injektion eines Fibrinklebers kann den Erfolg der initialen Injektionstherapie mit Suprarenin anhaltend machen. Die Therapie der varikösen Blutung wird bei den Komplikationen der Leberzirrhose besprochen.

Endoskopische Therapie von Stenosen

Bei benignen Stenosen im Gastrointestinaltrakt (z. B. peptische Ösophagusstrikturen oder Anastomosenstenosen) oder Stenosen im Rahmen eines M. Crohn kann entweder eine Bougierung mit konischen Kunststoff-Bougies oder aber eine Ballondilatation durchgeführt werden. Beide Verfahren sind in etwa 80 % effektiv, weisen jedoch auch eine Perforationsrate von etwa 5 % auf.

Zur Therapie maligner Stenosen insbesondere bei Ösophaguskarzinomen, aber auch bei malignen Strikturen im Rektosigmoid, im Dünndarm durch Pankreaskarzinome oder seltener im proximalen Kolon werden zur Palliation häufig selbst expandierende Metallstents eingesetzt. Diese Stents können entweder direkt durch das Endoskop oder auch lediglich unter Durchleuchtung über einen Führungsdraht eingebracht werden. Der Einsatz ist relativ sicher und mit einer Erfolgsrate von 90 % auch sehr effektiv, was die Wiederherstellung der Kontinuität des Gastrointestinaltrakts betrifft. Allerdings können die meisten dieser Stents nur sehr schwer oder überhaupt nicht wieder entfernt werden. Daher sollten sie keinesfalls bei benignen Stenosen zum Einsatz kommen.

Für diesen Zweck stehen selbstexpandierende Plastikstents oder auch vollständig beschichtete Metallstents zur Verfügung. Beide weisen jedoch eine deutlich höhere Migrationsrate auf.

Endoskopische Polypektomie/Mukosaresektion/ESD

Im Rahmen der endoskopischen Polypektomie werden breitbasige oder gestielte Polypen, in der Regel Adenome im Kolon oder wesentlich seltener auch im Magen oder Ösophagus, mit einer Schlinge umfasst und mit Hochfrequenzstrom abgetragen. Bei der Applikation des Hochfrequenzstroms ist bei Schrittmachern bzw. Defibrillatorträgern eine gewisse Vorsicht angebracht, da es im Falle eines Stromflusses durch die Schrittmacherelektroden zu Interferenzen und Störungen kommen kann. Da in der Hochfrequenzchirurgie fast ausschließlich monopolare Ströme verwendet werden, muss der in den Körper des Patienten eingebrachte Strom über eine neutrale Elektrode ausgeleitet werden. Bei der Platzierung dieser Elektrode ist darauf zu achten, dass der Stromfluss möglichst nicht durch etwaige Herzschrittmacherelektroden fließt. Weiters ist das Anbringen der Neutralelektrode über Metallimplantaten, wie z. B. Hüftprothesen, zu vermeiden um eine Überwärmung der Implantate hintanzuhalten.

Eine Erweiterung der Polypektomie stellt die Mukosa-Resektion dar, bei der nicht nur präneoplastische oberflächliche Läsionen, wie bei der Polypektomie, abgetragen werden, sondern die komplette Schleimhaut, inklusive Teilen der Submukosa, entfernt werden kann. Dies gelingt vor allem bei flachen Läsionen durch Einspritzung von Kochsalz oder ähnlichen Substanzen in die Submukosa, wodurch ein künstlicher Polyp geschaffen wird, der im Bereich der Submukosa von der Wand des Gastrointestinaltraktes abgehoben ist. Diese Methode wird zur Abtragung von Frühkarzinomen im Gastrointestinaltrakt eingesetzt. Sie imitiert in ihrer kurativen Intention chirurgisch resektive Verfahren und kann sich auch hinsichtlich der Ergebnisse durchaus, bei entsprechend richtig gestellter Indikation, mit der Chirurgie vergleichen. Wichtig ist die Einhaltung der etablierten Indikationen vor allem hinsichtlich des Lymphknoten-Metastasierungsrisikos, das proportional zur Eindringtiefe des Tumors ansteigt. Bei Adenokarzinomen im Magen und Kolon wird generell eine maximale Penetrationstiefe des Tumors von 500 µm in die Submukosa toleriert. Zur Vermeidung von synchronen oder metachronen Tumoren sind engmaschige endoskopische Nachkontrollen notwendig.

Eine Weiterentwicklung der Mukosa-Resektion stellt die endoskopische Submukosadissektion (ESD) dar. Dabei wird mit einem durch den Arbeitskanal eingebrachten Messer versucht das erkrankte Areal in toto zu entfernen. Die Erfolgsraten vor allem im Hinblick auf Lokalrezidive sind höher als bei der Mukosaresektion, da es wesentlich häufiger gelingt Frühkarzinome im Ganzen zu entfernen. Allerdings ist diese Methode technisch anspruchsvoller, wesentlich zeitaufwändiger und auch mit einer höheren Perforationsrate vergesellschaftet.

Radiofrequenzablation des Barrett-Ösophagus

Ein Barrett-Ösophagus mit hochgradiger Dysplasie bzw. Carcinoma in situ stellt eine klare Behandlungsindikation dar. Niedriggradige Dysplasien sind derzeit nur eine relative Therapieindikation, während das alleinige Vorliegen einer Barrett-Schleimhaut ohne Dysplasie lediglich einer Überwachung bedarf.

Zur Therapie umschriebener dysplastischer Läsionen kommt die Mukosaresektion zum Einsatz. Da jedoch häufig, vor allem bei langstreckigem Barrett-Ösophagus, synchrone oder metachrone Dysplasien vorliegen bzw. auftreten können, sollte die gesamte Barrett-Schleimhaut entfernt werden. In dieser Indikation hat sich in den letzten Jahren die Radiofrequenzablation durchgesetzt. Dabei wird ein Ballon in die Speiseröhre eingebracht, der zirkumferent mit einer Elektrode versehen ist. Über diese Elektrode wird hochfrequenter Strom appliziert, was zu einer oberflächlichen Nekrose der Schleimhaut führt. Die Eindringtiefe beträgt etwa 2 mm. Die Abheilung der Nekrose erfolgt durch Reepithelialisierung mit Plattenepithel. Dadurch kann das Risiko neuerlicher Barrett-Dysplasien deutlich reduziert werden.

Therapeutische ERCP

Nachdem die diagnostische ERCP weitgehend durch die MRCP verdrängt wurde, hat sie sich zu einem nahezu rein therapeutischen Verfahren entwickelt. Sie gilt als Therapie der Wahl in der Behandlung der Cholangiolithiasis sowie in der kurativen Behandlung von benignen Stenosen in den Gallengängen und Galleleckagen.

Im palliativen Management maligner Gallengangsstenosen (durch Pankreaskarzinome, Gallengangskarzinome u. ä.) stellt ebenfalls die ERCP mit Implantation von Metallstents die Therapieform der ersten Wahl dar. Alternative Therapieformen wie die radiologische perkutane Drainage oder die chirurgische biliodigestive Anastomose weisen eine deutlich höhere Komplikationsrate auf.

Bei nicht-resektablen Gallengangskarzinomen kommt weiters die photodynamische Therapie als zusätzliche palliative Maßnahme zur Stent-Implantation zum Einsatz. Dabei wird 48–72 h nach intravenöser Verabreichung eines Photosensitizers die Stenose mit Laserlicht einer definierten Wellenlänge beleuchtet. Der Photosensitizer reichert sich in malignen Zellen etwa 2–3 x stärker an als in gesundem Gewebe. Durch das Laserlicht wird im Gewebe eine toxische Reaktion mit Bildung freier Radikale in Gang gesetzt, die zu einer selektiven Zerstörung des malignen Gewebes führt.

Auch in der Schmerztherapie bei chronischer Pankreatitis, sofern die Schmerzen durch eine Pankreatikolithiasis oder durch dominante Stenosen im Pankreasgang versucht sind, kann die ERCP mit Papillotomie und Steinextraktion bzw. Stent-Implantation in ca. $^2/_3$ der Patienten eine dauerhafte Besserung erzielen. Da sie gegenüber chirurgisch resektiven Verfahren deutlich weniger invasiv und mit einer deutlich niedrigeren Mortalität behaftet ist, sollte sie bei der Indikation chronische Pankreatitis ebenfalls als Therapie der ersten Wahl zum Einsatz kommen. Allerdings ist festzuhalten, dass chirurgische Verfahren deutlich effektiver in der Therapie der Schmerzsymptomatik sind, sodass sie vor allem bei jungen Patienten frühzeitig zum Einsatz kommen sollten. Auch in der Behandlung von Pankreasfisteln und Zysten kann durch Beseitigung bzw. Überbrückung der zugrunde liegenden Pathologie (meist Stenosen im Pankreashauptgang) häufig eine Heilung erreicht werden. Auch die akut rezidivierende Pankreatitis auf Basis eines Pankreas divisum kann in 80 % der Fälle durch eine Papillotomie der Minorpapille beseitigt werden.

Therapeutische Endosonographie

Die endosonographisch gezielte Feinnadelpunktion zur Gewinnung von Histologie und Zytologie wird heutzutage bei praktisch allen Raumforderungen rund um die gastrointestinalen Hohlorgane (linker Leberlappen, Nebenniere, Milz, Pankreas etc.) eingesetzt. Ebenso können nahezu alle Abszesse und Zysten, die an die Hohlorgane angrenzen, einer internen Drainage durch endosonographisch gezieltes Einbringen von Drainagekathetern zugeführt werden. Vor allem in der Behandlung von Pankreaspseudozysten stellt die endosonographisch gezielte transgastrische oder transduodenale Zystendrainage die Therapie der Wahl dar.

Eine Erweiterung dieser Therapieform ist die transgastrische oder seltener transduodenale Ausräumung von Pankreasnekrosen, sofern diese unilokulär und abgrenzbar sind. Dabei wird nach Punktion der Nekrosehöhle der Zugang mittels Ballon so weit dilatiert, dass mit einem Gastroskop in die Höhle eingegangen werden kann. Das nekrotische Material kann mittels Schlinge abgetragen und entfernt werden. Diese relativ invasive Methode stellt die erste klinische Anwendung einer neuen Entwicklung der Endoskopie in Richtung der Chirurgie, nämlich von NOTES (Natural Orifice Transluminal Endoscopic Surgery), dar.

Auch in der Schmerzpalliation, insbesondere von Pankreaskarzinom-Patienten, kann mittels Endosonographie eine gezielte Blockade des Plexus coeliacus durch Alkoholinstillation und dadurch hervorgerufene Schmerzausschaltung erzielt werden.

Autorenverzeichnis

Felicitas Auersperg, BSc
Akademisches Institut für Ernährungsmedizin
Alserstraße 14
1090 Wien

Ao. Univ.-Prof. Dr. **Peter Chiba**
Zentrum für Physiologie und Pathophysiologie
Institut für Medizinische Chemie
Medizinische Universität Wien
Währinger Straße 10
1090 Wien

Ao. Univ.-Prof. Dr. **Cem Ekmekcioglu**
Zentrum für Physiologie und Pathophysiologie
Institut für Physiologie
Medizinische Universität Wien
Schwarzspanierstraße 17
1090 Wien

Dr. **Margit Eisler**
Laboratorium für Chirurgische Funktionsdiagnostik
Univ.-Klinik für Chirurgie
Medizinische Universität Wien
Währinger Gürtel 18–20
1090 Wien

Dr. **Franz Felberbauer**
Univ.-Klinik für Chirurgie
Medizinische Universität Wien
Währinger Gürtel 18–20
1090 Wien

Univ.-Doz. Dr. **Josef Friedl**
Univ.-Klinik für Chirurgie
Medizinische Universität Wien
Währinger Gürtel 18–20
1090 Wien

Mag. **Karin Gatternig**
Österreichisches Akademisches
Institut für Ernährungsmedizin
Alserstraße 14 / 4a
1090 Wien

Univ.-Prof. Dr. **Michael Gnant**
Univ.-Klinik für Chirurgie
Medizinische Universität Wien
Währinger Gürtel 18–20
1090 Wien

O. Prof. Dr. **Hans Goldenberg**
Institut für Medizinische Chemie
Medizinische Universität Wien
Währinger Straße 10
1090 Wien

Ao. Univ.-Prof. Dr. **Matthäus Grasl**
Univ.-Klinik für Hals-Nasen-Ohrenkrankheiten
Medizinische Universität Wien
Währinger Gürtel 18–20
1090 Wien

Ao. Univ.-Prof. Dr. **Bettina Grasl-Kraupp**
Institut für Krebsforschung
Medizinische Universität Wien
Borschkegasse 8a
1090 Wien

Dr. **Emina Halilbasic**
Univ.-Klinik für Innere Medizin III
Medizinische Universität Wien
Währinger Gürtel 18–20
1090 Wien

Oliver Helk
European Association for Research on Obesity in Childhood
Austrian Academic Institute for Clinical Nutrition
Alserstraße 14/4a
1090 Wien

Univ.-Prof. Dr. **Michael Hiesmayr**
Univ.-Klinik für Anästhesie und Allgemeine Intensivmedizin
Medizinische Universität Wien
Währinger Gürtel 18–20
1090 Wien

Univ.-Prof. Dr. **Erika Jensen-Jarolim**
Zentrum für Physiologie und Pathophysiologie
Institut für Pathophysiologie
Medizinische Universität Wien
Währinger Gürtel 18–20
1090 Wien

Ao. Univ.-Prof. Dr. **Andreas Karwautz**
Univ.-Klinik für Psychiatrie des Kindes- und Jugendalters
Medizinische Universität Wien
Währinger Gürtel 18–20
1090 Wien

Dr. **Ronald Kefurt**
Univ.-Klinik für Chirurgie
Medizinische Universität Wien
Währinger Gürtel 18–20
1090 Wien

Ing. Mag. Dr. **Christian Kienbacher**
Univ.-Klinik für Innere Medizin III
Medizinische Universität Wien
Währinger Gürtel 18–20
1090 Wien

Assoc.-Prof. Priv.-Doz. Dr. **Felix Langer**
Univ.-Klinik für Chirurgie
Medizinische Universität Wien
Währinger Gürtel 18–20
1090 Wien

Dr. **Johannes Lenglinger**
Laboratorium für Chirurgische Funktions-diagnostik
Medizinische Universität Wien
Währinger Gürtel 18–20
1090 Wien

Mag. **Marika Miklautsch**
ehemals Univ.-Klinik für Kinder- und Jugendheilkunde
Medizinische Universität Wien

Ao. Univ.-Prof. Dr. **Gabriele Moser**
Univ.-Klinik für Innere Medizin III
Medizinische Universität Wien
Währinger Gürtel 18–20
1090 Wien

Ao. Univ.-Prof. Dr. **Christian Müller**
Univ.-Klinik für Innere Medizin III
Medizinische Universität Wien
Währinger Gürtel 18–20
1090 Wien

Ao. Univ.-Prof. Dr. **Josef Neumüller**
Zentrum für Anatomie und Zellbiologie
Abt. für Zellbiologie und Ultrastrukturforschung
Medizinische Universität Wien
Schwarzspanierstraße 17
1090 Wien

Ao. Univ.-Prof. Dr. **Gottfried Novacek**
Univ.-Klinik für Innere Medizin III
Medizinische Universität Wien
Währinger Gürtel 18–20
1090 Wien

DDr. **Isabella Pali-Schöll**
Institut für Pathophysiologie und Allergieforschung
Medizinische Universität Wien
Währinger Gürtel 18–20
1090 Wien

Ao. Univ.-Prof. Dr. **Markus Peck-Radosavljevic**
Univ.-Klinik für Innere Medizin III
Medizinische Universität Wien
Währinger Gürtel 18–20
1090 Wien

O. Prof. DDr. **Eva Piehslinger**
Klinische Abteilung für Prothetik
Univ.-Klinik für Zahn-, Mund- und Kieferheilkunde
Medizinische Universität Wien
Währinger Straße 25a
1090 Wien

Ao. Univ.-Prof. Dr. **Walter Plöchl**
Univ.-Klinik für Anästhesie und Allgemeine Intensivmedizin
Medizinische Universität Wien
Währinger Gürtel 18–20
1090 Wien

Florina Alina Poglitsch
Univ.-Klinik für Chirurgie
Medizinische Universität Wien
Währinger Gürtel 18–20
1090 Wien

Ao. Univ.-Prof. Dr. **Peter Pokieser**
Besondere Einrichtung für Medizinische Aus- und Weiterbildung
Medizinische Universität Wien
Währinger Gürtel 18–20
1090 Wien

Univ.-Doz. Dr. **Gerhard Prager**
Univ.-Klinik für Chirurgie
Medizinische Universität Wien
Währinger Gürtel 18–20
1090 Wien

Ao. Univ.-Prof. Dr. **Andreas Püspök**
Univ.-Klinik für Innere Medizin III
Medizinische Universität Wien
Währinger Gürtel 18–20
1090 Wien

Ao. Univ.-Prof. Dr. **Martin Riegler**
Laboratorium f. Chirurgische Funktionsdiagnostik
Medizinische Universität Wien
Währinger Gürtel 18–20
1090 Wien

Ao. Univ.-Prof. Dr. **Andreas Salat**
Univ.-Klinik für Chirurgie
Medizinische Universität Wien
Währinger Gürtel 18–20
1090 Wien

Univ.-Lektor Dr. **Karin Schindler**
Univ.-Klinik für Innere Medizin III
Medizinische Universität Wien
Währinger Gürtel 18–20
1090 Wien

OA Dr. **Rainer Schmid**
Univ.-Klinik für Strahlentherapie u. Strahlenbiologie
Medizinische Universität Wien
Währinger Gürtel 18–20
1090 Wien

Ao. Univ.-Prof. Dr. **Maximilian Schöniger-Hekele**
Univ.-Klinik für Innere Medizin III
Medizinische Universität Wien
Währinger Gürtel 18–20
1090 Wien

Ao. Univ.-Prof. Dr. **Sebastian Schoppmann**
Univ.-Klinik für Chirurgie
Medizinische Universität Wien
Währinger Straße 10
1090 Wien

Dr. **Sabine Schreier**

Medizinische Universität Wien
Währinger Straße 10
1090 Wien

Dr. **Soheila Shakeri-Leidenmühler**
Univ.-Klinik für Chirurgie
Medizinische Universität Wien
Währinger Straße 10
1090 Wien

Dr. **Brigitte Sturm**
Zentrum für Physiologie und Pathophysiologie
Institut für Medizinische Chemie
Medizinische Universität Wien
Währinger Straße 10
1090 Wien

Univ.-Prof. Dr. **Michael Trauner**
Univ.-Klinik für Innere Medizin III
Medizinische Universität Wien
Währinger Gürtel 18–20
1090 Wien

Dr. **Stefan Traussnigg**
Univ.-Klinik für Innere Medizin III
Medizinische Universität Wien
Währinger Gürtel 18–20
1090 Wien

Ao. Univ.-Prof. Dr. **Babara Tribl**
Univ.-Klinik für Innere Medizin III
Medizinische Universität Wien
Währinger Gürtel 18–20
1090 Wien

Ao. Univ.-Prof. Dr. **Klaus Turnheim**
Zentrum für Biomolekulare Medizin und Pharmakologie
Medizinische Universität Wien
Währinger Straße 13a
1090 Wien

Ao. Univ.-Prof. Dr. **Harald Vogelsang**
Univ.-Klinik für Innere Medizin III
Medizinische Universität Wien
Währinger Gürtel 18–20
1090 Wien

Univ.-Prof. Dr. **Kurt Widhalm**
Univ.-Klinik für Kinder- und Jugendheilkunde
Medizinische Universität Wien
Währinger Gürtel 18–20
1090 Wien

Ao. Univ.-Prof. Dr. **Friedrich Wrba**
Klinisches Institut für Pathologie
Medizinische Universität Wien
Währinger Gürtel 18–20
1090 Wien

Ao. Univ.-Prof. Dr. **Johannes Zacherl**
Univ.-Klinik für Chirurgie
Medizinische Universität Wien
Währinger Gürtel 18–20
1090 Wien